Kleine-Gunk

Longevity-Coaching erlernen
& gezielt anwenden

Liebe Leserin, lieber Leser,

wenn es um die eigene Gesundheit geht, darf man nichts dem Zufall überlassen. »Für eine bessere Medizin und mehr Gesundheit im Leben«: So lautet das Qualitätsversprechen der Marke Thieme. Ärztlich Tätige, Pflegekräfte, Physiotherapeutinnen und -therapeuten oder Hebammen – sie alle verlassen sich darauf, dass sie von Thieme, dem führenden Anbieter von medizinischen Fachinformationen und Services, die entscheidenden Informationen zur richtigen Zeit am richtigen Ort bekommen. So können sie die Menschen, die sich ihnen anvertrauen, bestmöglich unterstützen. Auch Sie können sich auf die TRIAS Ratgeber mit dem Thieme Qualitätssiegel verlassen! Diese Informationsangebote helfen Ihnen dabei, die richtigen Entscheidungen zu treffen, wenn es um Ihre Gesundheit geht, selbst daran mitzuwirken, gesund zu werden, sich gesund zu erhalten oder das Fortschreiten einer Erkrankung zu vermeiden. Mit einem TRIAS Titel aus dem Hause Thieme überlassen Sie Ihre Gesundheit nicht dem Zufall!

Ihr TRIAS Team

Prof. Dr. med. Bernd Kleine-Gunk

Longevity-Coaching erlernen & gezielt anwenden

Die besten Strategien zur Zellverjüngung. Wissenschaftliche Erkenntnisse verstehen. Praktische Anwendungen für den Alltag. Für Therapeuten und Interessierte

TRIAS

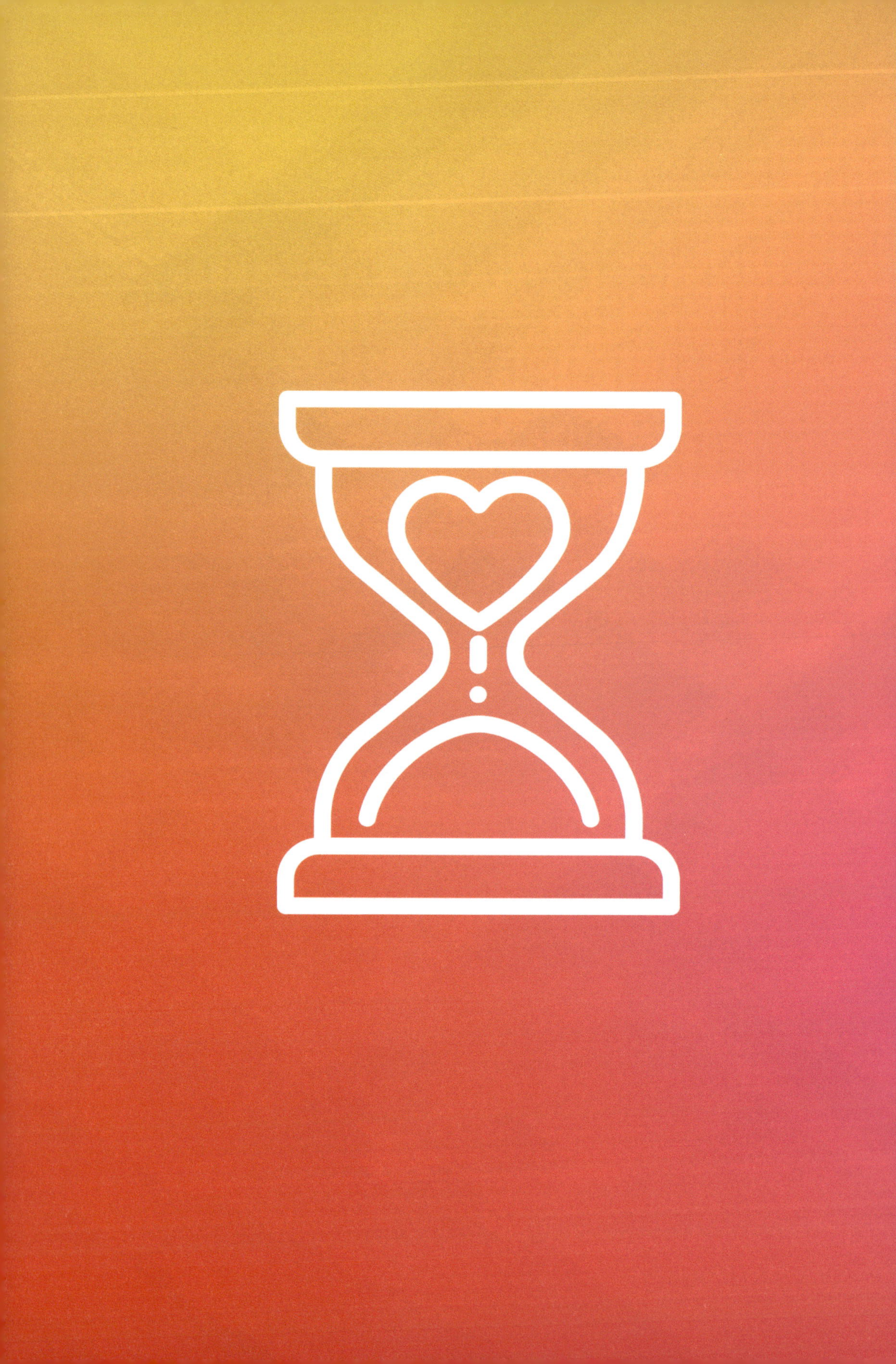

8 **Der neue Blick auf das Altern**
8 Supercentenarians als Vorbild
9 Die Mechanismen des Alterns
10 Pharmakologische Hoffnungsträger
10 Die innere Uhr des Körpers
11 Die Mutter aller Krankheiten

12 **Warum Coaching?**

15 Die Entwicklung der Lebenserwartung

16 **Der große Sprung nach vorn**
16 Die biologische Barriere überwinden

18 **The Hallmarks of Aging**
18 Hallmark 1: genomische Instabilität
19 Hallmark 2: Telomerverkürzung
19 Hallmark 3: epigenetische Veränderungen
19 Hallmark 4: Verlust der Proteostase
20 Hallmark 5: mitochondriale Fehlfunktion
20 Hallmark 6: gestörte Wahrnehmung von Nährstoffen
20 Hallmark 7: zelluläre Seneszenz
22 Hallmark 8: Erschöpfung von Stammzellen
22 Hallmark 9: Veränderung der Zellkommunikation
22 Hallmark 10: Beeinträchtige Autophagie
22 Hallmark 11: chronische Entzündungen
23 Hallmark 12: gestörte Darmflora

25 Bausteine für ein langes Leben

26 **Longevity und Ernährung**

29 **Proteine – Schlüsselelemente für die Erneuerung**
29 Proteinaufnahme und Sättigung
30 Proteine und Altern: eine widersprüchliche Beziehung
31 Molekulare Pfade der Alterung
33 So viel Proteine brauchen Sie

37 **Fette – besser als ihr Ruf**
37 Fette als Herzschützer
38 So viel Fett brauchen Sie
39 Vielfalt der Fettsäuren
42 Fett als Energiespeicher und seine evolutionäre Bedeutung
43 Warum zu viel Körperfett das Leben verkürzt
43 Das Fett muss weg!
44 Fett-Knowhow für die Longevity-Praxis
48 Zeit für einen Ölwechsel
48 Bitte messen: Der Omega-3-Index
48 Die Körperfülle im Check: Ist der Bauch zu dick?
50 Erfolgreich Gewicht reduzieren

53 **Kohlenhydrate – Top und Flop**
54 Mit Stärke gesund bis ins Alter
54 Rolle des Insulins und metabolische Folgen
55 Die Antwort: eine kohlenhydratsensible Ernährung
55 So viel Kohlenhydrate brauchen Sie
56 Ballaststoffe als Gesundheitsfaktor
57 Zuckerarten entschlüsselt: Was hinter der Süße steckt
61 Süßstoffe: Zuckerersatz mit Potenzial
61 Zuckerwerte in Echtzeit
62 Bitte messen: So stellen Sie Insulinresistenz fest

64 **Weniger ist mehr: Fasten und Longevity**
65 Auswirkungen auf den Stoffwechsel
68 Fastenarten im Überblick
70 Die Rolle der Ketose
72 Der Selbsttest: Wie tief ist die Ketose?
72 Im Steckbrief: Heilfasten
77 Im Steckbrief: Intermittierendes Fasten
80 Im Steckbrief: Scheinfasten (FMD)
84 Im Steckbrief: Wasserfasten

87 **Mikronährstoffe und Supplemente**
89 Im Steckbrief: Vitamin D
93 Im Steckbrief: Omega-3-Fettsäuren (DHA/EPA)
94 Im Steckbrief: NAD+ und seine Vorläufer
98 Im Steckbrief: Lithium
99 Im Steckbrief: Spermidin
101 Im Steckbrief: Glukosamin
103 Im Steckbrief: Alphaketoglutarat (AKG)
104 Im Steckbrief: Selen
106 Im Steckbrief: Coenzym Q10 (CoQ10)
108 Im Steckbrief: Resveratrol
109 Im Steckbrief: Kreatin

111 **Mikrobiom**
112 Das Mikrobiom als Super-Organ
116 Junger Darm trotz hohen Alters
118 Vom Teller zum Darm: Wie Ernährung das Mikrobiom formt
122 Extreme Einflüsse auf das intestinale Ökosystem
122 Messen: Was bringen Mikrobiom-Analysen?
123 Praxisprogramm für ein junges Mikrobiom
124 Kinder im Dreck spielen lassen
124 Mehr Küssen

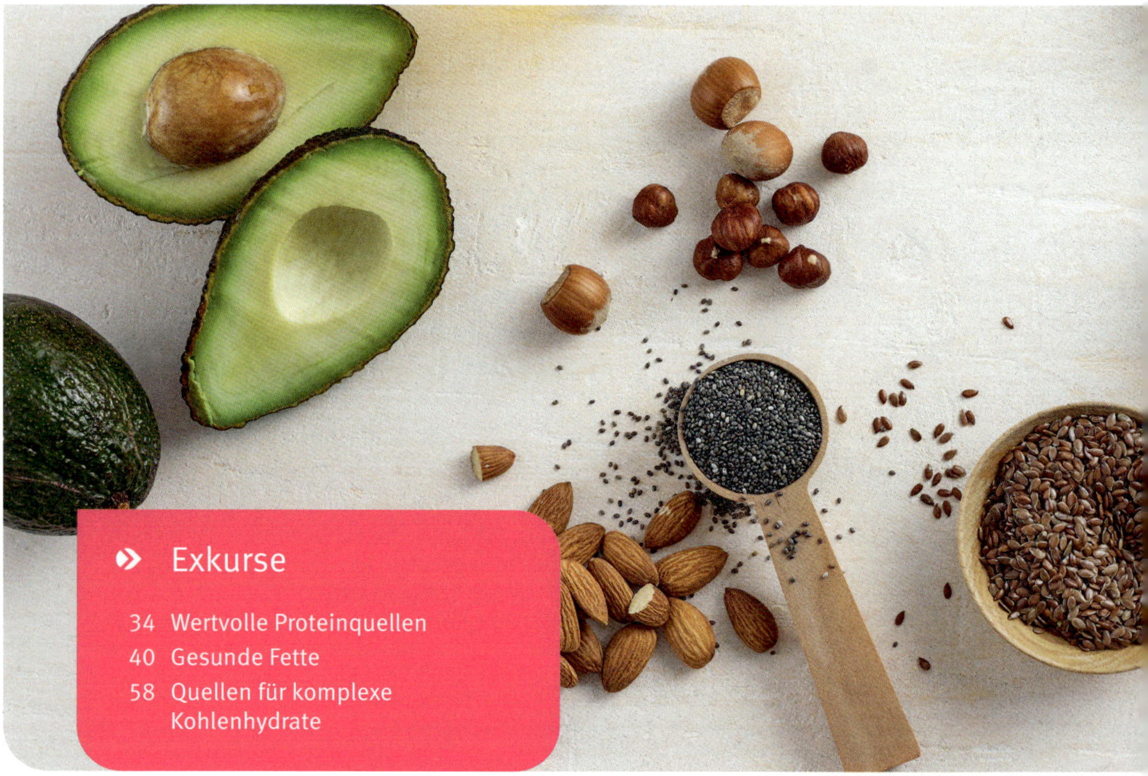

Exkurse

34 Wertvolle Proteinquellen
40 Gesunde Fette
58 Quellen für komplexe Kohlenhydrate

125 **Sport**
127 Sport und Hormesis
130 Myokine: die Apotheke unserer Muskeln
131 Sarkopenie: die unterschätzte Gefahr
133 So viel Bewegung ist nötig
134 Der Check-up beim Arzt: Wie fit bin ich?
135 Das Muskelsystem
135 Sport und Gehirnalterung: Laufen gegen das Vergessen
137 Nervennahrung aus dem Muskel
139 Der Longevity-Trainingsplan in drei Stufen

142 **Schlaf**
143 Der gesunde Schlaf
146 Lernen im Schlaf
148 Der Weg zu guten Nächten
149 Therapien für besseren Schlaf
151 Die Anatomie des Schlafs
152 Schlaf und Stress: Ganz entspannt zu besserer Nachtruhe
154 Wearables: Das Schlaflabor für zu Hause

155 **Stress**
157 Wie chronischer Stress den Körper verschleißt
160 Programme und Therapien zur Stressreduktion
163 Stress messen, gezielt entspannen
164 Stressmanagement im Berufsleben
165 Stressmanagement in der Familie
166 Digitale Helfer gegen Stress
166 Die Blue Zones als Vorbild

169 **Longevity und Hormone**
170 Östrogene
172 Progesteron
175 Androgene
178 DHEA (Dehydroepiandrosteron)
180 Melatonin
181 Wachstumshormon (Human Growth Hormone, HGH)
184 Schilddrüsenhormone

186 **Geroprotektoren: Medikamente gegen das Altern**
186 Metformin
189 Rapamycin
191 GLP-1-Analoga

195 Longevity 2.0

196 **Longevity und künstliche Intelligenz in der Medizin**

203 **Bryan Johnsons radikales Longevity-Selbstexperiment**
204 Die Grundsätze von Blueprint
206 Bryan Johnsons typischer Tag
208 So checkt Johnson seine Körperwerte

209 **Longevity-Sprechstunde**
209 Anamnese ist wichtig
210 Nachfragen lohnt sich
210 Laboranalysen – differenziert vorgehen
212 Was ist die Lösung?

213 **Danksagung**

214 **Service**
214 Quellenangaben
230 Stichwortverzeichnis
235 Empfehlungen von Prof. Dr. med. Bernd Kleine-Gunk

Der neue Blick auf das Altern

Paradigmenwechsel: Altern wird vom unvermeidlichen biologischen Verfallsprozess zu einer behandelbaren Erkrankung

Menschen tun es, Katzen auch, Bäume gleichfalls. Sogar Heidi Klum. Alle altern. Aber ist dieser biologische Prozess tatsächlich so unvermeidbar, wie seine Allgegenwart nahelegt? Bis vor kurzem gab es daran kaum einen Zweifel. Nach der traditionellen Vorstellung ist es quasi naturgegeben, dass Zellen und Gewebe ihren Besitzer spätestens nach dem 60. Lebensjahr zunehmend im Stich lassen. Die körperliche Verfassung nimmt ab, das Risiko für Arteriosklerose, Typ-2-Diabetes, Alzheimerdemenz und andere Alterserkrankungen steigt. Et kütt, wie et kütt, sagt der rheinländische Volksmund.

Doch diese Gewissheit gerät ins Wanken. Viele Experten halten den natürlichen Verschleiß mittlerweile für einen behandelbaren – und womöglich sogar umkehrbaren – Prozess. »Altern basiert auf Biologie. Und diese Biologie kann man ins Visier nehmen«, sagt beispielsweise Nir Barzilai.[1] Der israelische Genetiker ist Leiter des Instituts für Alternsforschung am Albert Einstein College of Medicine in New York und einer der weltweit führenden Experten in seinem Fach. David Sinclair, ebenfalls Genetiker und Harvard-Professor, stimmt zu. »Die Verlängerung der [...] aktiven, gesunden und glücklichen Jahre steht bevor. Sie wird schneller eintreten, als die meisten Menschen erwarten«, prophezeit der Wissenschaftler.[2] Er sieht eine Lebenszeit von 120 Jahren bereits in Reichweite. Sinclair ist Optimist, aber kein Träumer: Er hat die Funktion wichtiger Signalmoleküle aufgeklärt, die das Dasein von Hefen, Würmern und Mäusen deutlich verlängern. Und auch der Kölner Molekularbiologe Sebastian Grönke vom renommierten Max-Planck-Institut zur Biologie des Alterns sieht Luft nach oben. Ausgehend von eigenen Experimenten an der Fruchtfliege Drosophila und Mäusen, hält er beim Menschen »30 Prozent Lebenszeitverlängerung für realistisch.«[3]

Supercentenarians als Vorbild

Immer mehr Genetiker, Molekularbiologen, Gerontologen und Neurowissenschaftler stimmen darin überein: Biologisches und chronologisches Alter lassen sich entkoppeln. Während die Zahl auf dem Geburtstagskuchen jedes Jahr größer wird, lässt sich das biologische Alter wirksam bremsen. Der schleichende Funktionsverlust von Zellen und Organen kann medizinisch ebenso behandelt werden wie ein Heuschnupfen oder eine rheumatoide Arthritis. Dank einer Kombination aus gezielten Lebensstil-Interventionen, Medikamenten und Anti-Aging-Therapien wird es möglich sein, Leben und Gesundheitsspanne zu verlängern. Vorbild sind die sogenannten Supercentenarians, Menschen, die älter als 110 Jahre alt werden. Etwa 300 bis 450 dieser Supersenioren leben weltweit. Ihr gemeinsames Kennzeichen ist die überragende Fitness: Mit chronischen Alterserkrankungen, an denen ihre Mitmenschen oft schon mit 60 oder 70 Jahren laborieren, bekommen diese Glücklichen es oft erst kurz vor dem Ableben zu tun.[4]

Die Mechanismen des Alterns

Woher kommt der neue Enthusiasmus der Longevity-Mediziner? Worauf gründet sich die Hoffnung, dass 90-jährige Menschen über die Fitness und das biologische Alter von 50-Jährigen verfügen können? Entscheidend ist, dass die vergangenen drei Jahrzehnte eine Explosion des Wissens über das Altern gebracht haben. Wir kennen die Gene, die die Lebensdauer begrenzen, und die molekularen Mechanismen, die sie erhöhen: der Beweis, dass der allgemeine körperliche Niedergang ein präzise regulierter Prozess ist, kein zufälliger Verfall. Bahnbrechend war eine 2013 vorgestellte Arbeit, die ein Team führender Wissenschaftler um den spanischen Biochemiker Carlos López-Otín im Fachblatt *Cell* veröffentlichte. Unter der Überschrift »The Hallmarks of Aging« fassten die Forscher die zentralen Treiber des Alterns zusammen. Zu diesen mittlerweile zwölf Kennzeichen des Alterns zählen beispielsweise die Anhäufung von DNA-Schäden, verkürzte Telomere, erschöpfte Stammzellen, beinträchtige Autophagie und zelluläre Seneszenz, bei der die Zellen ihre Teilungsfähigkeit verlieren.[5] Mehr dazu finden Sie auf den folgenden Seiten.

Die Hallmarks-Mängelliste hilft der Wissenschaft, das Altern von Grund auf zu verstehen, wodurch sie früher in diesen Prozess eingreifen kann. Eine entscheidende Rolle spielt dabei die Arbeit mit Modellorganismen wie der Fruchtfliege Drosophila melanogaster, dem Fadenwurm C. elegans oder – als Vertreter der Säugetiere – der Labormaus. Aus diesen Studien wissen wir: Die Lebensuhr ist programmierbar. Und viele Alterungsmechanismen, die in diesen Spezies entdeckt wurden, sind an der menschlichen Langlebigkeit beteiligt. Diese Prozesse eignen sich daher als bevorzugtes Ziel von Anti-Aging-Interventionen. Manche der Strategien, die Fliegen oder Mäusen zu mehr Jugendlichkeit verhelfen, sind von erstaunlicher Schlichtheit: Eingriffe wie Kalorienrestriktion oder die Fütterung mit einem verbreiteten Polyamin namens Spermidin, das beispielsweise in Weizenkeimen oder Hartkäse steckt, verlängern die Lebensspanne von Fliegen und Mäusen um bis zu 50%.[6] Beim Menschen zeigen Fasten und Intervallfasten nachweislich Gesundheitseffekte und verbessern Marker für Insulinsensitivität und Entzündungen.[7] Mehr dazu erfahren Sie in den folgenden Kapiteln.

Pharmakologische Hoffnungsträger

Große Erwartungen, die Lebensspanne auszudehnen, ruhen auf bestimmten Medikamenten. Gibt man Labortieren das bewährte Diabetesmittel Metformin ins Futter oder Rapamycin, einen Wirkstoff, der nach Organtransplantationen eingesetzt wird, verlängert sich ihr Dasein um bis zu 50 %.[8] Während Rapamycin die zellverjüngende Autophagie aktiviert – ähnlich wie es beim Fasten geschieht –, hemmt Metformin Entzündungsprozesse. Beide Wirkstoffe gelten als vielversprechende Kandidaten für die erste Anti-Aging-Pille: Klinische Studien an Menschen laufen oder sind geplant. Schon heute nehmen nicht wenige Wissenschaftler und Ärzte aus dem Bereich der Anti-Aging-Medizin diese rezeptpflichtigen Mittel in Eigenregie ein und verschreiben sie im Off-Label-Use an experimentierfreudige Klienten.

Selbst das gezielte Verjüngen von angejahrten Körperzellen beim Menschen ist kein Hexenwerk mehr. In der Petrischale gelang es Forschern des renommierten Babraham Institute im englischen Cambridge, die Altersuhr in den Hautzellen einer über 50-jährigen Person um 30 Jahre zurückzustellen: In den umprogrammierten Zellen erreichten Kollagenproduktion und Wundheilung wieder jugendliches Niveau. Überdies zeigte sich, dass diese Benjamin-Button-Methode günstige Effekte auf Gene ausübte, die mit Alterskrankheiten wie Demenz und grauem Star verknüpft sind.[9]

Diese und viele weitere Erkenntnisse werden wir Ihnen in den folgenden Kapiteln dieses Buchs näher vorstellen.

Die innere Uhr des Körpers

Das neue Wissen über die Mechanismen des Alterns wird vielen Menschen in absehbarer Zeit helfen, länger gesund zu leben. Doch bereits in der Gegenwart wirft die Longevity-Forschung Zinsen ab. Dazu trägt unter anderem eine revolutionäre Entdeckung bei, die der deutsch-amerikanische Biostatistiker und Genetiker Steve Horvath an der University of California in Los Angeles gemacht hat. Er fand heraus, dass in jeder Zelle eine biologische Uhr tickt: Dieser Zeitmesser hat die Form von molekularbiologischen an der DNA, die sich im Lauf der Jahre und in Abhängigkeit von Lebensstil und Umwelt auf charakteristische Weise. Liest man diese epigenetischen Uhren ab, lernt man, wie sich das biologische Alter eines Menschen entwickelt.[10]

Für die medizinische Forschung hat sich Horvaths Fund als Segen erwiesen. Seine Entdeckung ermöglicht es, in Studien die Auswirkungen bestimmter Interventionen auf die Langlebigkeit von Probanden zu untersuchen – ohne jahrzehntelanges Warten auf Mortalitätsdaten. Mithilfe von epigenetischen Uhren ist es Forschern nun möglich, anhand einer simplen Blutprobe präzise zu messen, wie Sport, Ernährung oder Meditation, aber auch Stress, Rauchen oder Krankheiten in das Räderwerk des Alterungsprozesses eingreifen. Für viele der in diesem Buch diskutierten Anti-Aging-Strategien liegen inzwischen Daten vor, die zeigen, wie sie auf die biologische Uhr – und damit auf die Lebenserwartung – einwirken. Wertvolles Knowhow, das sich heute schon für eine wissenschaftlich basierte Lebenspraxis nutzen lässt!

Fruchtbare Einsichten liefern nicht zuletzt Lebensstil-Analysen von Hundertjährigen, die in sogenannten Blue Zones leben: Dieser Begriff steht für eine Handvoll um den Globus verstreute Orte, an denen Zivilisationskrankheiten bemerkenswert selten auftreten. Viele der gesunden Gewohnheiten, die von den Bewohnern der südjapanischen Insel Okinawa oder der Halbinsel Nicoya in Costa Rica gepflegt werden, helfen auch den Einwohnern von Hamburg oder Sachsen, das Altern zu bremsen. Diese Lebensstilfaktoren sind universell und unabhängig von Genetik wirksam.

Die Mutter aller Krankheiten

Die Zellen verjüngen, dem Altern eine Nase drehen: Für die meisten Menschen klingt das verheißungsvoll. Skeptiker allerdings halten der Longevity-Forschung mitunter entgegen, dem Jugendwahn verfallen zu sein. Die Anti-Aging-Medizin pathologisiere mit dem Älterwerden einen natürlichen Prozess, nicht zuletzt aus geschäftlichen Interessen. Diese Kritik trifft teilweise zu: Die bloße Zunahme des Lebensalters ist tatsächlich keine Krankheit. Sie ist – schlimmer noch – die Mutter aller Krankheiten! Hauptursache von Arteriosklerose, Osteoporose, Morbus Alzheimer, Krebs und vielen weiteren Malaisen ist das Altern. Um es an einem Beispiel zu verdeutlichen: Der Faktor Hypertonie verdoppelt das Risiko, einen Herzinfarkt zu erleiden. Der Umstand, 80 Jahre alt zu sein statt 40, verzehnfacht jedoch dieses Risiko.[11] Von den 150 000 Menschen, die täglich weltweit sterben, erliegen zwei Drittel einer altersassoziierten Erkrankung. In den industrialisierten Ländern sind es nach Angaben der Weltgesundheitsorganisation WHO sogar 90 %.[12] Wer chronische Erkrankungen reduzieren und die Gesundheitsspanne verlängern will, muss deshalb den Alterungsprozess bremsen. Nichts braucht es mehr als eine wirksame Medizin, die auf diesen Risikofaktor gezielt einwirkt.

»Longevity Coaching« hat sich zum Ziel gesetzt, die Interventionen, mit denen wir den Alterungsprozess beeinflussen können, nicht nur theoretisch vorzustellen. Wichtig ist die praktische Umsetzung. Konkret bedeutet das: Messen, was messbar ist, um die Ausgangslage zu ermitteln. Dann gezielt Longevity-Therapien einsetzen und anschließend erneut messen, um zu sehen, ob diese erfolgreich waren. So funktioniert wissenschaftliche Medizin. Und weil Altern eben keine monokausale Veränderung ist, sind auch die Longevity-Interventionen vielfältig. Ernährung, Bewegung, Stressreduktion, Fasten, Supplemente, Hormone, Medikamente – all das gehört dazu, wenn man Longevity zu einem Erfolgsprogramm machen will. Willkommen in der Welt der gesunden Langlebigkeit.

Warum Coaching?

Im Sport sind sie seit Langem etabliert. Aber brauchen wir »Trainer« auch im medizinischen Bereich? Einiges spricht dafür.

Der Begriff »Coaching« ist durchaus umstritten. Viele Ärzte lehnen ihn für sich ab. Schließlich haben sie in der Regel fünf bis sechs Jahre Medizin studiert und häufig noch einmal genauso viel Zeit in ihre Facharztausbildung gesteckt, um sich dann schließlich »Arzt« beziehungsweise »Arzt für …« nennen zu können. Auch Heilpraktiker investieren in ihre Ausbildung oft mehrere Jahre. Coach kann sich dagegen jeder nennen. Der Begriff ist nicht geschützt. Und in der Tat: Wenn man sich so manche Coaches anschaut, die in der Social-Media-Welt unterwegs sind, hat man schon den Eindruck, dass ihr Selbstwertgefühl – und nicht zuletzt ihr Erwerbsdrang – ihre Qualifikation deutlich übersteigt.

Dennoch denke ich, dass Coaching wichtig ist. Ärzte sind normalerweise auf Quick-Fix-Lösungen programmiert. Das hängt in vielen Fällen damit zusammen, dass ihr Berufsalltag von der Notwendigkeit geprägt ist, rasch zu handeln. Fieber und Druckschmerz im rechten Unterbauch? Ab in den OP – der Blinddarm muss raus. Anfallsweise Kopfschmerzen mit Übelkeit und Lichtempfindlichkeit? »Da schreibe ich Ihnen mal was gegen Migräne auf.« Es ist gut, häufig sogar lebensrettend, dass es eine solche Medizin gibt. Im Longevity-Bereich bringt sie uns aber zumeist nicht weiter. Denn da kommt es nicht in erster Linie darauf an, einzelne Maßnahmen oder ein bestimmtes Medikament zu verschreiben. Da geht es vielmehr darum, Lebensstil und Verhalten zu modifizieren. Und nichts ist schwieriger, als menschliches Verhalten zu verändern. Wer verheiratet ist, weiß das.

Ein einfaches Beispiel macht diesen Zusammenhang deutlich. Übergewicht ist ein verbreitetes Problem. In seiner ausgeprägten Form wird es zur Grundlage einer Vielzahl von Erkrankungen. Die Quick-Fix-Lösung in der ärztlichen Sprechstunde sieht dabei etwa so aus: »Sie wiegen zu viel? Da habe ich eine sehr wirksame Therapie für Sie. Essen Sie einfach weniger und machen Sie mehr Sport.« Medizinisch ist das absolut korrekt. Es hilft nur niemanden. So wenig, wie es einem Alkoholiker hilft, ihn mit dem Ratschlag nach Hause zu schicken, er solle doch künftig einfach Mineralwasser trinken.

Es ist nicht der Mangel an Wissen, der den meisten chronischen Erkrankungen zugrunde liegt. Das eigentliche Hindernis liegt in der Umsetzung der Handlungsvorschläge. Im Bereich Longevity ist das nicht anders. Bei all den vielversprechenden Supplementen, Medikamenten und therapeutischen Interventionen, die heute verfügbar sind, bleiben der eigene Lebensstil und das individuelle Verhalten die Basis für ein gesundes Alter. Nicht »Was soll ich nehmen?« ist die entscheidende Frage, sondern »Was soll ich tun?«.

Genau hier setzt das Coaching an. Dass der Begriff nicht geschützt ist, bedeutet nicht, dass Coaching beliebig oder unseriös sein muss. Im Gegenteil. Gutes Coaching orientiert sich heute an den Erkenntnissen der modernen Neurowissenschaft. So wissen wir etwa, dass wiederholte bewusste Verhaltensimpulse den präfrontalen Kortex stärken und damit Handlung, Planung und Impulskontrolle verbessern. Die Kognitionswissenschaft zeigt zudem, dass nachhaltige Verhaltensänderungen nicht über Nacht passieren, sondern Zeit brauchen: Im Schnitt werden etwa 66 Tage benötigt – je nach Kontext und Motivation des Lernenden.

Wer schon einmal versucht hat, seinem Hund ein neues Verhalten beizubringen, kennt auch die überragende Bedeutung von »Leckerlis«. Im menschlichen Gehirn heißt Belohnung vor allem: Ausscheidung des Neurotransmitters Dopamin. Ein gutes Coaching nutzt dieses Prinzip gezielt, um das dopaminerge System zu aktivieren – und macht so Veränderung nicht nur möglich, sondern auch lohnend.

Ein weiteres zentrales Werkzeug ist das Tracking gesundheitsrelevanter Daten. Das Monitoring von Aktivität, Schlaf oder Herzfrequenz macht biologische Muster sichtbar und belegt Fortschritte. Es steigt die Selbstwahrnehmung und hilft bei der Prävention von Krankheiten. Die dabei erhobenen Messwerte sollten dabei allerdings eher zum Feedback dienen als zur Kontrolle. Daten sind Dialogpartner, kein Diktator.

Was gutes Coaching darüber hinaus auszeichnet, ist der Blick auf die Individualität des Coachees, also des zu Trainierenden. Wo steht dieser Mensch? Wohin möchte er oder sie? Welche genetischen Dispositionen liegen vor? Welche zeitlichen und emotionalen Ressourcen sind verfügbar? Es ist dieses Prinzip der Individualisierung, das letztlich über ein erfolgreiches Coaching entscheidet. Deshalb kann auch kein Buch – selbst dieses nicht – einen guten Coach vollständig ersetzen. Bücher sprechen naturgemäß ein heterogenes Publikum an. Vorwissen, Lebensstil, Motivation – all das unterscheidet sich von Leser zu Leser. Aus diesem Grund muss sich ein Buch im Wesentlichen auf das konzentrieren, was geschriebene Texte am besten können: Wissen vermitteln.

Natürlich lässt sich auf der Basis des in den folgenden Kapiteln vermittelten Wissens ein persönliches Longevity-Programm entwickeln. Die zahlreichen praktischen Hinweise in diesem Buch sollen genau das ermöglichen. Doch wer den Wunsch verspürt, allgemeines Knowhow durch professionelle Begleitung in einen individuell stimmigen Lebensplan zu übersetzen, wird die Unterstützung eines guten Coaches zu schätzen wissen.

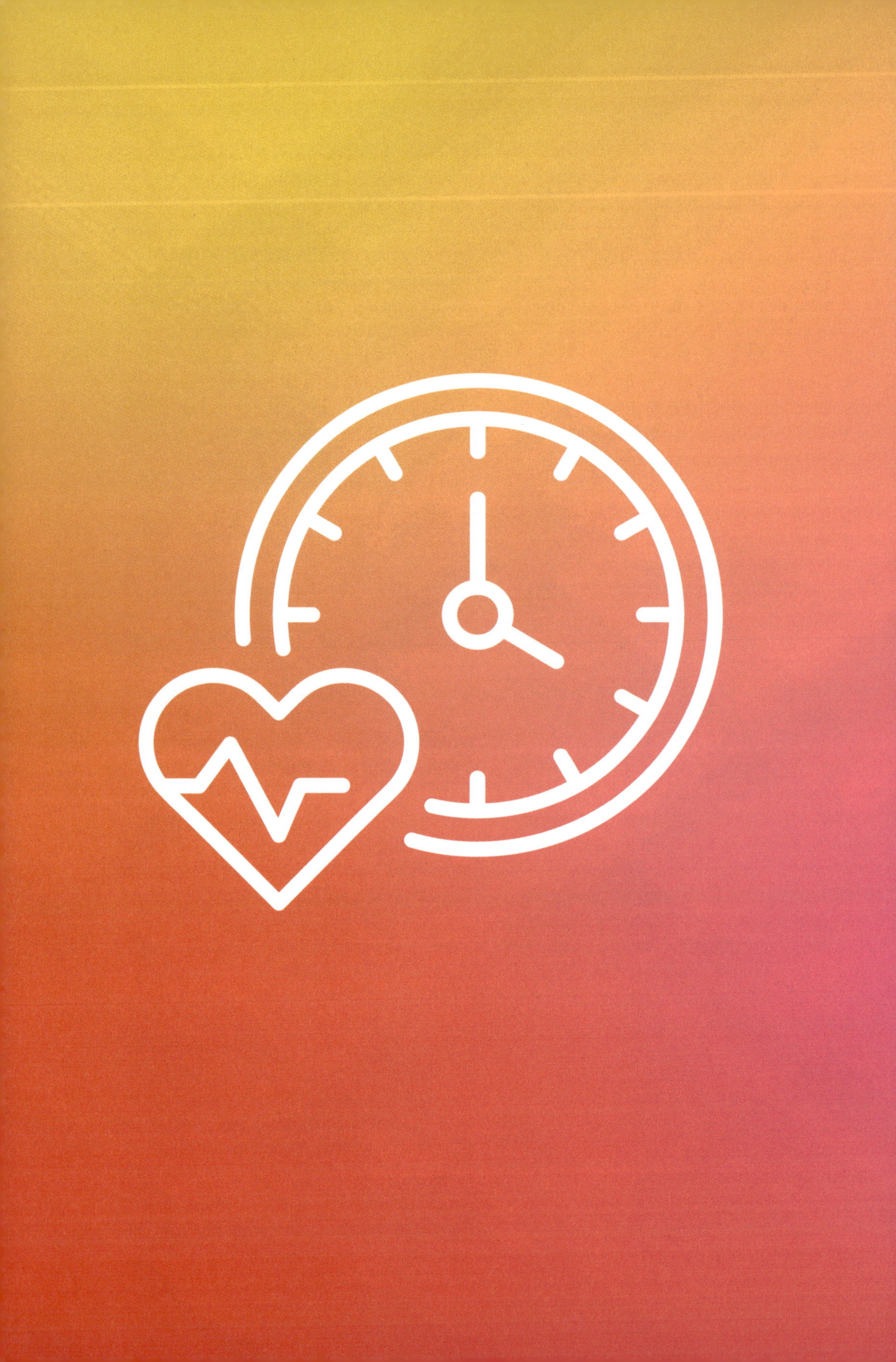

Die Entwicklung der Lebens-erwartung

Demographische Daten sprechen dafür, dass die maximale Altersgrenze ein gutes Stück jenseits der 100 liegt. Die wenigsten gehen bis an dieses Limit.

Der große Sprung nach vorn

Bessere Hygiene und wirksame Medikamente haben die Lebenserwartung in der Moderne ansteigen lassen.

Wie viele Lebensjahre können Menschen eigentlich erreichen? Diese Frage steht im Zentrum der Langlebigkeitsmedizin. Die meisten Experten setzen die Obergrenze etwa dort an, wo Jeanne Calment sie am 4. August 1997 gezogen hat. Als die Französin an diesem Tag starb, hatte sie mit 122 Jahren das bisher höchste dokumentierte Lebensalter erreicht.[13] Ihr Rekord bildet seitdem den vorläufigen Schlusspunkt unter eine Entwicklung, die erst im 18. Jahrhundert eingesetzt hat. Die Jahrtausende zuvor blieb das Dasein für die allermeisten Menschen kurz wie ein Hundertmeterlauf. Kaum jemand erreichte in der Steinzeit das 40. Lebensjahr.[14] Noch im Rom des 5. Jahrhunderts n. Chr. wurden Frauen durchschnittlich 27 Jahre und Männer 33 Jahre alt.[15]

Bis in die Neuzeit änderte sich daran nicht viel. Hohe Kindersterblichkeit, Kriege, Seuchen und unzureichende medizinische Versorgung verkürzten die Existenz. »Einsam, armselig, scheußlich, tierisch und kurz« nannte der englische Staatstheoretiker Thomas Hobbes (1588–1679) die Bedingungen, unter denen sich die meisten Menschen erhielten.[16] Wer die Kindheit überlebte, hatte Aussichten, vierzig oder fünfzig Jahre alt zu werden – viel mehr war für die Plebs nicht drin. Eine Ausnahme bildeten die Bildungsschichten des Mittelalters und der frühen Neuzeit. Gestützte Berichte zeigen, dass Gelehrte des Heiligen Römischen Reichs bereits um 1500 eine durchschnittliche Lebensdauer von knapp 60 Jahren erreichten.[17]

Die biologische Barriere überwinden

Erst seit Mitte des 19. Jahrhunderts steigt die durchschnittliche Lebenserwartung in Mitteleuropa nachdrücklich an. Die drei wichtigsten Gründe dafür sind: Hygiene, Medikamente, Impfungen. Noch im Jahr 1900 belegten Atemwegserkrankungen, Tuberkulose und Magen-Darm-Infekte die ersten drei Plätze bei den Sterbeursachen.[18] Die Einführung von Kanalisationen, sauberem

Trinkwasser und verbesserten Sanitärbedingungen senkte besonders im 19. und frühem 20. Jahrhundert die Sterblichkeit stark. Innovationen wie die Entdeckung von Antibiotika und der Fortschritt in der Chirurgie trugen dazu bei, Leben zu retten. Auch die Prävention von Krankheiten durch Impfungen ersparte Millionen von Menschen einen vorzeitigen Tod.

Bis zur Mitte des 20. Jahrhunderts ging ein großer Teil der Lebenszeitgewinne auf das Konto der gesunkenen Kindersterblichkeit. In den vergangenen Jahrzehnten sorgten dann vor allem die Prävention und Therapie von Herz-Kreislauf-Erkrankungen dafür, dass Menschen zunehmend älter wurden. Experten bezeichnen dieses Phänomen als »kardiovaskuläre Revolution«. Diese Entwicklung, die bereits in den späten 1960er-Jahren begann, setzt sich aus vielen einzelnen Fortschritten zusammen: beispielsweise dem Einsatz von Blutdrucksenkern, Statinen, Stents, künstlichen Herzklappen oder Monitoringsystemen. Auch der gesunkene Tabakkonsum trägt sein Scherflein bei. In Summe haben diese Puzzlestücke die Sterblichkeit durch Herzinfarkte, Schlaganfälle und andere kardiovaskuläre Probleme in den letzten Jahrzehnten drastisch gesenkt.

Aktuell beläuft sich die durchschnittliche Lebenserwartung für Männer auf 78 und für Frauen auf 83 Jahre. Das ist mehr als doppelt so viel wie vor 150 Jahren.[19] Die Corona-Pandemie hat diesen Trend zwar kurzfristig gebremst, aber innerhalb weniger Jahre kehrte die Kurve zurück auf ihren alten Pfad. Inzwischen leben weltweit mehr als eine halbe Million Frauen und Männer, die sich 100 und mehr Kerzen auf ihre Geburtstagstorte stecken dürfen – dreimal so viele wie noch vor 20 Jahren.[20] Bei all diesen Fortschritten gilt aber auch: Die Zahl der extrem langlebigen Menschen ist nur leicht gestiegen, das Alterslimit wurde nicht angekratzt. Supercentenarians, die älter als 110 oder gar 115 Jahre werden, sind rar gesät. Ältester lebender Mensch ist zur Zeit die Britin Ethel Caterham, die am 21. August 1909 geboren wurde.[21] Das liegt einige Jahre unter dem Rekord von Jeanne Calment.

Diese Daten sprechen dafür, dass Langlebigkeit nicht beliebig ausdehnbar ist. Die biologische Barriere scheint bei etwa 120 Jahren zu liegen. Bislang jedenfalls. Mehr Spielraum nach oben könnte in Zukunft der Einsatz von gezielten Longevity-Interventionen bringen. Bremst man in Tierversuchen die Alterungsprozesse, erweitert sich die maximale Lebensspanne um bis zu 30 %. Zugleich erhöht sich die Gesundheitsspanne. Israelische Forscher der Tel Aviv University und der Bar Ilan University kamen vor einigen Jahren in einer umfangreichen Analyse zu dem Schluss, dass sich die menschliche Existenz noch ein gutes Stück weiter verlängern lässt – vorausgesetzt, die richtigen molekularen Mechanismen werden therapeutisch gezielt beeinflusst. Ihr Fazit: Bis zu 140 Jahre sollten möglich sein.[22]

The Hallmarks of Aging

Was uns auf zellulärer und molekularer Ebene altern lässt – die zwölf Kennzeichen des Alterns.

Wie schnell und stark Menschen altern, wird nicht durch einen einzigen biologischen Prozess allein bestimmt. Vielmehr greifen unterschiedliche zelluläre und molekulare Mechanismen ineinander. Zwölf dieser Kennzeichen des Alterns haben Forscher mittlerweile beschrieben: die sogenannten »Hallmarks of Aging«.

Der Begriff stammt von dem Molekularbiologen Carlos López-Otín, der diese Schlüsselprozesse 2013 erstmals im Fachmagazin *Cell* vorstellte, gemeinsam mit einem Team weiterer Forscher. Zehn Jahre später wurde von derselben Forschungsgruppe das Thema noch einmal aktualisiert und erweitert.[23] Die ursprünglich neun Kennzeichen wurden jetzt auf zwölf erweitert. Diese Hallmarks erklären, warum sich mit zunehmender Lebenszeit die Schäden an Erbsubstanz, Zellen und Geweben häufen, die vom Körper nicht mehr repariert werden können. Die bahnbrechenden Publikationen vertieften nicht nur das Verständnis des Alterungsprozesses; sie öffnete auch die Tür für Intervention, die das Ticken der Zelluhren bremsen können.

Wichtig zu wissen: Alle zwölf Kennzeichen des Alterns sind eng miteinander verknüpft, die Übergänge fließend.

Hallmark 1: genomische Instabilität

Das erste Merkmal des Alterns beschreibt Schäden im Erbgut, die durch äußere Einflüsse wie UV-Strahlung oder Chemikalien entstehen, aber auch durch Fehler bei der Zellteilung. Etwa 100 000 solcher DNA-Schäden erleidet jede einzelne Körperzelle täglich.[24] In der Regel werden diese Defekte von der Zellmaschinerie am laufenden Band korrigiert. Allerdings: Diese Qualitätskontrolle läuft nicht fehlerfrei, ein kleiner Teil der Fehler im Bauplan bleibt unbehandelt. Mit zunehmendem Alter sammeln sich DNA-Schäden an. Die Zellen sterben ab oder werden seneszent (von lat. senescere = alt werden, altern). Seneszente Zellen schädigen gesunde Nachbarzellen und rufen chronische Entzündungen hervor, die das gesamte System schädigen. Werden Gene mit wichtigen Funktionen in der Zelle beschädigt, können die daraus entstehenden Mutationen auch zu Krebs führen oder zu Alterskrankheiten wie Alzheimer beitragen.

Hallmark 2: Telomerverkürzung

Telomere helfen der DNA, ihre Form zu bewahren. Wie die Schutzkappen von Schnürsenkeln sitzen diese spezialisierten Strukturen an den Enden der Chromosomen und verhindern, dass der dünne Erbfaden während der Zellteilung beschädigt wird. Allerdings verkürzen sich die Telomere bei jeder Zellteilung, weil das Enzym, das für die Replikation der DNA verantwortlich ist, die letzten Abschnitte der Chromosomen nicht vollständig kopiert. Im Laufe der Zeit führt dies dazu, dass die Telomere immer kürzer werden. Stress, Umweltfaktoren und ein ungesunder Lebensstil beschleunigen diesen Prozess. Sobald die Telomerlänge eine kritische Marke unterschreitet, können sich die Zellen nicht mehr teilen. Sie treten in einen Zustand der Seneszenz ein oder sterben ab. Das beschränkt die Fähigkeit von Geweben, sich zu regenerieren.

Hallmark 3: epigenetische Veränderungen

Die Epigenetik (von griech. epi = dazu/außerdem und -genetik) erforscht, welche Faktoren die Aktivität eines Gens und in der Folge die Entwicklung der Zelle festlegen. Dabei geht es um Veränderungen an der DNA wie etwa Methylierungen, kleinen Molekularbausteinen, die sich als chemische Post-its an den genetischen Code anlagern. Diese Marker bestimmen, wann welcher Teil des Erbguts abgelesen wird. Sie sind flexibel, damit sich die Zelle an Umweltveränderungen anpassen kann. Ernährung, Medikamente, Stress, aber auch Alter und viele weitere Faktoren beeinflussen diese epigenetischen Modifikationen. In Summe nehmen die Veränderungen im Lauf des Lebens zu, das trägt zu altersbedingten Erkrankungen bei.

Das Muster der Methylierungen gibt Auskunft über das biologische Alter eines Menschen: Das macht die sogenannte epigenetische Uhr zu einem wertvollen Biomarker für die Alternsforschung.

Hallmark 4: Verlust der Proteostase

Altern Organismen, lässt in ihren Zellen die Qualitätskontrolle für Proteine nach. Das ist ungünstig, weil Proteine die wichtigsten Moleküle für die Zellen darstellen. Sie unterstützen eine Vielzahl biochemischer Prozesse, indem sie als Katalysatoren wirken, die chemische Reaktionen beschleunigen. Darüber hinaus sind die »molekularen Maschinen« entscheidend für die zelluläre Signalweiterleitung und tragen maßgeblich zur strukturellen Stabilität der Zellen bei.

Die Mechanismen dafür, beschädigte oder falsch gefaltete Proteine entweder zu reparieren oder abzubauen und zu recyceln, werden als Proteostase bezeichnet (»Proteom« steht für die Gesamtheit der Proteine, die im Körper produziert werden, »Homöostase« für Gleichgewicht). Dieser Verlust der

Proteostase trägt zur Entwicklung altersbedingter Krankheiten wie Alzheimer und Parkinson bei, die durch die Ansammlung von Eiweißablagerungen im Gehirn gekennzeichnet sind.

Hallmark 5: mitochondriale Fehlfunktion

Die Hauptaufgabe der Mitochondrien als Kraftwerke der Zelle besteht darin, Nahrungsenergie in Energie für den Zellstoffwechsel umzuwandeln. Die meisten Zellen enthalten etwa 500–2000 dieser winzigen Organellen. Das »Benzin«, das sie produzieren, ist ein Molekül namens Adenosintriphosphat, kurz ATP. Mit zunehmendem Alter sinkt die Energieproduktion und es steht weniger Treibstoff für die Zellarbeit zur Verfügung. Zugleich setzen die Mitochondrien – sozusagen als Abfallprodukte der Energiegewinnung – vermehrt freie Radikale frei: Diese reaktiven Sauerstoffspezies können andere Makromoleküle wie DNA, Lipide und Proteine schädigen und stellen deshalb ein zusätzliches Risiko für die Zelle dar.

Hallmark 6: gestörte Wahrnehmung von Nährstoffen

Die gestörte Nährstoffwahrnehmung beschreibt Veränderungen in den Mechanismen, durch die Zellen und Organismen den Nährstoffstatus erkennen. Diesen Status korrekt zu erfassen ist wichtig, weil Zellen ihren Stoffwechsel an die Verfügbarkeit von Nährstoffen in ihrer Umgebung anpassen müssen. Gelingt dieser Prozess mit zunehmendem Alter weniger gut, kommt es zu einem Ungleichgewicht zwischen Wachstum und Reparaturprozessen sowie zu einer gestörten Energiehomöostase. Diese Störungen tragen zur Entstehung vieler altersbedingter Krankheiten bei, darunter Diabetes, Krebs und neurodegenerative Erkrankungen.

Hallmark 7: zelluläre Seneszenz

Zellen verfügen über eine begrenzte Fähigkeit, sich zu teilen. Haben sie ihr Limit erreicht gibt es zwei Wege, sich aus dem Arbeitsleben zu verabschieden. Der eine ist die Apoptose, der programmierte Zelltod. Die Zelle stirbt und das war’s. Der andere Weg ist kritischer. Manche Zellen gehen in einen Zustand der Seneszenz über, in dem sie ihre normale Funktion verlieren. Sie ändern ihr Verhalten und beginnen, schädliche Moleküle freizusetzen, darunter entzündliche Zytokine. Zudem beeinflussen sie die umliegenden Zellen negativ und verschlechtern die Regenerationsfähigkeit von Organen und Geweben. Diese untoten Zellen – selbst renommierte Fachjournale sprechen inzwischen von »Zombie-Zellen« – häufen sich während des normalen Alterungsprozesses an; aber auch als Folge bestimmter Stressfaktoren. Ist eine Zelle beispielsweise nicht mehr in der Lage, ihre DNA-Schäden zu reparieren, wird sie in den seneszenten Zustand versetzt, der verhindert, dass defekte Erbinformationen weitergegeben werden.

Eine erfolgversprechende pharmakologische Longevity-Strategie besteht darin, senolytische Medikamente zu entwickeln. Diese Arzneien sollen seneszente Zellen abtöten und entfernen, ohne gesunde Zellen zu beeinträchtigen.

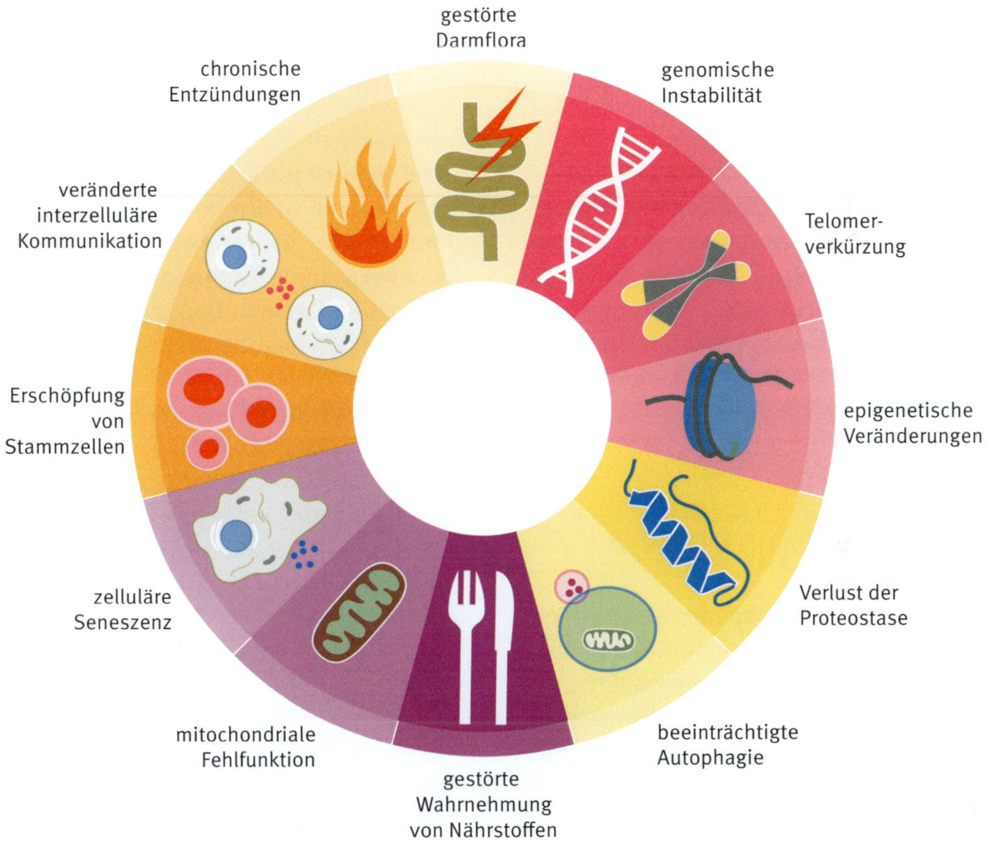

Die Hallmarks of Aging – die Kennzeichen des Alterns

Hallmark 8: Erschöpfung von Stammzellen

Stammzellen dienen als eine Art Reserve, die vielen Organen hilft, beschädigte, erschöpfte oder abgestorbene Zellen zu erneuern. Sie werden aktiviert, sobald der Körper eine Verletzung erleidet oder Zellen ersetzt werden müssen. Mit zunehmendem Lebensalter versiegt dieses Reservoir. Die Fähigkeit der Stammzellen, sich zu teilen, nimmt ab – sie »erschöpfen« sich. Ursachen sind beispielsweise chronische Entzündungen, epigenetische Veränderungen oder DNA-Schäden. Entsprechend leidet die Regenerationsfähigkeit des Körpers, der Alterungsprozess wird beschleunigt. Die Verjüngung oder der Ersatz betagter Stammzellen gilt als vielversprechender Ansatz, ein gesundes Altern zu ermöglichen.

Hallmark 9: Veränderung der Zellkommunikation

Zellen sind gesprächsfreudig. Sie kommunizieren mithilfe von Hormonen, Zytokinen, Exosomen und Stoffwechselprodukten. Das Gehirn etwa nutzt Neurotransmitter wie Acetylcholin, Serotonin und Dopamin. Das Immunsystem sendet Interleukine, kurz IL, aus. Im Alter wird diese Kommunikation fehleranfällig. Immunzellen beispielsweise neigen dazu, vermehrt entzündungsfördernde Signale zu senden, auch wenn keine akute Gefahr besteht. Dieses »Inflammaging« kann chronische Entzündungszustände begünstigen und das Risiko für altersbedingte Erkrankungen wie Herz-Kreislauf-Erkrankungen, Diabetes oder Krebs erhöhen.

Hallmark 10: Beeinträchtige Autophagie

Auch in unseren Zellen findet Recycling statt: Dieser Mechanismus nennt sich Autophagie (von altgriechisch autóphagos = »sich selbst verzehrend«). Dabei werden molekulare Abfallprodukte wie zum Beispiel beschädigte Proteine, defekte Mitochondrien oder andere Zellbestandteile von Membranen umschlossen, zerlegt und wiederverwertet. Dieser Reinigungsprozess ist beispielsweise wichtig für die Nervenzellen im Gehirn, um Eiweißverklumpungen zu verhindern, wie sie bei Alzheimer, Demenz oder bei Morbus Parkinson entstehen. Mit zunehmendem Alter funktioniert die zelluläre Müllabfuhr schlechter. Das führt dazu, dass toxische Substanzen in den Zellen verbleiben und deren Funktion beeinträchtigen. Eine Strategie der Longevity-Medizin besteht darin, die Autophagie zu aktivieren: Das klappt etwa beim Fasten, aber auch mit bestimmten Lebensmittelbestandteilen oder pharmakologischen Wirkstoffen.

Hallmark 11: chronische Entzündungen

Chronische Entzündungen sind ein weiteres Alterskennzeichen. Hinter dem sogenannten »Inflammaging« steckt eine anhaltende, leichte Entzündung. Mit der Zeit schädigt dieser Schwelbrand gesundes Gewebe und begünstigt Erkrankungen wie Fettleibigkeit, Atherosklerose oder Typ-2-Diabetes. Anders als akute Entzündungen, die eine notwendige Abwehrreaktion des Körpers auf Infektionen oder Verletzungen darstellen, ist die altersbedingte Dauerentzündung nicht auf ein Organ oder eine Körperregion beschränkt. Das angeborene Immunsystem fährt insgesamt seinen Betrieb hoch. Der Mechanismus hinter den niederschwelligen Entzündungen ist vielschichtig. Schuld tragen einerseits seneszente Zellen, die sich im Laufe der Zeit anhäufen und entzündungsfördernde Stoffe freisetzen. Andererseits spielt auch das Immunsystem selbst eine zentrale Rolle: Mit zunehmendem Alter wird die Körperabwehr bei der Bekämpfung von Infektionen weniger effizient und neigt gleichzeitig zu einer Überreaktion in Form von Entzündungen.

Hallmark 12: gestörte Darmflora

Das zwölfte und letzte Kennzeichen des Alterns beschreibt eine gestörte Darmflora. Während junge, gesunde Menschen über ein komplexes Darmmikrobiom mit vielen verschiedenen Bakterienarten verfügen, sinkt bei Älteren die Diversität im Verdauungstrakt. Zudem steigt die Anzahl der pathogenen Krankmacher-Keime. Diese Veränderungen können zu einem Ungleichgewicht zwischen nützlichen und schädlichen Mikroben führen. Die Folgen einer solche Dysbiose reichen über den Magen-Darm-Trakt hinaus: Eine gestörte Balance der Darmmikrobiota und ihrer Metaboliten wird unter anderem mit Alzheimerdemenz und Morbus Parkinson in Verbindung gebracht.

Interessant: Im Darm von Supercentenarians, die das 110. Lebensjahr überschritten haben, finden Forscher auffallend häufig Bakterienstämme, die normalerweise nur bei Jüngeren vorkommen.

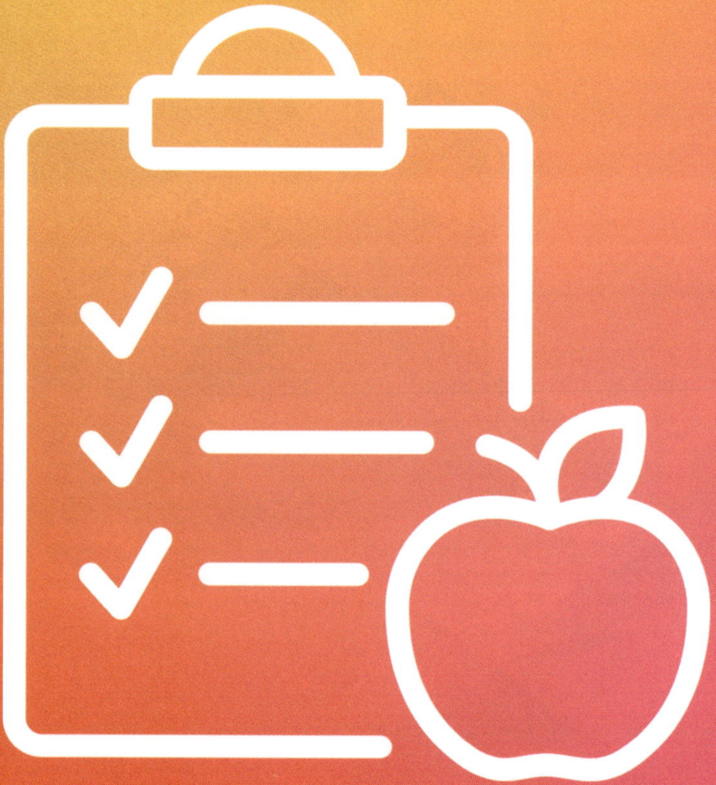

Bausteine für ein langes Leben

Eine gesunde Diät bildet die Basis für jeden Longevity-Lifestyle.

Longevity und Ernährung

Die richtige Kost verlängert das Dasein um bis zu zehn Jahre.

Dreihundertdreißig Kilogramm: So viel Lebensmittel verzehrt jeder Bundesbürger pro Jahr.[25] Macht im Lauf des Lebens mehr als 26 Tonnen an Wurstbroten, Gemüseeintöpfen, Tomatensalaten, Döner, Fruchtjoghurts und weiteren Produkten. Es liegt auf der Hand, dass die Auswahl und Qualität der Esswaren einen entscheidenden Einfluss auf die Lebenserwartung ausüben. Zahlreiche Nahrungsbestandteile wirken im menschlichen Organismus als bioaktive Moleküle und steuern gezielt biochemische Prozesse – mit positiven oder negativen Konsequenzen.

Zum Beispiel Lachs: Seefisch stellt eine wichtige Quelle für Omega-3-Fettsäuren dar. Diese werden im Körper in Eicosanoide umgewandelt, hormonähnliche Signalmoleküle, die unter anderem die Blutgefäße erweitern und damit das Risiko für Herz-Kreislauf-Erkrankungen senken.[26]

Zum Beispiel Brokkoli: Kreuzblütler wie Rosenkohl oder Brokkoli schützen mit ihrem Senföl Sulforaphan vor Krebs, einem der apokalyptischen Reiter des Alterns. Metaanalysen von Beobachtungsstudien belegen, dass ein erhöhter Konsum von Kreuzblütlern mit einem reduzierten Risiko für verschiedene Krebsarten assoziiert ist.[27]

Zum Beispiel Grüntee: Epigallocatechingallat (EGCG), das Hauptkatechin in grünem Tee, steigert die Abwehrfähigkeit von Organismen, indem es kurzzeitig den oxidativen Stress in Zellen erhöht, was als Antwort die antioxidativen Schutzmechanismen ansteigen lässt. Modellorganismen, die mit Grünteekatechinen gefüttert werden, leben länger und gesünder.[28]

Zum Beispiel Fastfood: Eine Kost mit viel Fett, viel Zucker und wenig Ballaststoffen fördert systemische Entzündungsreaktionen. In Tiermodellen führt eine westliche Ernährung laut einer im Fachblatt *Cell* publizierten Studie zu einer ähnlichen Immunaktivierung wie eine bakterielle Infektion.[29]

Dieser Prozess beschleunigt die Entwicklung von Arteriosklerose, weil die neu aktivierten Immunzellen in die erkrankten Gefäßwände einwandern und die Plaque aus Lipiden und Entzündungszellen vergrößern.

Unterm Strich zählt eine gesunde Diät zu den effektivsten Maßnahmen, die Lebenserwartung zu erhöhen. Darauf deutet auch eine norwegische Analyse von Daten der »Global Burden of Disease«-Studie (GBD) hin, der vermutlich größten Untersuchung, die je zu diesem Thema gemacht wurde. Demnach verlängert die Aufnahme von Hülsenfrüchten, Nüssen, Vollkornprodukten und Gemüse bei gleichzeitiger Reduktion von Fleisch, verarbeiteten Lebensmitteln und Salz die Existenz um bis zu einem Jahrzehnt.[30] Oder anders formuliert: Die nachteiligen Effekte einer einseitigen Kost haben laut GBD einen größeren Einfluss auf die Gesundheit als viele andere Risikofaktoren, einschließlich Rauchen. Besonders schädlich sind zu viel Natrium (Salz), zu wenig Vollkornprodukte und zu wenig Obst. Diese drei Faktoren sind für mehr als die Hälfte der ernährungsbedingten Todesfälle verantwortlich.

Wie groß das Präventionspotenzial der Ernährung im Einzelfall ist, hängt davon ab, ab welchem Lebensalter vorwiegend Pflanzenkost auf den Teller kommt. Wer ab dem 20. Lebensjahr reichlich zu Grünzeug greift, verlängert sein Dasein gegenüber Altersgenossen, die die westliche Standardernährung bevorzugen, als Frau um 10,7 Jahre und als Mann sogar um 13 Jahre. (Die Differenz dürfte damit zu erklären sein, dass Männer sich schlechter ernähren und vom Umstieg auf eine pflanzliche Ernährung in höherem Maß profitieren.) Selbst wer erst mit 60 Jahren anfängt, gesünder zu essen, erhält immer noch acht Bonusjahre als Frau und 8,8 Bonusjahre als Mann. Diese Zahlen stammen aus der 2022 in der Fachzeitschrift *Plos Medicine* veröffentlichten Untersuchung, für die ein Team der norwegischen Universität Bergen Daten der »Global Burden of Disease«-Studie ausgewertet hat.[31] Die GBD-Datenbank erfasst seit mehr als 30 Jahren Krankheiten, Todesfälle und Risikofaktoren in 204 Ländern.[32]

Gesundes Essen ist das Ticket zum Club der Neunzigjährigen. Der Griff zu den richtigen Nährstoffen verlängert nicht nur die Gesamtlebensdauer, sondern auch die gesund erlebten Jahre. Positive Effekte zeigen sich insbesondere bei metabolischen Erkrankungen wie nichtalkoholischer Fettleber (NAFL, oder auch: Metabolische Dysfunktion-assoziierte Steatotische Lebererkrankung, MASLD) und Typ-2-Diabetes. (Für die Langlebigkeit ist es sehr wichtig, Diabetes und andere Stoffwechselstörungen zu vermeiden.) Der Grund ist, dass Ernährungsinterventionen die hepatische Regeneration unterstützen, den Blutzucker stabilisieren und die Insulinresistenz verringern.[33] Aber auch wer weniger ambitionierte Ziele verfolgt, profitiert davon, wenn er sich die richtigen Lebensmittel auf den Teller holt. Die tägliche Kost wirkt sich unter anderem auf Darmaktivität, Hautalterung, Infektanfälligkeit oder Knochendichte aus. Gerade für Menschen über 60 Jahre kommen noch weitere Aspekte ins Spiel. Älteren hilft eine protein- und mikronährstoffoptimierte Ernährung dabei, Muskelmasse und funktionelle Kapazität zu erhalten.[34]

Nicht zuletzt erlaubt eine vollwertige Ernährung, beim Blick auf die Kalorien entspann-

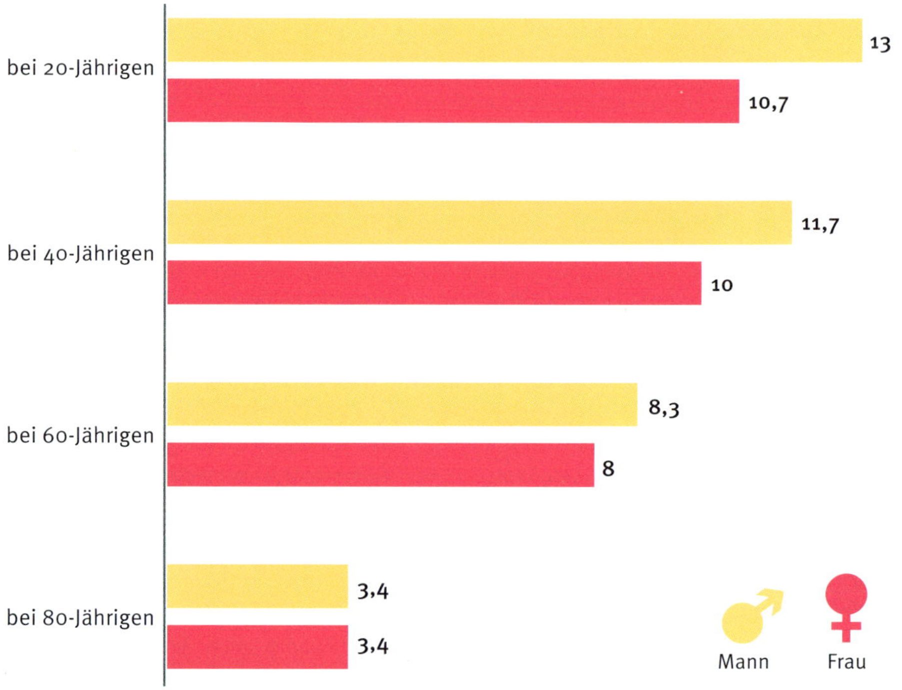

Daten basieren auf Fadnes, L.T. et al.: Estimating impact of food choices on life expectancy: A modeling study. PLoS Med 19(2), e1003889, 2022

Wie optimale Ernährung das Leben verlängert. Der Wechsel von einer typisch westlichen zu einer optimalen Ernährung führt zu einer höheren Lebenserwartung. Im Durchschnitt gewinnen 20-Jährige dabei über zehn zusätzliche Lebensjahre.

ter zu bleiben. Stammt der Großteil der täglichen Energiezufuhr aus unverarbeiteten Lebensmitteln, ballaststoffreichem Gemüse, gesunden Fetten und hochwertigen Proteinquellen, stellt sich die Sättigung auf natürliche Weise ein. Insbesondere bei schlanken, stoffwechselgesunden Menschen trägt diese Ernährungsweise zu einer selbstregulierten Kalorienaufnahme bei. Mit anderen Worten: Qualität ist beim Essen mindestens ebenso wichtig wie Quantität.

Doch was bedeutet Qualität im Zusammenhang mit Kohlenhydraten, Fetten und Proteinen – also den Makronährstoffen der täglichen Kost? Und welche Mikronährstoffe sind besonders wirksam in Bezug auf ihre Anti-Aging-Kapazitäten? Mehr dazu erfahren Sie auf den kommenden Seiten.

Proteine – Schlüsselelemente für die Erneuerung

Der Einfluss von Eiweiß auf die Langlebigkeit hängt von Menge und Art ab.

In der mitunter unübersichtlichen Ernährungsdiskussion genießen Proteine (von griech. proteion = der Erste) vermutlich den besten Ruf. Nahrungseiweiß liefert essenzielle Bausteine für den Körper, die als Enzyme, Hormone, Antikörper und Strukturproteine vielfältige Aufgaben übernehmen. Ein Eiweißmangel hat daher weitreichende Auswirkungen – von Leistungsabfall über anhaltende Müdigkeit bis hin zu einer erhöhten Infektanfälligkeit. Die zentrale Funktion von Proteinen besteht darin, neue Zellen aufzubauen oder bestehende Zellen zu reparieren. Als Baustoff für Muskeln, Organe, Haut, Haaren und Bindegewebe sind Eiweiße absolut unverzichtbar. Ihr Gesamtbestand macht bei Erwachsenen 15–17 % der Körpermasse aus. Etwa die Hälfte davon steckt in der Skelettmuskulatur.[35]

Jedes Protein selbst besteht wiederum aus einer oder mehreren Ketten von Aminosäuren – den Bausteinen der Bausteine sozusagen. Es gibt 20 proteinogene Aminosäuren. Zwölf dieser chemischen Verbindungen produziert der Organismus auch selbst, acht müssen als essenzielle Aminosäuren über die Nahrung aufgenommen werden. Dabei handelt es sich um Isoleucin, Leucin, Lysin, Methionin, Phenylalanin, Threonin, Tryptophan und Valin für Erwachsene (sowie Histidin für Säuglinge).[36] Vom Dünndarm aus gelangen die grundlegenden Moleküle ins Blut und werden in den Zellen in einer bestimmten Reihenfolge zu langen Ketten zusammengebaut, den Körpereiweißen. Fehlen die notwendigen Aminosäuren, werden die lebenswichtigen Eiweiße nicht oder nur unzureichend gebildet. Damit steigt das Risiko für Muskelabbau, Infekte, verringerte Leistungsfähigkeit oder schlechte Wundheilung.

Proteinaufnahme und Sättigung

Proteine finden sich sowohl in pflanzlichen als auch in tierischen Lebensmitteln. Milch, Eier oder Fleisch enthalten in der Regel mehr verwertbares Protein, da ihre biologische Verfügbarkeit höher ist. Die biologische Wertigkeit, kurz BW, ist ein Maß dafür, wie effizient der Körper das aufgenommene Nahrungsprotein in körpereigenes Protein umwandelt. Je mehr die Aminosäuren in einem Nahrungsprotein dem Bedarf des Körpers entsprechen, desto höher die BW. Als Referenzprotein gilt Hühnerei mit einer BW von 100. Zum Vergleich: Soja hat eine BW von 84, Rindfleisch liegt bei 92. Wenn Sie sich überwiegend pflanzlich ernähren, ist es sinnvoll, die biologische Verfügbarkeit durch Kombination verschiedener Proteinquellen (Seite 35) zu erhöhen.

Als bloße Energiequelle (circa 4 kcal/17 kJ pro g) werden Nahrungseiweiße vom Körper nur widerwillig benutzt, etwa bei längerem Fasten oder unter extremen körperlichen Belastungen. Trotzdem entscheiden vor allem die Eiweiße darüber, wie schnell der Hunger nachlässt. Denn Proteine sättigen pro Kalorien mehr als Kohlenhydrate und Fette. Das demonstrierte ein Experiment der australischen Forscher Stephen Simpson und David Raubenheimer von der Universität Sydney. Die Wissenschaftler boten Probanden mehrere Tage lang ein proteinreiches Buffet mit Geflügel, Fisch, Fleisch und Joghurt an. Eine andere Testgruppe bediente sich an einem proteinarmen Buffet, unter anderem mit Croissants, Nudeln und Kartoffeln. Alle Teilnehmer sollten sich satt essen. Das beeindruckende Resultat: Die Teilnehmer, die sich proteinreich ernährten, hielten spontan Diät und nahmen 38 % weniger Kalorien zu sich. Die anderen Probanden hingegen nahmen 35 % Kalorien mehr auf.[37] Wer sich den sogenannten Protein-Leverage-Effekt zu nutzen macht und die Nahrungszusammensetzung zugunsten von mehr Eiweiß verändert, spart insgesamt Kalorien ein. Das bedeutet vor allem, sich zurückzuhalten bei hoch verarbeiteten Lebensmitteln wie Tiefkühlpizza, Kartoffelchips oder Backwaren kürzer zu treten: Solche Industrieprodukte sind typischerweise proteinverdünnt, enthalten aber große Mengen Kohlenhydrate und Fett. Das heißt, man konsumiert übermäßig Kalorien, um die erforderlichen Proteine aufzunehmen.

Proteine und Altern: eine widersprüchliche Beziehung

Aus Sicht der Longevity-Forschung hat dieser leistungssteigernde Makronährstoff leider auch eine Schattenseite. Eine zu hohe Aufnahme von Aminosäuren, insbesondere aus Fleisch, Käse oder Eiern, beschleunigt den Alterungsprozess und erhöht das Risiko für degenerative Erkrankungen. Der Grund: Tierische Proteine enthalten besonders viele verzweigtkettige Aminosäuren (z. B. Leucin) und Methionin, die im Körper wachstumsfördernde Signalwege ankurbeln. Eine dauerhaft hohe Aktivierung dieser Signalwege kurbelt nicht nur die Zellteilung an, sondern hemmt auch zelluläre Reparaturmechanismen wie die Autophagie. Das fördert die Entstehung von altersbedingten Krankheiten wie Krebs und Herz-Kreislauf-Erkrankungen. Eine moderate Proteinzufuhr mit Fokus auf pflanzliche Quellen kann dagegen helfen, die Aktivität dieser Signalwege zu senken und die Langlebigkeit zu fördern.[38]

Diese Erkenntnis geht vor allem auf den renommierten US-Altersforscher Valter Longo zurück, der das Longevity-Institut an der University of Southern California in den USA leitet. Der Gerontologe ist bekannt für seine Arbeit zu Kalorienrestriktion, Proteinen und Langlebigkeit. Er begann seine Forschungen in den 1990er-Jahren zunächst an Hefen (Saccharomyces cerevisiae), einem simplen und beliebten Modellorganismus, um grundlegende biologische Prozesse zu untersuchen. Später wandte er sich Mäusen und Menschen zu, um seine Erkenntnisse an komplexeren Organismen zu überprüfen. Longo entdeckte, dass sich die Lebensspanne von einfachen Organismen verdoppelt, wenn man sie hungern lässt.[39] Zugleich entdeckte er entscheidende Gene und Stoffwechselwege, die den Alterungsprozess steuern.[40] Auch bei Mäusen blieb die Jugendlichkeit länger erhalten, wenn man ihre Kalorienaufnahme beschränkte.

Als Nächstes stellte sich Longo die Frage, ob es für diese Lebensverlängerung unbedingt nötig sei, strikt mit Kalorien zu knausern. Womöglich führe ja bereits das Weglassen bestimmter Nahrungskomponenten zu einem vergleichbaren Anti-Aging-Effekt? In der Tat zeigte sich: Allein die Reduzierung bestimmter Aminosäuren bremst die Alterung.[41] Dieselben Nährstoffe, die Wachstum anregen, lassen die biologische Uhr in den Zellen schneller ticken.

Mittlerweile hat sich dieser Zusammenhang in verschiedenen Untersuchungen bestätigt.[42] Auch eine mehr als 18 Jahre lang dauernde Beobachtungsstudie mit über 6000 US-Bürgern, an der Longo selbst mitwirkte, zeigte: Menschen, die zwischen ihrem 50. und 65. Lebensjahr viel Fleisch, Fisch, Käse, Milch und Eier konsumieren, weisen ein vierfach erhöhtes Krebsrisiko und ein um 75 % erhöhtes Sterberisiko auf.[43] »Viel« bedeutete in diesem Fall: Mehr als 20 % der Kalorien stammten aus Proteinen, insbesondere aus tierischen Lebensmitteln. Erwachsenen im mittleren Alter, die diesen Makronährstoff ausschließlich aus pflanzlichen Quellen beziehen, bleiben von den negativen Effekten der Proteine unberührt. Wichtig zu wissen: Nach dem 65. Geburtstag kehrt sich der Effekt um. Nun blieben jene Teilnehmer gesünder, deren Diät mehr Proteine enthielt – egal ob aus tierischer oder pflanzlicher Quelle.[44] Je älter Menschen sind, je mehr ihre Fähigkeit sinkt, Proteine zu verwerten, desto mehr profitieren sie von einer höheren Eiweißzufuhr.

Eine Erklärung für den lebensverlängernden Effekt von pflanzlichem Eiweiß könnte sein, dass dieser Nährstoff in Lebensmitteln oft in gesunder Begleitung auftritt. Pflanzliche Proteine, etwa aus Linsen, Vollkornbrot, Rosenkohl, Tofu oder Nüssen, kommen meist in Gesellschaft von wertvollen Ballaststoffen und sekundären Pflanzenstoffen auf den Teller. Tierisches Eiweiß hingegen essen wir häufig in Kombination mit gesättigten Fettsäuren, die in größeren Mengen das Risiko für Herz-Kreislauf-Erkrankungen erhöhen.

Molekulare Pfade der Alterung

Werden Körperzellen ständig mit Energie und Baumaterial gefüttert, beschleunigt das ihren Alterungsprozess: So lautet eine der zentralen Theorien in der Longevity-Forschung. Die Überversorgung mit Aminosäuren blockiert die nötigen Reparaturprozesse innerhalb der Zellen. Hauptverantwortlich dafür sind zwei Signalwege, die auf Nährstoffe wie Aminosäuren und Glukose reagieren. Die beiden molekularen Pfade sind vor allem unter ihren Abkürzungen bekannt: das Protein mTOR und das Peptidhormon IGF-1. Wie das Gesicht des römischen Gottes Janus besitzen die beiden Regulatoren zwiespältige Eigenschaften: Sie sind zwar einerseits wichtig für Muskelwachstum und Geweberegeneration, andererseits drehen sie bei dauerhafter Überaktivierung an der Alterungsuhr. Die übermäßige Ingangsetzung von mTOR und IGF-1 hemmt Reparaturmechanismen und ist mit Krebs, Insulinresistenz und beschleunigtem Niedergang verbunden.

Der mTOR-Signalweg

Die Entdeckung von mTOR (mechanistic Target of Rapamycin) ist eng mit der Erforschung des Immunsuppressivums Rapamycin (Seite 189) verbunden. Rapamycin wurde ursprünglich als natürliches Antibiotikum in Bodenproben von Rapa Nui, der Osterinsel, isoliert. 1991 identifizierten Wissenschaftler am Biozentrum der Universität Basel im Hefemodell die Gene TOR1 und TOR2 (Target of Rapamycin 1 und 2) als Zielproteine, an die Rapamycin bindet und durch welche es seine zellwachstumshemmende Wirkung entfaltet. Mitte der 1990er-Jahre wurde dann das entsprechende Protein in Säugetieren, mTOR, entdeckt, das eine ähnliche Struktur hat. Wie eine Art Schaltzentrale in den Zellen regelt es Stoffwechsel, Zellteilung und Zellwachstum, je nach Nährstoffstatus und Wachstumsfaktoren.

Der mTOR-Signalpfad springt an, wenn nach einer eiweißhaltigen Mahlzeit Aminosäuren im Blut kreisen. Insbesondere die verzweigtkettige Aminosäure Leucin stimuliert mTOR. Sie steckt in Lebensmitteln wie Fleisch, Geflügel, Fisch, Milchprodukten, Eiern, Hülsenfrüchten und Nüssen. Wird mTOR aktiv, fördert das Zellwachstum und Zellteilung, was in jungen Jahren zur Aufrechterhaltung von Muskeln und Geweben beiträgt. Die übermäßige Aktivierung dieses Signalwegs erhöht aber nicht nur das Risiko für Krankheiten, sondern sie verkürzt auch die Lebensdauer. Dies liegt daran, dass die Zellteilung und das Zellwachstum in einem überaktiven mTOR-System unkontrolliert ablaufen, was das Risiko für Zellschäden und die Bildung von Krebszellen erhöht. Außerdem hemmt der mTOR-Signalweg die Autophagie, also den Reinigungsprozess, der beschädigte Zellbestandteile abbaut und recycelt. Eine verminderte Autophagie führt dazu, dass sich geschädigte Proteine und Zellorganellen ansammeln, was zur Alterung beiträgt.

Der IGF-1-Signalweg

Der molekulare mTOR-Schalter wird auch umgelegt, wenn Insulin oder der insulinähnliche Wachstumsfaktor IGF-1 im Umlauf sind. Der Insulin-like Growth Factor 1 ist ein Hormon, das strukturell dem Insulin ähnelt. IGF-1 wird unter dem Einfluss von Wachstumshormon (HGH) von der Leber gebildet. In der Jugend fördert IGF-1 das Wachstum und die Regeneration von Zellen, doch im Erwachsenenalter führt ein dauerhaft erhöhter Spiegel zu einer beschleunigten Zellalterung und einer geringeren Resistenz gegen oxidative Schäden.[45] Der Verzehr von Protein, insbesondere tierischen Proteinen oder proteinreichen Lebensmitteln, die alle essenziellen Aminosäuren enthalten, führt zu einer erhöhten Freisetzung von Wachstumshormon, was wiederum die IGF-1-Produktion stimuliert. Eine geringere Aktivierung des IGF-1-Signalwegs ist mit erhöhter zellulärer Stressresistenz verbunden und verbessert somit die Fähigkeit des Körpers, altersbedingte Zellschäden abzuwehren oder zu repariern. Genetisch veränderte Mäuse mit einem reduzierten Wachstumshormon- und IGF-1-Signalweg leben bis zu 50 % länger und entwickeln weniger altersassoziierte Krankheiten.[46]

So viel Proteine brauchen Sie

Die optimale Eiweißaufnahme hängt von verschiedenen Faktoren ab, darunter Alter, Gesundheitszustand, körperlicher Aktivität und individuelle Ziele.

Erwachsene: Die Deutsche Gesellschaft für Ernährung (DGE) empfiehlt Erwachsenen von 19–65 Jahren eine tägliche Proteinzufuhr von etwa 0,8 g pro kg Körpergewicht. Bei einem Menschen, der 68 kg wiegt, sind das 54 g Protein pro Tag. Die Menge steckt z. B. in zwei Scheiben Vollkornbrot mit Erdnussmus (15 g Protein), 250 g Ofenkartoffeln mit 150 g Quark (25 g Protein) und 150 g gegarten Linsen (14 g Protein).[47] Manchen Experten – darunter der renommierte US-Arzt und Longevity-Vordenker Peter Attia – sind 0,8 g pro kg Körpergewicht deutlich zu wenig, vor allem im Hinblick auf Muskelaufbau und Stoffwechsel. Attia befürwortet üblicherweise 1,6 g Eiweiß pro Tag und kg Körpergewicht als Minimum.[48]

Sportler und körperlich aktive Menschen: Um Muskelaufbau und Regeneration zu fördern, werden täglich 1,2–2 g Protein pro kg Körpergewicht empfohlen, je nach Intensität und Umfang des Trainings.[49] Laut dem American College of Sports Medicine genügen für ein ambitioniertes Krafttraining Mengen bis 1,6 g pro kg Körpergewicht.[50] Peter Attia rät sportlich aktiven Menschen mit guter Nierenfunktion zu 2,2 g Eiweiß pro Tag und kg Körpergewicht.[51]

Menschen auf Diät: Wer abnehmen will, profitiert ebenfalls, wenn er die Eiweißzufuhr etwas erhöht. Proteinreiche und ballaststoffreiche Lebensmittel machen schneller satt und schützen zudem die Muskulatur.

Fazit

Die Herausforderung in der Longevity-Medizin besteht darin, die richtige Balance zu finden zwischen der notwendigen Proteinaufnahme für Muskel- und Gewebeerhalt einerseits sowie der Minimierung der Aktivierung von mTOR und IGF-1 andererseits. Dabei helfen pflanzliche Eiweiße, wie sie in Kichererbsen, Linsen, Erbsen, Nüssen oder Soja vorkommen. Sie zeigen nur eine geringere Wirkung auf mTOR und IGF-1 – das gibt dem Stoffwechsel grünes Licht für Zellschutzmechanismen wie die Autophagie.

Empfohlen werden rund 1,2–1,6 g pro kg Körpergewicht und Tag.[52] In der Praxis heißt das: bei jeder Mahlzeit eine Proteinquelle (z. B. Joghurt, Hülsenfrüchte, Fisch) plus reichlich Gemüse und Vollkorn.

Aus Longevity-Perspektive

Speziell im mittleren Alter (ca. 50–65 Jahre) scheint eine moderate Proteinzufuhr mit einem Fokus auf pflanzliche Quellen am günstigsten für die Zellgesundheit. Studiendaten legen 0,6–max. 0,8 g Eiweißzufuhr pro kg Körpergewicht nahe.[53]

Ältere Erwachsene: Ab 65 Jahren etwa brauchen die Muskeln wieder deutlich mehr Eiweiß. Experten raten zu einer erhöhten Zufuhr von mindestens 1–1,2 g pro kg Körpergewicht pro Tag. Der negative Effekt, den tierische Proteine im mittleren Lebensalter auf die Langlebigkeit ausüben, fällt in höherem Alter weg.

Wertvolle Proteinquellen

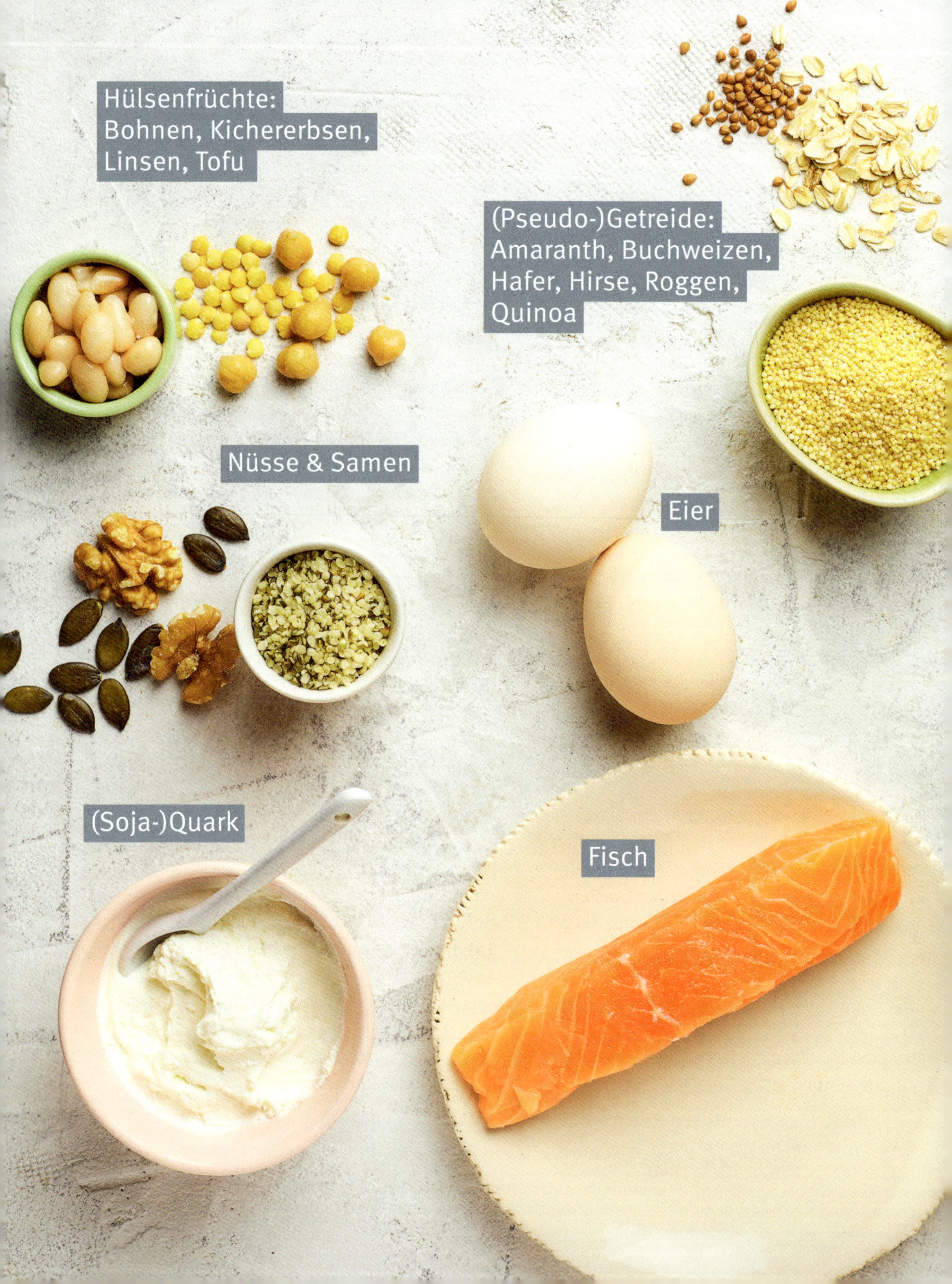

Der Longevity-Tagesplan für die Eiweißzufuhr

Aus Sicht der Longevity-Medizin empfiehlt sich bis zum 65. Lebensjahr eine moderate Eiweißzufuhr mit Fokus auf pflanzliche Quellen: also etwa 0,7–0,8 g pro kg Körpergewicht pro Tag. Das entspricht – je nach Körpergewicht – meist zwischen 40 und 70 g Eiweiß täglich; für einen Erwachsenen mit 80 kg wären es etwa 56–64 g. Idealerweise wird das Eiweiß auf drei Mahlzeiten über den Tag verteilt: Die gleichmäßige Zufuhr unterstützt die Muskelproteinsynthese, fördert eine stabile Blutzuckerregulation und eine anhaltende Sättigung.

Proteinbedarf: 80 kg × 0,8 g/kg = 64 g Protein pro Tag

Beispiel Tagesverteilung

- Frühstück: 70 g Haferflocken (ca. 9 g Protein) + 15 g Walnüsse (ca. 2,3 g Protein)
- Mittagessen: Linsencurry mit 150 g gekochten Linsen (ca. 13,5 g Protein) + 100 g Tofu (ca. 16 g Protein) + Gemüse
- Abendessen: 150 g Lachs (ca. 30 g Protein) + 150 g Quinoa (ca. 6,6 g Protein) + Gemüse

Diese Kombination liefert insgesamt etwa 78 g Protein, deckt den Bedarf gut ab und bietet eine ausgewogene, schmackhafte Ernährung mit vorwiegend pflanzlichen Quellen und einer tierischen Proteinquelle am Abend.

Lebensmittelbeispiele mit Proteinanteil

Lebensmittel	Protein pro 100 g
Haferflocken	ca. 13 g
Walnüsse	ca. 15 g
Linsen (gekocht)	ca. 9 g
Tofu	ca. 16 g
Lachs (gekocht)	ca. 20 g
Quinoa (gekocht)	ca. 4,4 g

Aminosäuren-Profil: Der Check-up für den Protein-Status

Ein Eiweißmangel ist in Deutschland bei Gesunden selten: Im Schnitt liegt die Proteinzufuhr über dem Bedarf. Allerdings erreichen etwa 11 % der Männer und 15 % der Frauen die offiziell empfohlene Menge von täglich 0,8 g pro kg Körpergewicht pro Tag nicht.[54] Betroffen sind hauptsächlich Ältere, mitunter auch Sportler, Vegetarier, Veganer oder Menschen mit Darmstörungen. Bei konkretem Verdacht kann ein Aminogramm – also eine Analyse der Aminosäuren im Blut – sinnvoll sein. Die Ergebnisse des Tests, der beim Arzt oder zu Hause mit einer kleinen Blutprobe durchgeführt wird, vergleichen die gemessenen Werte mit Normwerten, um Mängel aufzuspüren. Bei der Analyse werden entweder einzelne Eiweißbausteine oder ein umfassendes Aminosäuren-Screening erhoben. Je nach Umfang der Untersuchung und Art der Befundung – digitaler Ergebnisbericht vom Labor oder Besprechung beim Behandler – kostet der Test zwischen 50 und 250 Euro. Die Diagnostik wird hauptsächlich von Experten aus den Bereichen Ernährungsmedizin, Stoffwechselmedizin und Longevity-Medizin angeboten.

Tipp: So erhöhen Sie die biologische Wertigkeit von pflanzlichem Eiweiß

Bestimmte Aminosäuren sind in pflanzlichen Proteinen oft nur begrenzt vorhanden. Achten Sie als Vegetarier oder Veganer deshalb darauf, Ihre Eiweißquellen vielfältig zu kombinieren, um die biologische Wertigkeit (BW) ihrer Ernährung zu optimieren. Mit einer ausgewogenen pflanzlichen Ernährung lassen sich alle essenziellen Aminosäuren abdecken.

Mix von Proteinquellen

Durch komplementäre Zusammenstellung lässt sich die BW deutlich steigern, etwa indem Sie Reis mit Bohnen oder Linsen mit Nüssen kombinieren. Die Mischung muss nicht in jeder Mahlzeit erfolgen; über den Tag verteilt reicht es, dass die Aminosäuren ergänzt werden. Teilzeit-Vegetarier können tierische und pflanzlichen Quellen kombinieren, um die Gesamt-BW der Mahlzeit zu steigern.

Beispiel: Vollkornbrot mit Ei oder Quark.

Verarbeitung und Zubereitung

Garen oder Fermentieren macht Proteine verdaulicher und erhöht die biologische Verfügbarkeit. Wenn Sie die Eiweißportionen auf dem Teller etwas größer wählen, kann der Bedarf auch mit Proteinen mit niedriger biologischer Wertigkeit gut gedeckt werden.

Fette – besser als ihr Ruf

Die richtigen Nahrungsfette sind entscheidend für die Zellgesundheit.

Wer sich für Gesundheit und Ernährung interessiert, weiß das längst: Nahrungsfette sind besser als ihr Ruf. Die Fettarm-Ära der 1950er- bis 1980er-Jahre, als der Makronährstoff Fett aufgrund seiner Energiedichte und der Rolle beim Anstieg des LDL-Cholesterins pauschal als ungesund galt, ist vorbei. In der Longevity-Medizin gelten Lipide mittlerweile als Ressource für mehr Gesundheit und Langlebigkeit – vorausgesetzt, es wird auf die Menge und die Art der Fette geachtet.

Fette als Herzschützer

Gerade der Konsum von einfach ungesättigten Fettsäuren aus Olivenöl, Avocados und Nüssen wird mit einem längeren Dasein und dem Schutz vor Krankheiten in Verbindung gebracht. Der Sinneswandel geht unter anderem auf eines der einflussreichsten Experimente zurück, die je zum Zusammenhang von Ernährung und Herz-Kreislauf-Erkrankungen gemacht wurden: die berühmte Predimed-Studie (Prevención con Dieta Mediterránea) des spanischen Forschers Ramón Estruch. An der randomisierten kontrollierten Interventionsstudie nahmen rund 7400 Hochrisikopatienten mit Typ-2-Diabetes oder anderen Risikofaktoren wie Bluthochdruck oder Übergewicht teil.

Estruch und sein Team teilten die Teilnehmer in drei Gruppen ein:

- Eine Gruppe erhielt eine mediterrane Ernährung, angereichert mit extra nativem Olivenöl (etwa 1 l pro Woche pro Teilnehmerfamilie).
- Eine zweite Gruppe erhielt ebenfalls eine mediterrane Ernährung, ergänzt mit 30 g Nüssen (Mandeln, Walnüsse, Haselnüsse) täglich.
- Die Kontrollgruppe folgte einer fettarmen Ernährung.

Nach knapp fünf Jahren brachen die Forscher die Untersuchung vorzeitig ab, da die Ergebnisse in den beiden mediterranen Diät-Gruppen bereits deutliche Vorteile zeigten. Die fettreiche Mittelmeerdiät senkte das Risiko, einen Herzinfarkt, Schlaganfall oder kardiovaskulären Tod zu erleiden, um etwa 30% im Vergleich zur fettarmen Kost.[55]

Auch mehrfach ungesättigte Fettsäuren schützen Herz und Gefäße. Außerdem sind sie laut einer im Fachjournal *Nutrients* veröffentlichten Arbeit in der Lage, das viszerale Fettgewebe, also das krankmachende Bauchfett, gezielt zu reduzieren.[56] Viszerales Fett ist ein aktives Organ, das proinflammatorische Zytokine und freie Fettsäuren produziert und auf diese Weise das kardiometabolische Risiko erhöht. In der Untersuchung ging das entzündungsfördernde Viszeralfett selbst bei Probanden zurück, die ihr Körpergewicht behielten. Gutes Nahrungsfett bekämpft schlechtes Bauchfett – wer hätte das vor einigen Jahren gedacht ...?

So viel Fett brauchen Sie

Die optimale Fettzufuhr hängt – wie bei Eiweiß – von mehreren Faktoren ab: Alter, Körpergewicht, Energiebedarf, Aktivitätsniveau und individueller Stoffwechselgesundheit.

Erwachsene: Laut Deutscher Gesellschaft für Ernährung (DGE) sollten 30–35% der täglichen Energiezufuhr aus Fetten stammen. Bei einem durchschnittlichen Energiebedarf von 2000 kcal pro Tag entspricht das etwa 65–75 g Fett. Entscheidend ist die Qualität: Ungesättigte Fettsäuren – vor allem einfach ungesättigte (z.B. aus Olivenöl, Avocado, Nüssen) und mehrfach ungesättigte (z.B. Omega-3-Fettsäuren aus fettem Seefisch, Leinsamen oder Walnüssen) – wirken entzündungshemmend und zellschützend.

Gesunde Fettbalance: Wichtig ist das Verhältnis von Omega-6- zu Omega-3-Fettsäuren, das idealerweise bei 3:1 oder niedriger liegt. Industriell verarbeitete Pflanzenöle (z.B. Sonnenblumen-, Mais- oder Sojaöl) sollten zugunsten von Olivenöl, Rapsöl und Leinöl reduziert werden.

Sportlich Aktive: Wer regelmäßig Ausdauer- oder Krafttraining betreibt, kann den Fettanteil leicht erhöhen, sofern die Gesamtenergiezufuhr im Gleichgewicht bleibt. Fett dient als langfristiger Energiespeicher und trägt zur Hormonregulation bei.

Aus Longevity-Perspektive

Die Forschung zeigt, dass eine überwiegend pflanzlich betonte Fettzufuhr mit hochwertigen ungesättigten Fettsäuren (v.a. Olivenöl, Nüsse, Samen, Fisch) die Zellalterung günstig beeinflusst. Transfette und gehärtete Fette gelten dagegen als beschleunigende Faktoren für oxidativen Stress und Entzündungsvorgänge.

Der Longevity-Tagesplan für die Fettzufuhr

Aus Sicht der Longevity-Medizin liegt die ideale Fettzufuhr bei etwa 0,8–1 g pro kg Körpergewicht. Bei einem 80 kg schweren Erwachsenen entspricht das 65–80 g Fett täglich, vorzugsweise aus pflanzlichen Quellen und fettem Seefisch.

Fettbedarf: 80 kg × 1 g/kg = 80 g Fett pro Tag

Beispiel Tagesverteilung

- Frühstück: ½ Avocado (7 g Fett) + 15 g Walnüsse (9 g Fett)
- Mittagessen: Salat mit 1 EL Olivenöl (10 g Fett) + 100 g Lachs (13 g Fett)
- Abendessen: Gemüsepfanne mit 1 EL Olivenöl (10 g Fett) + 20 g Mandeln (10 g Fett)
- Snack: 1 TL Leinsamenöl im Joghurt (5 g Fett)

Diese Kombination mit insgesamt 64 g Fett deckt den Bedarf, liefert ein günstiges Fettsäurenprofil und unterstützt Zellmembranen, Hormonbalance und Energieversorgung optimal.

Vielfalt der Fettsäuren

Die Biochemie von Nahrungsfetten ist komplex. Das hat mit der chemischen Vielfalt und Struktur von Fetten zu tun, die deutlich größer ist als bei den anderen beiden Makronährstoffen (Proteine setzen sich aus Aminosäureketten mit klar definierter Struktur zusammen. Kohlenhydrate sind hauptsächlich Zuckermoleküle mit einfacher chemischer Basis.) Lipide hingegen bestehen aus Glycerin und drei Fettsäuren, die in Kettenlänge, Anzahl und Position der Doppelbindungen variieren. Die chemische Struktur beeinflusst wiederum die physikalischen Eigenschaften und Stoffwechselwege, die Fett im Organismus einschlägt.

Bevor wir uns mit diesen Feinheiten beschäftigen, vorab noch etwas Basiswissen. Nahrungsfette erfüllen im Körper eine Vielzahl von Aufgaben, die für die Gesundheit und Langlebigkeit entscheidend sind. Hier sind die wichtigsten:

Brennstoff: Fette sind der konzentrierteste Energielieferant des Körpers. Ihr Brennwert liegt mit 9,3 kcal oder 38,9 kJ pro Gramm mehr als doppelt so hoch wie der von Proteinen und Kohlenhydraten (jeweils 4 kcal/g). Ein Esslöffel Öl beispielsweise liefert dem Körper bereits etwa 130 kcal.[57] Erwachsenen empfiehlt die Deutsche Gesellschaft für Ernährung, maximal 30 % der täglich benötigten Energie in Form von Fett zu konsumieren. Das

Lebensmittelbeispiele mit Fettanteil

Lebensmittel	Fett pro 100 g
Avocado	ca. 15 g
Olivenöl	ca. 100 g
Walnüsse	ca. 60 g
Lachs	ca. 13 g
Leinsamen	ca. 31 g
Mandeln	ca. 50 g

macht bei geringer körperlicher Aktivität zwischen 60 und 80 g Fett pro Tag.[58]

Baustoff: Als zentrale Bestandteile der Zellmembranen sorgen essenzielle Fettsäuren wie Linolsäure und Alpha-Linolensäure für die Flexibilität und Durchlässigkeit der inneren Zellhüllen. Damit beeinflussen sie entscheidend den Stoffaustausch und die Signalweiterleitung zwischen den Körperzellen. Das Gehirn besteht zu einem großen Teil aus Lipiden, insbesondere Phospholipiden und Cholesterin. Fette sind daher wichtig für die Gehirnstruktur und -funktion.

Geschmacksträger: Fette spielen eine zentrale Rolle für den Geschmack von Nahrungsmitteln und tragen zu einem angenehmen Mundgefühl bei. Sie fördern die Aufnahme von Nährstoffen (insbesondere fettlöslicher Vitamine) und steigern das Sättigungsgefühl, was hilft, die Nahrungsaufnahme zu regulieren und ein gesundes Körpergewicht zu unterstützen.

Hormonproduktion: Fette, insbesondere ungesättigte Fettsäuren, sind für die Synthese von Hormonen unerlässlich. Dazu gehören Sexualhormone (wie Östrogen, Testosteron), Stresshormone (wie Kortisol) sowie

Gesunde Fette

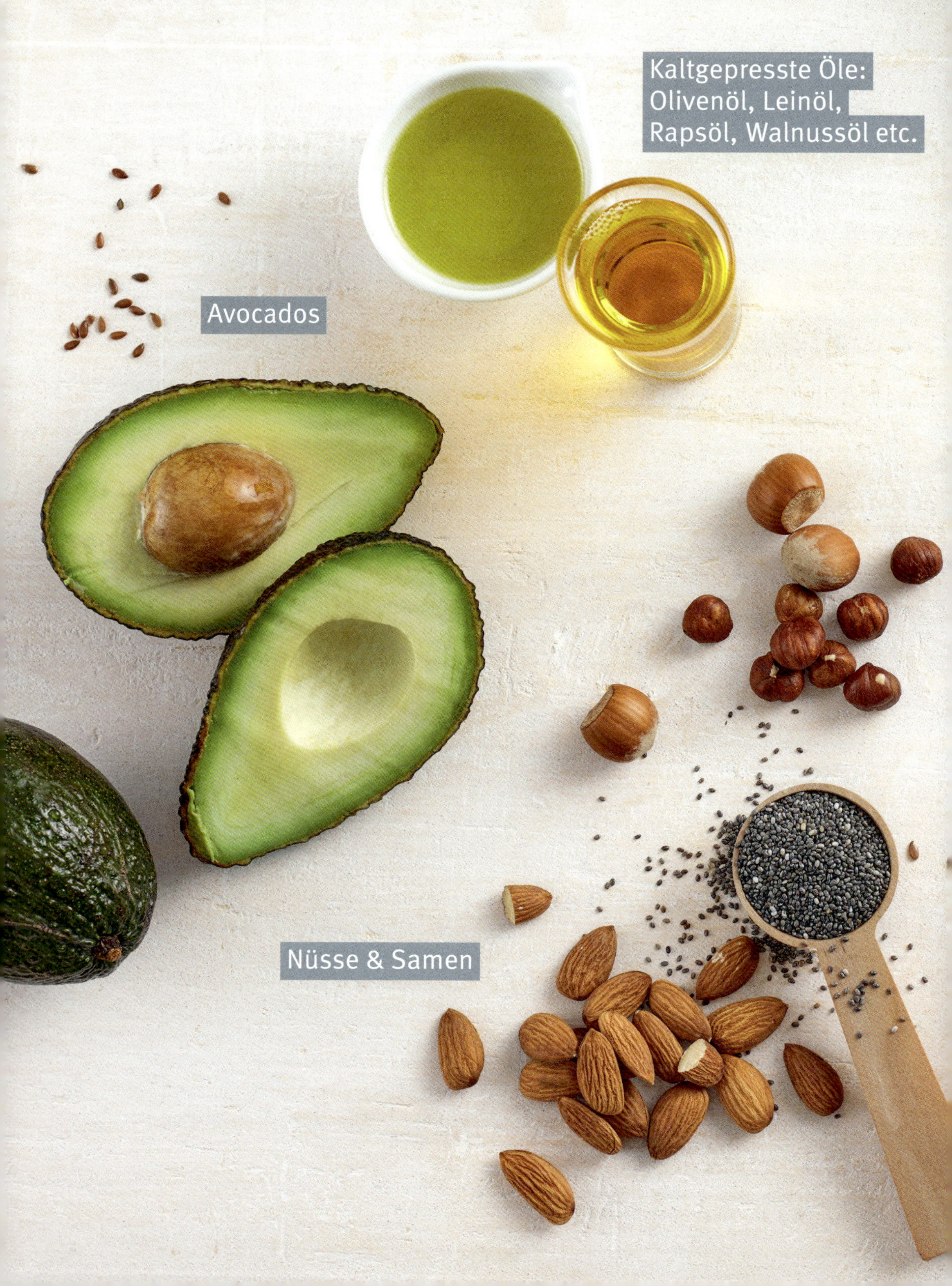

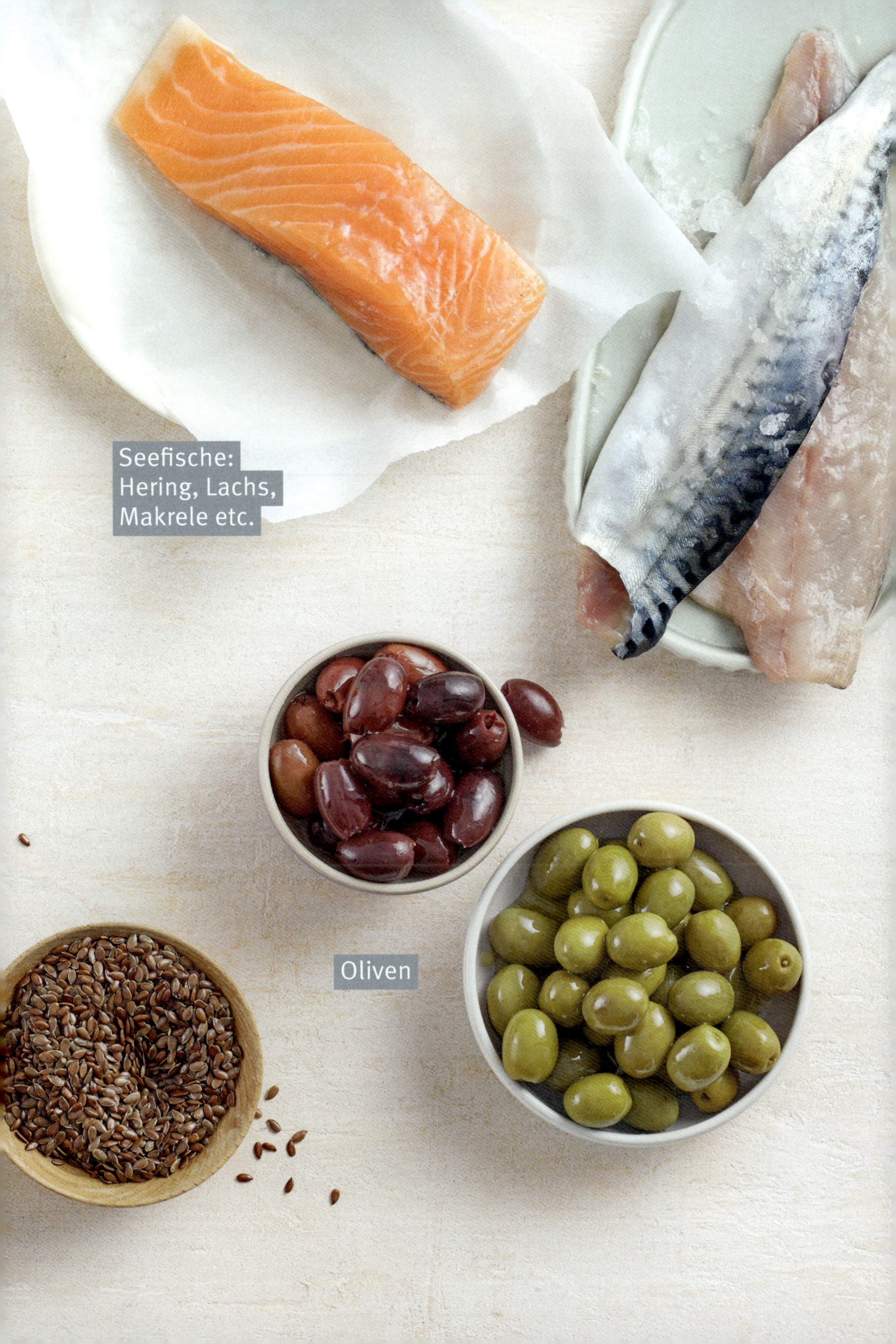
Seefische:
Hering, Lachs,
Makrele etc.
Oliven

Hormone, die den Stoffwechsel regulieren (z. B. Insulin und Leptin). Auch die Produktion von Prostaglandinen, die wichtige entzündungshemmende und schmerzlindernde Funktionen haben, basiert auf Fettsäuren.

Isolation und Schutz: Körperfett dient als Isolator, der den Körper vor Kälte schützt, indem er eine Schicht bildet, die die Wärme im Körper hält. Zudem schützt es Organe und Gewebe vor mechanischen Stößen und Verletzungen, indem es als Stoßdämpfer wirkt.

Fett als Energiespeicher und seine evolutionäre Bedeutung

Seit der Erfindung von Ganzkörperspiegeln ist es kein Geheimnis mehr: Fette stellen effiziente Speicherstoffe dar. Die Fettzellen des Körpers deponieren die zirkulierenden Triglyceride und freien Fettsäuren, die von den übrigen Geweben nicht für den Grundstoffwechsel benötigt werden, und geben sie bei Bedarf frei, etwa beim Fasten oder im Schlaf. (Der nächtliche Energiebedarf wird bevorzugt aus den Fettdepots gedeckt, insbesondere wenn der Insulinspiegel durch Verzicht auf abendliche Kohlenhydrate niedrig ist.) Ein Kilogramm Fettgewebe enthält 850–900 g Lipide (der kleine Rest besteht aus Wasser und Proteinen), damit entspricht sein Energiegehalt etwa 7700 kcal. Selbst ein schlanker 70-Kilo-Mann trägt bei einem Körperfettanteil von 15 % etwa 10 kg Fett mit sich herum. Fettzellen enthalten also fast ausschließlich den Speicherstoff Fett und so gut wie kein Wasser: Sie sind osmotisch unwirksam. Anders liegt die Sache bei dem als Glykogen gespeicherten Zucker in der Leber und in den Muskeln. Hier wird Wasser miteingelagert, was zu einem größeren Gewicht bei weniger Energie führt. Würde der Körper den Treibstoff aus 60–80 g Fett pro Tag in Form von Zucker speichern, hätten wir ein Mehrgewicht von durchschnittlich 30 kg zu tragen – das rückt das Figurthema in ganz neue Dimensionen.[59]

Aus evolutionärer Sicht ist es höchst sinnvoll, dass der Körper überschüssige Energie in Form von Fett speichert, um sie bei Bedarf abzurufen. Doch was in Zeiten eines knappen Nahrungsangebots das Überleben sicherte, erweist sich im Zeitalter von Backshops, Fastfoodketten und Supermärkten als fatal. Das Schlaraffenland geht auf die Hüfte. In Deutschland gelten mittlerweile rund zwei Drittel (67 %) der Männer und die Hälfte (53 %) der Frauen als übergewichtig. Das heißt, ihr BMI beträgt mindestens 25 kg/m². Ein Viertel der Erwachsenen ist mit einem BMI von mindestens 30 adipös oder fettleibig.[60] Das bleibt nicht ohne Folgen für die Gesundheit: Mit der Zahl der Pfunde steigt das Risiko für Herz-Kreislauf-Erkrankungen, Gelenkbeschwerden, Lebererkrankungen und verschiedene Tumorarten. Besonders das Risiko für Typ-2-Diabetes ist bei Adipositas mehr als siebenfach erhöht.[61] Lediglich etwa 15–20 % aller adipösen Menschen gelten als metabolisch gesund.[62] Das krankhafte Übergewicht kostet erst Lebensqualität, dann Lebenszeit. Menschen mit starker Adipositas sterben im Durchschnitt zehn Jahre früher – insbesondere Männer sind betroffen. Das ergab eine im renommierten Fachjournal *The Lancet* veröffentlichte groß angelegte Metaanalyse der University of Cambridge, für die Daten von rund 3,9 Millionen Menschen aus vier Kontinenten ausgewertet wurden.[63]

Warum zu viel Körperfett das Leben verkürzt

Eine zentrale Rolle spielt das bereits erwähnte viszerale Fett (von lat. viscera = die Eingeweide), das sich um Magen, Leber, Nieren und vor allem um den Darm schmiegt. Dieses Bauchfett ist kein simpler Energietresor. Es stellt ein aktives Organ dar, dessen Zelldynamik und endokrine Funktionen sich von den anderen Fettdepots des Körpers unterscheiden. Wie eine Chemiefabrik produziert das stoffwechselaktive Bauchfett eine Reihe von gesundheitsschädlichen Substanzen – mit den entsprechenden Folgen für den Stoffwechsel

Förderung chronischer Entzündungen: Viszerales Fett produziert entzündungsfördernde Botenstoffe (z. B. Tumornekrosefaktor-alpha, Interleukin-6), die systemische Entzündungen auslösen und das Immunsystem schwächen.

Verschlechterte Insulinempfindlichkeit: Die freien Fettsäuren und die Entzündungsstoffe aus viszeralem Fett stören den Glukosestoffwechsel, was Insulinresistenz und Typ-2-Diabetes begünstigt. Je größer die Insulinresistenz, desto höher das biologische Alter.[64]

Erhöhter Bluthochdruck: Durch Freisetzung gefäßverengender Substanzen trägt viszerales Fett zur Entwicklung von Bluthochdruck bei.

Erhöhtes Risiko für Herz-Kreislauf-Erkrankungen: Das Fettgewebe fördert Arteriosklerose, Plaquebildung und schädigt das Gefäßendothel, was Herzinfarkt und Schlaganfall begünstigt.

Fettleber als Folge: Die Leber nimmt viele Fettsäuren auf, was zur nichtalkoholischen Fettleber führen kann. (Der offizielle Begriff für die NAFL lautet seit einiger Zeit Metabolische Dysfunktion-assoziierte Steatotische Lebererkrankung).

Das Fett muss weg!

Gesundheit und Langlebigkeit gibt es nur, wenn der Hormonbauch hinter dem Nabel schrumpft – und mit ihm der sichtbare Bauch, der als Maß für das unsichtbare Viszeralfett gilt. Reduziert sich der Taillenumfang um einen Zentimeter, entspricht dies bereits 300 g viszeralem Fett.[65]

Wichtig: Eine erfolgreiche Abnehmstrategie schließt auch den Konsum von Nahrungsfetten ein. Das zeigte eine Interventionsstudie, die sich die Berliner Charité und das Deutsche Institut für Ernährungsforschung in Potsdam ausgedacht haben. Für das Experiment wurden gut 500 Männer und Frauen im Alter zwischen 50 und 80 Jahren in zwei Gruppen randomisiert. Eine Gruppe erhielt weniger Kohlenhydrate auf den Teller, aber dafür mehr einfach ungesättigte sowie mehrfach ungesättigte Fettsäuren, zudem vorwiegend pflanzliche Proteine sowie Ballaststoffe. Besonders auffällig war der deutlich höhere Anteil mehrfach ungesättigter Fettsäuren: Dieser betrug 15–20 % der täglichen Gesamtenergie. Die Vergleichsgruppe ernährte sich entsprechend den Empfehlungen der DGE: der Anteil mehrfach ungesättigter Fettsäuren lag bei etwa 10 %. Nach 12 Monaten wurden die Teilnehmer per MRT-Untersuchung durchleuchtet. Siehe da: Bei den Probanden, die einen beträchtlichen Teil der Kalorien aus gesunden Fetten bezogen hatten, hatte sich das viszerale Fettgewebe auf den Rückzug begeben. Auch ihr LDL-Cholesterin war gesunken. Die Kontrollgruppe, die sich nach den Standardempfehlungen ernährt hatte, zeigte keine Veränderungen. Wie genau die mehrfach ungesättigten Fettsäuren auf das viszerale Fett wirken, konnten sich die Forscher selbst nicht genau erklären. Ihre Vermutung: Die Fitfette regen den Energiestoffwechsel an und beeinflussen bestimmte Enzyme, die die Fettverbrennung und den Fettaufbau steuern.[66]

Fett-Knowhow für die Longevity-Praxis

Fettsäuren bestehen aus einem Glycerin-Molekül und drei Fettsäureketten (daher der Name Triglyceride). Diese Ketten wiederum setzen sich aus bis zu 26 Kohlenstoffatomen zusammen. Binden diese Ketten so viele Wasserstoffatome, wie chemisch möglich ist, spricht man von gesättigten Fettsäuren. Sind weniger Wasserstoffatome gebunden, gelten die Fettsäuren als ungesättigt. Je nachdem, ob nur ein Paar oder mehrere Paare von Wasserstoffatomen fehlen, werden die Fettsäure als einfach oder mehrfach ungesättigt bezeichnet. Je mehr gesättigte Fettsäuren ein Fett enthält, desto fester ist es bei Zimmertemperatur. Je mehr ungesättigte Fettsäuren vorhanden sind, desto weicher. So haben die flüssigen Pflanzenöle einen hohen Gehalt an ungesättigten Fettsäuren.

Gesättigte Fettsäuren

Gesättigte Fettsäuren stecken vor allem in Fleisch, Wurst, Butter, Sahne oder Käse, also in tierischen Lebensmitteln. Sie begeg-

Die Grundstruktur von Fettsäuren

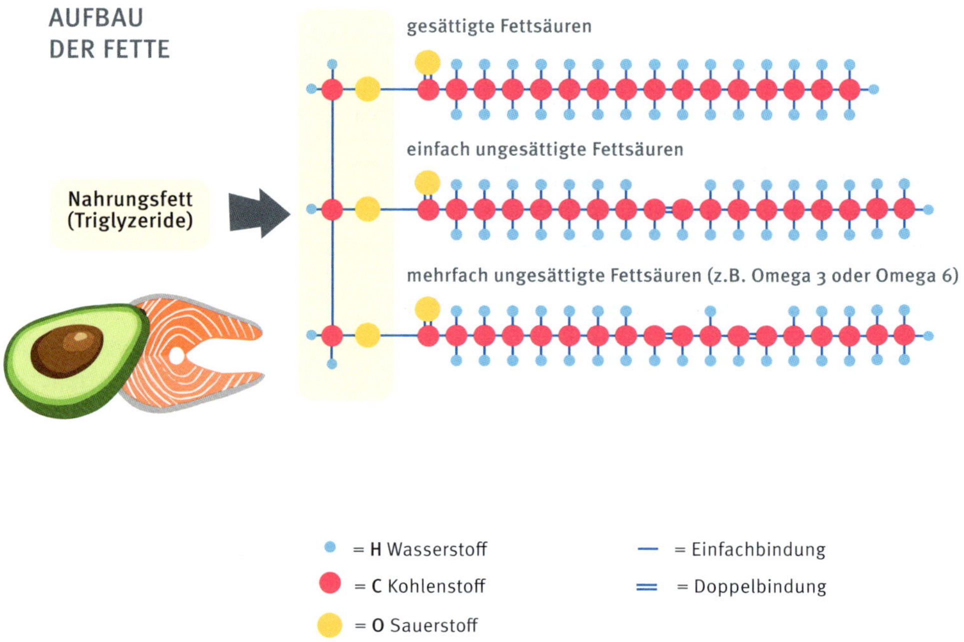

Wirrwitz-Bingger A. Ganzheitliche Ernährung bei Metabolischem Syndrom. Adipositas. Diabetes Typ 2. Hohe Blutfette. Bluthochdruck. Stuttgart: TRIAS; 2021

nen uns aber auch in Palmöl und Kokosfett. Selbst wenn diese Nahrungsbestandteile nicht mehr ganz so kritisch eingeschätzt werden wie früher, erhöhen sie die Menge des Gesamt- und LDL-Cholesterins im Blut doch stärker als andere Fette. Das gilt insbesondere für die Fettsäuren mit langer Kohlenstoffkette, vor allem Palmitinsäure.

Laut der Cochrane Collaboration bewahrt der Umstieg von gesättigten auf ungesättigte Fettsäuren langfristig 15 von 1000 Menschen vor einer Herz-Kreislauf-Erkrankung.[67] Die typischen Milchfettsäuren scheinen weniger kritisch: Ein hoher Käsekonsum ist in manchen Studien mit einem geringeren Auftreten von Herz-Kreislauf-Erkrankungen verbunden.[68] Also das Abendbrot lieber mit Emmentaler belegen als mit Salami – zumal Käse auch Kalzium und hochwertige Proteine liefert.

Einfach ungesättigte Fettsäuren

Einfach ungesättigte Fettsäuren sind Fettsäuren mit nur einer Doppelbindung in ihrer chemischen Struktur. Die bekannteste unter ihnen ist Ölsäure aus Olivenöl. Auch Rapsöl, Avocados, Haselnüsse, Pistazien oder Sonnenblumenkerne enthalten diese Fette. Sie wirken sich günstig auf Blutfette, das Gesamt- und das LDL-Cholesterin aus, während HDL-Cholesterin konstant bleibt.[69]

Mehrfach ungesättigte Fettsäuren

Mehrfach ungesättigte Fettsäuren zählen zu den essenziellen Nährstoffen, die der Körper nicht selbst herstellen kann. Von Bedeutung sind vor allem die Omega-3- und Omega-6-Fettsäuren. Sie spielen eine zentrale Rolle für Zellmembranen, Hormonstoffwechsel und entzündungsregulierende Prozesse.

Omega-3-Fettsäuren: Höhere Blutspiegel der Omega-3-Fettsäuren EPA (Eicosapentaensäure) und DHA (Docosahexaensäure) sind mit einem 15–18 % niedrigeren Sterberisiko verbunden, so eine Metanalyse von 2021 aus dem renommierten Fachjournal *Nature*.[70] Die Fitfette schützen die Gefäße, regulieren den Blutdruck und bremsen die zelluläre Alterung, so die Studie. Die lebensverlängernden Omega-3-Fettsäuren EPA und DHA stecken reichlich in fettem Meeresfisch wie Lachs, Hering, Makrele, Thunfisch und Sardine. Auch in artgerecht (auf der Weide) gehaltenen Schweinen, Rindern und Lämmern steckt etwas Omega-3. Für die in Rapsöl oder Leinöl vorkommende Omega-3-Fettsäure Alpha-Linolensäure konnte dieser Zusammenhang nicht hergestellt werden. Pflanzliche Omega-3-Fette liefern hauptsächlich Energie, sie werden kaum in DHA und EPA umgewandelt.

Omega-6-Fettsäuren: Auch diese Fette sind essenziell, doch die lebensnotwendige Menge ist schnell gedeckt. Ein Übermaß wirkt dann schädlich. Kreisen zu viele Omega-6-Fettsäuren im Blut, können die Omega-3-Fettsäuren aus den Membranen von Herzmuskelzellen verdrängt werden.[71] Außerdem stehen die Omega-6-Fettsäuren im Verdacht, über ihre entzündungsfördernde Wirkung Arteriosklerose und Herz-Kreislauf-Erkrankungen zu begünstigen. Linolsäure ist die mengenmäßig bedeutsamste Omega-6-Fettsäure. In vielen Speiseölen liegt der Anteil bei mehr als 50 %. Wer in der Küche nur Distelöl, Maiskeimöl, Sojaöl und Sonnenblumenöl verwendet, nimmt leicht zu viele Omega-6-Fettsäuren auf. Auch das in Fertiggerichten und Snacks allgegenwärtige Sonnenblumenöl zahlt auf die ungünstige Omega-6-Bilanz in unserer Ernährung ein: Allein eine Tüte frittierter Chips kann 30 % Sonnenblumenöl enthalten.[72]

Kurz & kompakt: Die wichtigsten Fett-Hacks für die Longevity-Praxis

Nach dem neuesten Stand der Forschung sind alle Fette rehabilitiert, außer den Transfettsäuren aus industrieller Herstellung. In Maßen sind selbst die gesättigten Fettsäuren aus Fleisch der Gesundheit zuträglich. Dennoch gibt es eine gewisse Hierarchie. Basierend auf der Predimed-Studie und der älteren Lyon Diet Heart Study schneiden einfach ungesättigte Fettsäuren am besten ab.[75] Dann folgen die mehrfach ungesättigten vor den gesättigten Fetten. In anderen Worten: Avocado-Thunfisch-Salat mit Oliven schlägt Schweineschnitzel.

Größtes Gesundheitsproblem beim Nahrungsfett ist der Mangel an Omega-3-Fettsäuren. Bei Stichproben zeigten drei von vier Menschen in Europa einen Omega-3-Index von weniger als 8 %, einen Wert, der mit eingeschränkter Lebenserwartung verbunden ist.[76] Klassische Quellen für EPA und DHA sind Kaltwassermeeresfische. Allerdings hat sich die Menge an Omega-3-Fettsäuren in Lachs aus Aquakultur in den letzten Jahrzehnten halbiert. Wildlachs wiederum wird aus Gründen der Nachhaltigkeit nach dem Laichen gefangen, wenn der Fettanteil minimal ist.[77] Wenn Sie nicht gerade viel fetten Fisch essen, kommen Sie um EPA- und DHA-Supplemente in Kapselform kaum herum. Laut einer Anfang 2025 in *Nature Aging* veröffentlichten Studie unter Leitung der Schweizer Altersmedizinerin Heike Bischoff-Ferrari kann die tägliche Einnahme von 1 g Omega-3-Fettsäuren die Alterung um bis zu vier Monate bremsen.[78]

Auch auf die Gefahr hin, dass wir uns wiederholen: Nehmen Sie vergleichsweise viel natives Olivenöl zu sich. In der Predimed-Studie verzehrten die Teilnehmer, denen sehr gute Gesundheitswerte attestiert wurden, täglich 50 g Olivenöl. Das entspricht fünf Esslöffeln.[79] Maiskeimöl, Sonnenblumenöl und Distelöle wegen der vielen Omega-6-Fettsäuren lieber meiden! Sie fördern das Ungleichgewicht zwischen den Omega-6 und den wichtigen Omega-3-Fettsäuren.

Mit 9 kcal pro Gramm liefert Fett unstrittig mehr als doppelt so viel Energie wie Kohlenhydrate oder Proteine. Deshalb ist der Blick auf die Kalorien wichtig: Wer Hähnchenkeulen oder Thunfischfilet mit einem großen Salat oder auf einem Gemüsebett genießt statt mit Reis oder Nudeln, senkt die Energiedichte seiner Mahlzeit. Plus: Das Weglassen der Pasta verhindert, dass die stärkereichen Kohlenhydrate das tierische Fett direkt in die Fettzellen schicken.

Idealerweise sollte das Verhältnis von Omega-6- zu Omega-3-Fettsäuren unter 5:1 liegen. Tatsächlich liegt der Quotient in Deutschland eher bei 15:1.[73] Ein gesunder Omega-3-Status lässt sich über eine mediterrane oder pflanzenbetonte Kost erreichen. Dazu gehört der regelmäßige Verzehr von fettreichem Seefisch (ein- bis zweimal pro Woche) sowie der Einsatz von pflanzlichen Ölen wie Leinöl, Rapsöl, Olivenöl und Walnussöl. Diese Öle enthalten entweder Omega-3-Fettsäuren oder sie sind reich an Ölsäure. Beim Öl von Sonnenblumen oder Mais überwiegen die Omega-6-Fettsäuren.

Transfettsäuren

Um gleich Missverständnissen vorzubeugen: Transfette haben nichts mit der LGTBQ-Bewegung zu tun. Transfette entstehen hauptsächlich bei der industriellen Verarbeitung von Pflanzenfetten. Man findet sie in frittierten und gebackenen Lebensmitteln wie Pommes frites, Geflügelnuggets, Blätterteig, Crackern oder Keksen. In einer Ernährung, die sich an Langlebigkeit orientiert, haben diese Fette nichts zu suchen. Sie erhöhen das Risiko für Herz-Kreislauf-Erkrankungen, Diabetes und entzündliche Prozesse im Körper. Zum Glück sind diese Fette zunehmend auf dem Rückzug: Seit 2021 dürfen in Lebensmitteln nur noch 2 g industriell hergestellte Transfette pro 100 g Fett enthalten sein.

Die Fettsäurezusammensetzung in Speiseölen

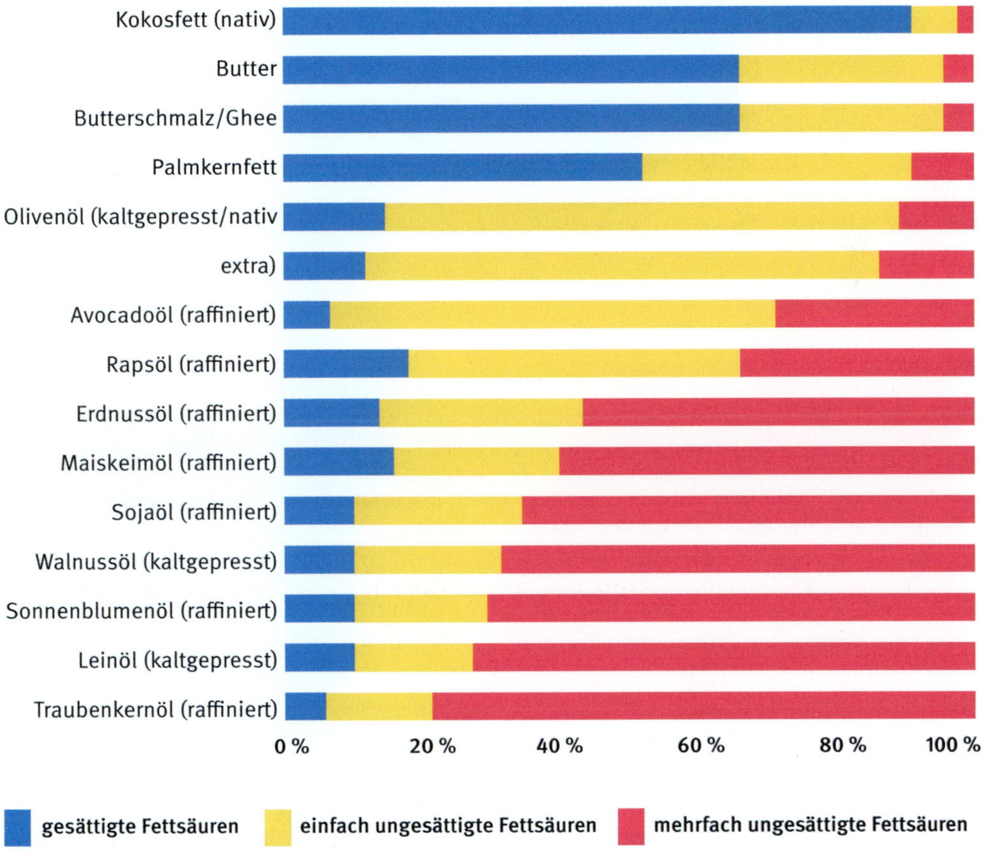

Daten basieren auf pfannenhelden.de/oel-zum-braten

Zeit für einen Ölwechsel

Die Wahl des richtigen Fettes beim Kochen kann langfristig die Chancen auf ein langes Leben verbessern. Entscheidend ist unter anderem, weniger Butter und mehr pflanzliche Öle zu verwenden. Die gesundheitlichen Vorteile dieser Fette hat 2025 ein Artikel im Fachblatt *JAMA Internal Medicine* bestätigt.[74] In der Studie mit insgesamt mehr als 220 000 erwachsenen Probanden aus drei großen US-Kohorten war ein vermehrter Butterkonsum mit einer erhöhten Gesamt- und Krebssterblichkeit assoziiert. Bei Teilnehmern, die pflanzliche Öle verwendeten, lagen Gesamt-, Krebs- und Herz-Kreislauf-Mortalität niedriger.

Insbesondere Oliven-, Soja- und Rapsöl könnten in erheblichem Maße dazu beitragen, vorzeitige Todesfälle zu verhindern. Für ihre Untersuchung nutzten die Wissenschaftler Daten der »Nurses' Health Study« aus den Jahren 1990–2023, der »Nurses' Health Study II« (1991–2023) und der »Health Professionals Follow-up Study« (1990–2023).

Bitte messen: Der Omega-3-Index

Wenn Sie wissen wollen, ob Ihr Körper ausreichend mit den lebenswichtigen Fitfetten versorgt ist, können Sie Ihren Omega-3-Spiegel bestimmen lassen. Der von dem Münchner Kardiologen Clemens von Schacky mitentwickelte Omega-3-Index misst die Konzentration der lebenswichtigen Fettsäuren in den Membranen der roten Blutkörperchen. Dieser Laborwert gilt als repräsentativ für die Versorgung der Körperzellen mit EPA und DHA.

Der optimale Bereich für den Omega-3-Index liegt zwischen 8 und 11 %: In dieser Zone, so von Schacky, ist die Lebenserwartung am größten, die Zahl der Herzinfarkte am geringsten. Auch Demenzen und Depressionen treten bei diesem Spiegel seltener auf.[80] Die Tests werden als Heim-Kits angeboten (Kosten ab ca. 60 Euro) oder von Haus- und Fachärzten, vor allem aus dem Bereichen Präventivmedizin und orthomolekulare Medizin (Kosten inklusive Beratung ab ca. 140 Euro).

Die Körperfülle im Check: Ist der Bauch zu dick?

Als Indikator für die Lebenserwartung ist das Körpergewicht allein nur eingeschränkt tauglich. Neben dem Gewicht beziehungsweise dem BMI kommt es auch auf die Fettverteilung an – relevant ist besonders das Bauchfett, das einen eigenständigen Risikofaktor für Herz-Kreislauf-Erkrankungen und Typ-2-Diabetes darstellt.

Taillenumfang

Ein erhöhter Bauchumfang weist auf eine ungesunde Fettverteilung hin, auch wenn das Körpergewicht selbst normal erscheint. Nehmen Sie ein Maßband und messen Sie (idealerweise morgens vor dem Frühstück) den Taillenumfang auf Höhe des Nabels, ohne den Bauch einzuziehen.

- Frauen: Als ideal gelten weniger als 80 cm; ab 80 cm wird es gesundheitlich bedenklich, ab 88 cm besteht ein deutlich erhöhtes Gesundheitsrisiko (Adipositas).
- Männer: Als ideal gelten weniger als 94 cm; ab 94 cm wird es gesundheitlich bedenklich, ab 102 cm besteht ein erhöhtes Gesundheitsrisiko (Adipositas).

→ **Vorteil:** Der Taillenumfang ist leicht zu messen und korreliert gut mit viszeralem Fett und dem Risiko für Stoffwechselerkrankungen.

Taillen-Hüft-Quotient (Waist-to-Hip Ratio, WHR)

Die WHR nimmt auch das Hüftfett in den Blick. Dividieren Sie den Taillenumfang in Zentimeter (siehe oben) durch den Hüftumfang in Zentimeter. Letzterer wird auf Höhe des großen Rollhügels des Oberschenkelknochens gemessen, einfach gesagt: am breitesten Teil des Gesäßes.

- Frauen: Als ideal gilt eine WHR unter 0,8; über 0,85 gilt ein erhöhtes Risiko, über 0,9 ein stark erhöhtes Risiko.
- Männer: Als ideal gilt eine WHR unter 0,9; über 0,95 gilt ein erhöhtes Risiko, über 1,0 ein stark erhöhtes Risiko.

→ **Vorteil:** Manche Experten halten diesen Wert für noch aussagekräftiger als den Taillenumfang allein, weil die WHR auch Auskunft über die Körperform gibt.

Body-Mass-Index (BMI)

Der Körper-Masse-Index verrät, ob das Gewicht im Verhältnis zur Körpergröße im gesunden Bereich liegt. Dazu multiplizieren Sie Ihre Körpergröße (in Metern) mit sich selbst. Danach teilen Sie Ihr Körpergewicht (in Kilogramm) durch das Ergebnis.

Formel für den BMI: BMI = Körpergewicht [kg]/(Körpergröße [m])^2

Ein Beispiel: Ein Erwachsener, der 70 kg wiegt und 1,75 m groß ist, weist einen BMI von 22,9 auf.

Die WHO definiert folgende Kategorien:

- Untergewicht: BMI unter 18,5
- Normalgewicht: BMI zwischen 18,5 und 24,9
- Übergewicht: BMI zwischen 25 und 29,9
- Adipositas (Fettleibigkeit): BMI über 30

→ **Vorteil:** Der BMI ist der gängigste Indikator, um festzustellen, ob jemand unter-, normal- oder übergewichtig ist. Er ist einfach zu bestimmen und korreliert mit dem Körperfettgehalt, berücksichtigt allerdings nicht, wo sich das Fett im Körper befindet (z.B. Bauchfett vs. Hüftfett).

Körperfettanteil (KFA)

Dieser Wert gibt an, wie viel Fett sich im Körper im Verhältnis zur Gesamtmasse befindet. Ein höherer KFA deutet darauf hin, dass der Körper zu viel Fettgewebe und zu wenig Muskelmasse besitzt; ein niedrigerer KFA spricht für eine gute körperliche Fitness. Es gibt mehrere Methoden, den KFA zu messen, von einfachen Heimtests bis hin zu komplexeren Verfahren, die in Kliniken oder Fitnessstudios durchgeführt werden. Hier die wichtigsten:

Körperfettwaage (Bioimpedanzanalyse, BIA): Diese Geräte, die Personenwaagen ähneln, schicken sanfte elektrische Impulse durch den Körper. Muskeln und Fett leiten den Strom unterschiedlich gut. Dadurch kann die Waage den Körperfettanteil schätzen. Körperfettwagen für zu Hause kosten zwischen 40 und 400 Euro. Premium-Modelle bieten zusätzliche Kontakte für die Hände für genauere Messwerte und Zusatzfunktionen wie Ruhepuls oder sogar EKG.

Caliper-Messung (Hautfaltenmessung): Der Caliper ist eine Zange, die verwendet wird,

Normwerte für Körperfettanteil*

Körperfettanteil (in Prozent)	Männer	Frauen
Durchschnitt	18–24	25–31
Athleten	6–13	14–20
Sportler	14–17	21–24
Adipositas	› 25	› 32

* Die Normwerte für den Körperfettanteil variieren nach Geschlecht und Alter. Frauen haben hormonell bedingt einen höheren Körperfettanteil als Männer. Zudem nimmt der Körperfettanteil mit dem Alter zu, während die Muskelmasse oft abnimmt.
Quelle: American Council on Exercise (ACE)[81]

um Hautfalten (z. B. an Trizeps, Bauch, Oberschenkel) zu greifen und ihre Dicke in Millimetern zu bestimmen. Diese Messwerte werden dann in Formeln eingegeben, mit denen der Körperfettanteil geschätzt wird. Vor allem Sportwissenschaftler, Ernährungsberater, aber auch manche Ärzte nutzen die praktische Methode, um Fortschritte beim Abbau von Körperfett zu dokumentieren.

DEXA-Scan: In wissenschaftlichen Studien, in denen präzise Daten zur Körperkomposition gefragt sind, wird der KFA häufig mit röntgenartigen Strahlen bestimmt (Dual-Röntgen-Absorptiometrie, DEXA). Weitere mögliche Messverfahren sind 3D-Körper-Scanning, Luftverdrängungsmethode (Bod Pod) oder hydrostatisches Wiegeverfahren.

Erfolgreich Gewicht reduzieren

Das Fett muss weg! Moderate Körperfülle und günstige Fettverteilung sind entscheidende Faktoren für ein langes, gesundes Leben. Das optimale Longevity-Gewicht liegt meist im Bereich des Normalgewichts: also bei einem BMI von 18,5 bis 24,9. Allerdings wird in der Forschung diskutiert, ob ein paar Pfunde zu viel nicht sogar das Leben verlängern können. Laut einer viel zitierten US-Studie mit mehr als 550 000 Teilnehmern, bei der Daten aus über 20 Jahren berücksichtigt wurden, haben etwas übergewichtige Menschen mit einem BMI zwischen 27,5 und 30 ein um rund 7 % niedrigeres Sterberisiko als Menschen mit Normalgewicht.[82] Dem widerspricht allerdings eine Datenauswertung durch Forscher der Universität Cambridge, die sich auf die Analyse von 189 Studien mit insgesamt knapp vier Millionen Menschen stützt. Demnach lebt am risikoärmsten, wer einen BMI zwischen 20 und 25 beibehält.[83]

Unbestritten ist: Fettleibigkeit verkürzt das Leben deutlich. Ein BMI von mehr als 30 reduziert das Dasein um zwei bis vier Jahre.[84]

Falls Sie gesundheitlich bedenkliches Übergewicht abbauen wollen, gilt es zunächst, die passende Strategie zu finden. Zur Wahl stehen: eine Vielzahl von Diäten (die zumeist auf ein Kaloriendefizit abzielen), körperliche Aktivität, psychologische Verfahren, Medikamente sowie bariatrische Operationen. Welche Methode am besten wirkt, hängt nicht zuletzt vom Ausgangsgewicht ab. Ein evidenzbasierter Überblick.

Leichtes bis mittleres Übergewicht (BMI 25–30)

Eine moderat kalorienreduzierte Ernährung in Kombination mit regelmäßiger körperlicher Aktivität zeigt am meisten Erfolg. Wenn Sie die täglichen Energieaufnahme um etwa 500 kcal reduzieren, dürfen Sie mit einem Gewichtsverlust von 5–6 kg pro Jahr rechnen.[85] Eine energiearme Mischkost mit hohem Proteinanteil verbessert die Sättigung und unterstützt den Erhalt der Muskelmasse während der Gewichtsreduktion.[86] Ballaststoffreiche Kost wirkt sich zusätzlich positiv auf die Darmmikrobiota und den Stoffwechsel aus. Bewegung allein bewirkt moderate Gewichtsverluste von etwa 1,5–3,5 kg, verbessert aber vor allem die Körperzusammensetzung durch Reduktion von viszeralem Fett. Kraft- und Ausdauertraining sind hier gleichwertig bei ähnlichem Energieverbrauch.

Adipositas (BMI > 30)

Fettleibigkeit ist eine komplexe Erkrankung, deshalb reichen Diäten allein oft nicht aus. Basis der Behandlung ist eine professionell betreute Kombination aus Ernährungstherapie, intensivierter körperlicher Aktivität und Verhaltenstherapie.[89] Notwendig ist eine moderate bis starke Reduktion der Energiezufuhr, meist auf 800 bis 1200 kcal pro Tag (LCD) oder unter ärztlicher Aufsicht sogar auf weniger als 800 kcal pro Tag (VLCD).[88] Neuere Studien empfehlen vor allem die mediterrane Diät mit hohem Gemüse-, Obst- und Ballaststoffanteil. Verhaltenstherapeutische Programme helfen, die neuen Essgewohnheiten zu stabilisieren.[89] Regelmäßige Betreuung und Coaching erhöhen die Erfolgschancen.[90] GLP-1-Rezeptoragonisten wie Semaglutid führen bei einem BMI über 30 zu stärkerem Gewichtsverlust als Diät allein.[91] Die Kombination aus Lebensstilintervention und Medikation optimiert die Ergebnisse.[92]

Schwere Adipositas (BMI > 35)

Adipöse Menschen leiden oft an Insulinresistenz, Leptinresistenz und anderen hormonellen Störungen, die Hunger- und Sättigungsmechanismen unterdrücken. Das reduziert die Wirksamkeit von Diäten ohne zusätzliche therapeutische Maßnahmen.[93] Deutliche Gewichtsverluste erfordern meist intensive Interventionen wie stark energiearme Diäten (weniger als 800 kcal pro Tag) kombiniert mit medizinischer Betreuung, Ernährungstherapie, Bewegung, Verhaltenstherapie und gegebenenfalls medikamentöser oder chirurgischer Unterstützung.[94]

Eine bariatrische OP, z. B. eine Magenverkleinerung oder ein Magenbypass, reduziert das Gewicht erheblich und bessert Komorbiditäten.[95] Der Eingriff wird in der Regel ab einem BMI von 40 (morbide Adipositas) empfohlen. Bei Begleiterkrankungen wie Diabetes Typ 2 oder Bluthochdruck kann die OP schon ab einem BMI von 35 in Betracht gezogen werden.

»Wundermittel« Abnehmspritze

Die sogenannte Abnehmspritze basiert auf Wirkstoffen, die als GLP-1-Rezeptoragonisten bezeichnet werden, z. B. Semaglutid (Wegovy) und Liraglutid (Saxenda). Diese Medikamente ahmen das körpereigene Sättigungshormon GLP-1 (Glucagon-like Peptide-1) nach, das im Darm produziert wird.

GLP-1 fördert die Insulinausschüttung aus der Bauchspeicheldrüse, hemmt die Glukagonproduktion und verlangsamt die Magenentleerung.

Dadurch entstehen folgende Effekte:

- Das Hungergefühl wird verringert und das Sättigungsgefühl erhöht, was zu einer geringeren Nahrungsaufnahme führt.
- Der Transport von Nahrung im Magen-Darm-Trakt verlangsamt sich, wodurch man sich länger satt fühlt.
- Der Blutzuckerspiegel wird verbessert, was besonders bei Typ-2-Diabetes sinnvoll ist.

Neuere Wirkstoffe wie Tirzepatid (Mounjaro) wirken sogar dual, indem sie zusätzlich den GIP-Rezeptor beeinflussen, was noch stärkere Gewichtsverluste ermöglicht.

Erfolgsaussichten: Studien zeigen, dass Patienten mit Adipositas dank Semaglutid innerhalb von etwa 68 Wochen durchschnittlich 10–15 % ihres Ausgangsgewichts verlieren.[96] Tirzepatid führte in Studien sogar zu Gewichtsverlusten von über 20 %. Liraglutid bewirkt moderate Gewichtsreduktionen von bis zu 10 %.[97] Nebenwirkungen wie Übelkeit, Erbrechen oder Durchfall treten meist nur zu Beginn der Behandlung auf.[98]

Anwendung: Abnehmspritzen funktionieren ähnlich wie Diabetesspritzen: Es handelt sich um sogenannte Fertigpens, die Betroffene sich einfach selbst verabreichen können. Sie werden einmal wöchentlich oder täglich unter die Haut (subkutan) in den Bauch, Oberschenkel oder Oberarm injiziert. Die Wirkstoffe sind zugelassen für Menschen mit einem BMI ab 30 sowie mit einem BMI ab 27 und zusätzlichen Gesundheitsproblemen wie etwa Bluthochdruck oder Typ-2-Diabetes.

Kosten: Je nach Präparat und Dosierung kosten die Abnehmspritzen zwischen 170 bis 300 Euro pro Monat. Diese Ausgaben müssen Versicherte in der Regel selbst tragen, da gesetzliche Krankenkassen die Therapie bei Adipositas nicht übernehmen. Die Medikamente sind verschreibungspflichtig und nur bei Vorlage eines Rezepts in der Apotheke erhältlich.

Kohlenhydrate – Top und Flop

Wie Zucker und Stärke auf den Stoffwechsel wirken, entscheidet der Lebensstil.

Ohne Carbs läuft wenig im Körper. Kohlenhydrate sind die wichtigsten Energielieferanten, der primäre Treibstoff für Gehirn, Muskulatur und andere Organe. Sie kommen in der Nahrung in Form von Zucker, Stärke und Ballaststoffen vor. Im Verdauungstrakt werden die langkettigen Zuckermoleküle oder Zweifachzucker durch Enzyme schrittweise in ihre kleinsten Bausteine, die Einfachzucker, zerlegt. Glukose ist das Molekül, das als Blutzucker in unseren Adern kursiert und unseren Zellen Energie spendet. Besonders das Gehirn ist auf eine kontinuierliche Glukosezufuhr angewiesen, da seine Nervenzellen keine alternativen Energiequellen kennen, außer in Fastenzuständen Ketonkörper. Als universelles Energiemolekül in den Zellen dient Adenosintriphosphat, kurz ATP. Es wird bei der Glykolyse, der Zuckerzerlegung, aus Glukose gewonnen. Der Organismus kann zwar auch aus Fetten Energie gewinnen, diese müssen aber bei der Verdauung aufwendig in Fettsäuren und Glycerin gespalten werde. Kohlenhydrate sind hingegen fix verfügbar. Nach der Aufnahme über den Darm gelangt Glukose direkt ins Blut und liefert Zellen unmittelbar Energie: pro Gramm Kohlenhydrate werden etwa 4 kcal (17 kJ) bereitgestellt, ähnlich wie bei Eiweiß.

Diese metabolische Effizienz trifft auf breite Verfügbarkeit. Kohlenhydrate stecken in den meisten unserer Nahrungsmittel, von wenigen Ausnahmen wie Fleisch, Fisch, Eiern und Pflanzenölen abgesehen. Zu den Hauptquellen in der täglichen Ernährung zählen Brot, Nudeln, Hülsenfrüchte, Reis, Kartoffeln, Obst, Süßwaren und Getränke wie Säfte und Limonaden. Getreide enthält den größten Teil seiner Kohlenhydrate in Form von Stärke; sie macht oft über 60–70 % des Trockengewichts aus. Beim Kochen sinkt der relative Anteil zugunsten von Wasser. Ein typisches Weizenbrötchen enthält etwa 50 g Kohlenhydrate auf 100 g.[99] In 100 g gegartem Reis stecken rund 28 g Kohlenhydrate, in 100 g gekochten Kartoffeln rund 14 g.[100] Als Grundnahrungsmittel sind Kohlenhydratquellen geschätzt: Mindestens die Hälfte der täglichen Kalorien sollten wir aus dieser Nährstoffgruppe beziehen, bevorzugt aus ballaststoffreichen Quellen. Das rät DGE. Die Empfehlungen der international wichtigsten medizinischen Fachgesellschaften lauten ähnlich.[101]

Mit Stärke gesund bis ins Alter

Beim Blick in die Kochtöpfe der Blue-Zones-Bewohner zeigt sich, dass zu gesunden Kostformen mitunter hohe Mengen an Stärke gehören. Als Rekordhalter gelten die ursprünglich lebenden Amazonasbewohner vom Volk der Tsimane. Ihre Nahrung besteht zu 72 % aus Kohlenhydraten, vor allem in Form von Reis, Maniok, Kochbananen, Mais, Nüssen und Früchten. Diese Kost hält die Bolivianer gesund bis ins hohe Alter. Selbst bei 65 % der über 75-Jährigen finden Kardiologen keinerlei kardiovaskuläre Beschwerden oder feststellbare Risiken. Damit weisen die Tsimane die niedrigsten Raten von Herz-Kreislauf-Erkrankungen auf, die jemals bei einer größeren Population beobachtet wurden.[102]

Die Grundlagenforschung zeigt ähnliche Ergebnisse. Bei Mäusen, denen man verschiedene Nährstoffkombinationen verabreicht, leben diejenigen am längsten, die eine kohlenhydratreiche und proteinarme Kost erhalten.[103] Kohlenhydratarme Diäten »sind nicht in Zusammenhang mit geringer Sterblichkeit oder einem längeren Leben zu bringen«, schlussfolgert der US-Gerontologe Valter Longo, der das Longevity Institute an der University of Southern California leitet und als einer der führenden Wissenschaftler auf dem Gebiet des Alterns gilt.[104]

Dennoch stehen kohlenhydratreiche Ernährungsmuster in der Diskussion, auch in der Fachwelt. Die beliebten Energieträger gelten als Mitverursacher von Adipositas, Fettleber, Typ-2-Diabetes und Arteriosklerose. Low-Carb-Diäten, die die Kohlenhydrataufnahme zugunsten von mehr Proteinen oder Fett reduzieren, erfreuen sich hingegen großer Popularität – und zeigen in vielen Fällen gute Erfolge. Dieser Widerspruch, der die Ernährungsdiskussion seit Jahren beherrscht, hat mit der unterschiedlichen Qualität von Kohlenhydraten zu tun, aber auch mit unterschiedlichen Lebensstilen: Menschen, die schlank sind, körperlich arbeiten oder ihre Muskeln regelmäßig beim Sport in Gang setzen, können größere Mengen Stärke und Zucker problemlos verkraften. Die Nahrungsenergie, die sie ihrem Organismus zuführen, wird in der Muskulatur verbrannt. Stoffwechselgesunde und bewegungsaktive Personen haben mit Kohlenhydraten deshalb keine Probleme.

Rolle des Insulins und metabolische Folgen

Bleibt die Skelettmuskulatur hingegen weitgehend arbeitslos, droht ein Phänomen, das der Münchner Ernährungswissenschaftler Nicolai Worm als »Kohlenhydratfalle« bezeichnet: Die Zufuhr an Energiesubstraten liegt weit höher als nötig. Der Konsum von Brot, Pasta, Reis, Kartoffeln, Gebäck, Süßwaren und Limonaden führt zu einem dauerhaft erhöhten Blutzucker- und Insulinspiegel, der langfristig der Stoffwechselgesundheit schadet. Die Zuckerschwemme kurbelt Entzündungsprozesse an und erhöht das Risiko für Adipositas und Insulinresistenz.

Im Mittelpunkt dieser Abläufe steht das Hormon Insulin. Es wird von der Bauchspeicheldrüse ausgeschüttet, wenn wir Kohlenhydrate verzehren, und hat die Aufgabe, die Blutglukose in die Körperzellen einzuschleusen – vorzugsweise in Muskeln, Leber und Fettgewebe. Eine Ernährung, die übermäßig Zucker und Stärke enthält, triggert die Hormonproduktion allerdings so stark, dass die Glukose allzu rasch in die Fettzellen gepackt wird.[105] Diese relative Hypoglykämie reduziert überdies freie Fettsäuren und Ketonkörper im Blut. Es entsteht eine Unterversorgung mit Nährstoffen, die dem Gehirn fälschlicherweise signalisiert, dass sich die Energiereserven des Körpers leeren. Die Folge: Der Organismus schaltet in den Energiesparmodus. Damit beginnt ein Teufelskreis, der zur Folge hat, dass wir zu viele Kalorien aufnehmen, dick und krank werden.[106] Dabei tut das Insulin ein Übriges: Es aktiviert die Fettzellen, vermehrt Zucker in Fett umzuwandeln und zu speichern. Gleichzeitig hemmt es die Fettverbrennung. Nach diesem »Kohlenhydrat-Insulin-Modell«, das ein internationales Team aus Stoffwechselforschern um den Kinderarzt und Ernährungswissenschaftler David Ludwig von der Harvard Universität in den USA entwickelt hat, ist es vor allem der übermäßige Konsum von Zucker und Stärke, der hinter Adipositas steckt – und damit hinter den Stoffwechselproblemen, die die gesunde Lebensspanne bei Millionen von Menschen verkürzen.

Die Antwort: eine kohlenhydratsensible Ernährung

Die Lösung? Besteht zum einen aus mehr Muskelaktivität (Seite 125). Und zum anderen aus einer kohlenhydratschlauen Ernährung. Der richtige Umgang mit Stärke und Zucker ist, wie erwähnt, besonders wichtig für Menschen, die viel sitzen, übergewichtig sind oder bereits eine Insulinresistenz entwickelt haben. Ihre Körperzellen reagieren weniger empfindlich auf Insulin und nehmen die Glukose schlechter auf. Je höher die Insulinresistenz, desto höher fällt nach dem Genuss von Kohlenhydraten die Blutzuckerkonzentration aus. Die Bauchspeicheldrüse kompensiert dies zunächst mit einer erhöhten Insulinproduktion. Langfristig führt die Überbelastung zur Erschöpfung der Betazellen und zu Typ-2-Diabetes.

Das Ziel muss deshalb darin bestehen, den Blutzucker möglichst stabil zu halten und die Fettverbrennung zu fördern – und damit das Risiko für Zivilisationskrankheiten zu senken. Konkret bedeutet das, bei Süßwaren, Gebäck, gezuckerten Getränken oder Fertiggerichten kräftig auf die Bremse zu treten. Diese Lebensmittel beinhalten viele reine Zuckerbausteine, treiben den Blutzucker steil nach oben und lassen ihn schnell wieder abfallen: Die Kohlenhydratfalle schnappt zu! Zurückhaltung empfiehlt sich selbst bei den vermeintlich »guten« Carbs aus Brot, Nudeln, Kartoffeln oder Reis. Weil es sich dabei um komplexe Kohlenhydrate handelt, wird ihre Energie besonders langsam vom Körper aufgenommen, ist häufig zu lesen. Tatsächlich handelt es sich bei Mehrfachzuckern um lange Ketten aus Einfachzuckern: Denn Stärke – egal aus welcher Quelle – besteht immer zu 100% aus Glukose. Sie wird also zum gleichen Traubenzucker, der in die Stoffwechselwege eingeschleust wird.

So viel Kohlenhydrate brauchen Sie

Die empfohlene Kohlenhydratzufuhr hängt stark von der individuellen Aktivität, Stoffwechsellage und Glukosetoleranz ab.

Erwachsene: Die DGE empfiehlt, 45–55 % des täglichen Energiebedarfs aus Kohlenhydraten zu decken. Bei 2000 kcal entspricht das etwa 225–275 g Kohlenhydraten pro Tag. Entscheidend ist jedoch nicht die Menge, sondern die Qualität: bevorzugt komplexe Kohlenhydrate aus Vollkornprodukten, Hülsenfrüchten, Gemüse und Obst.

Sportlich aktive Menschen: Sie benötigen mehr Kohlenhydrate, um Glykogenspeicher zu füllen. Der Bedarf liegt je nach Trainingsintensität bei 4–6 g pro kg Körpergewicht. Das Timing nach Belastung verbessert die Regeneration.

Menschen mit Prädiabetes oder Insulinresistenz: Hier empfiehlt sich eine moderate Reduktion auf 2–3 g pro kg Körpergewicht und die Bevorzugung ballaststoffreicher Quellen, um den Blutzucker stabil zu halten.

Aus Longevity-Perspektive

Eine maßvolle, ballaststoffreiche Kohlenhydratzufuhr fördert die Stoffwechselgesundheit, senkt Entzündungsmarker und wirkt positiv auf das Mikrobiom.

Lebensmittelbeispiele mit Kohlenhydratanteil

Lebensmittel	Kohlenhydrate pro 100 g
Haferflocken	ca. 60 g
Quinoa (gekocht)	ca. 21 g
Linsen (gekocht)	ca. 20 g
Vollkornreis (gekocht)	ca. 23 g
Süßkartoffeln	ca. 20 g
Äpfel	ca. 12 g

Der Longevity-Tagesplan für die Kohlenhydratzufuhr

Kohlenhydratbedarf: 80 kg × 3 g/kg = 240 g Kohlenhydrate pro Tag

Beispiel Tagesverteilung

- Frühstück: 70 g Haferflocken (42 g KH) + 1 Apfel (20 g KH)
- Mittagessen: 150 g Linsen (30 g KH) + 100 g Quinoa (21 g KH) + Gemüse
- Abendessen: 150 g Süßkartoffeln (30 g KH) + Gemüse + etwas Öl
- Snack: 1 Scheibe Vollkornbrot (40 g KH)

Diese moderate Menge von insgesamt 163 g Kohlenhydraten deckt den Energiebedarf, hält den Blutzucker stabil und liefert wertvolle Ballaststoffe sowie Mikronährstoffe – ideal für Zellschutz und Stoffwechselbalance.

Ballaststoffe als Gesundheitsfaktor

Entscheidend für Gewicht, Gesundheit und Langlebigkeit sind nicht die verdaulichen komplexen Kohlenhydrate, sondern die Menge der unverdaulichen Ballaststoffe. Erst die Randschichten des Getreides bremsen den raschen Zugriff der Verdauungsenzyme. Auf diese Weise verzögern sich Magenentleerung und Glukoseaufnahme im Dünndarm. So wird die die Insulinantwort abgeschwächt, was besonders insulinresistenten Personen zugutekommt. Zudem fördern bestimmte Ballaststoffe wie Beta-Glukane oder resistente Stärke die Freisetzung von Hormonen wie GLP-1, die die Blutzuckerregulation zusätzlich verbessern.

Zu den ballaststoffreichen Kohlenhydratlieferanten gehören Linsen, Haferflocken, Naturreis, Gemüse, Vollkornbrot, Nüsse und

Samen. Auch zuckerarme Obstsorten wie Beeren und Äpfel zählen zu dieser Riege. Diesen Lebensmitteln gebührt der Vorzug auf dem Teller. Kombiniert mit Eiweiß und gesunden Fetten wirken diese Top-Kohlenhydrate besonders sättigend, das unterstützt die Gewichtsstabilität. Außerdem werden mit solchen Ganzkorn-Produkten durch die Mitverwertung der Randschichten auch mehr Vitamine und Mineralstoffe und Spurenelemente zugeführt. Ein hoher Ballaststoffgehalt – idealerweise mehr als 25–30 g pro Tag – hat sich in zahlreichen Studien als Schutz vor Übergewicht und Adipositas erwiesen.[107] Und: Bereits mit zwei Portionen Vollkorn pro Tag sinkt das Diabetesrisiko um 20 %.[108]

Zuckerarten entschlüsselt: Was hinter der Süße steckt

Das Problem sitzt auf der Zunge. Genauer: an ihrem vorderen Rand und an den Seiten. Dort konzentrieren sich Rezeptoren vom Typ T1R2 und T1R3. Diese Andockstellen für den Luxusgeschmack stellen die Verführungskraft von Zuckermolekülen sicher – im Zusammenspiel mit dem dopaminergen System im Gehirn. Laut einer Studie des Max-Planck-Instituts für Stoffwechselforschung in Köln führt der Konsum von süßen Lebensmitteln dazu, dass wir immer mehr davon wollen. Wenn Probanden acht Wochen lang täglich einen zucker- und fettreichen Pudding essen, reagiert ihr Nervensystem stärker auf zuckerreiche Nahrung als bei Teilnehmern, die einen Pudding mit der gleichen Kalorienzahl, aber deutlich weniger Fett und Zucker verzehren.[109] Dazu kommt: Im Vergleich zu komplexen Kohlenhydraten, Eiweiß oder Ballaststoffen ist Zucker weniger effektiv in die Sättigungssteuerung eingebunden. Besonders problematisch sind flüssige Zuckerquellen wie Softdrinks und Fruchtsäfte.

→ Fortsetzung auf Seite 61

Zuckerart (Beispiele)	Vorteile	Nachteile
Saccharose (stammt aus Zuckerrohr, Zuckerrüben)	häufigster Haushaltszucker, angenehmer Geschmack	hoher glykämischer Index, viele Kalorien, schädigt Zähne
Laktose (z. B. Milch, Joghurt)	in Milch enthalten, langsamer Blutzuckeranstieg	für viele Menschen unverträglich (Laktoseintoleranz)
Glukose (oft industriell hergestellt; auch in süßen Früchten)	schnelle Energiequelle, rasche Aufnahme ins Blut	führt zu schnellen Blutzuckerspitzen und schnellerer Insulinausschüttung
Fruktose (Fruchtzucker, z. B. in Früchten, Beeren)	süßeste Zuckerart, langsamer Blutzuckeranstieg	kann Sättigungsgefühl schneller vermindern, bei Übermaß Leberbelastung
Maltose (z. B. Malzbier, gesprossene Getreideprodukte)	wird bei Stärkeverdauung gebildet, süßlich im Geschmack	relativ hoher glykämischer Index
Isomaltulose (z. B. Honig, Zuckerrohrextrakt)	langsame Verstoffwechselung, besser für Diabetiker geeignet	ähnlich viele Kalorien wie Haushaltszucker
Vollrohrzucker (z. B. Vollrohrzucker, brauner Zucker)	enthält geringe Mengen Mineralstoffe, karamellartiger Geschmack	wirkt ähnlich wie weißer Zucker auf Blutzucker und Zähne

Quellen für komplexe Kohlenhydrate

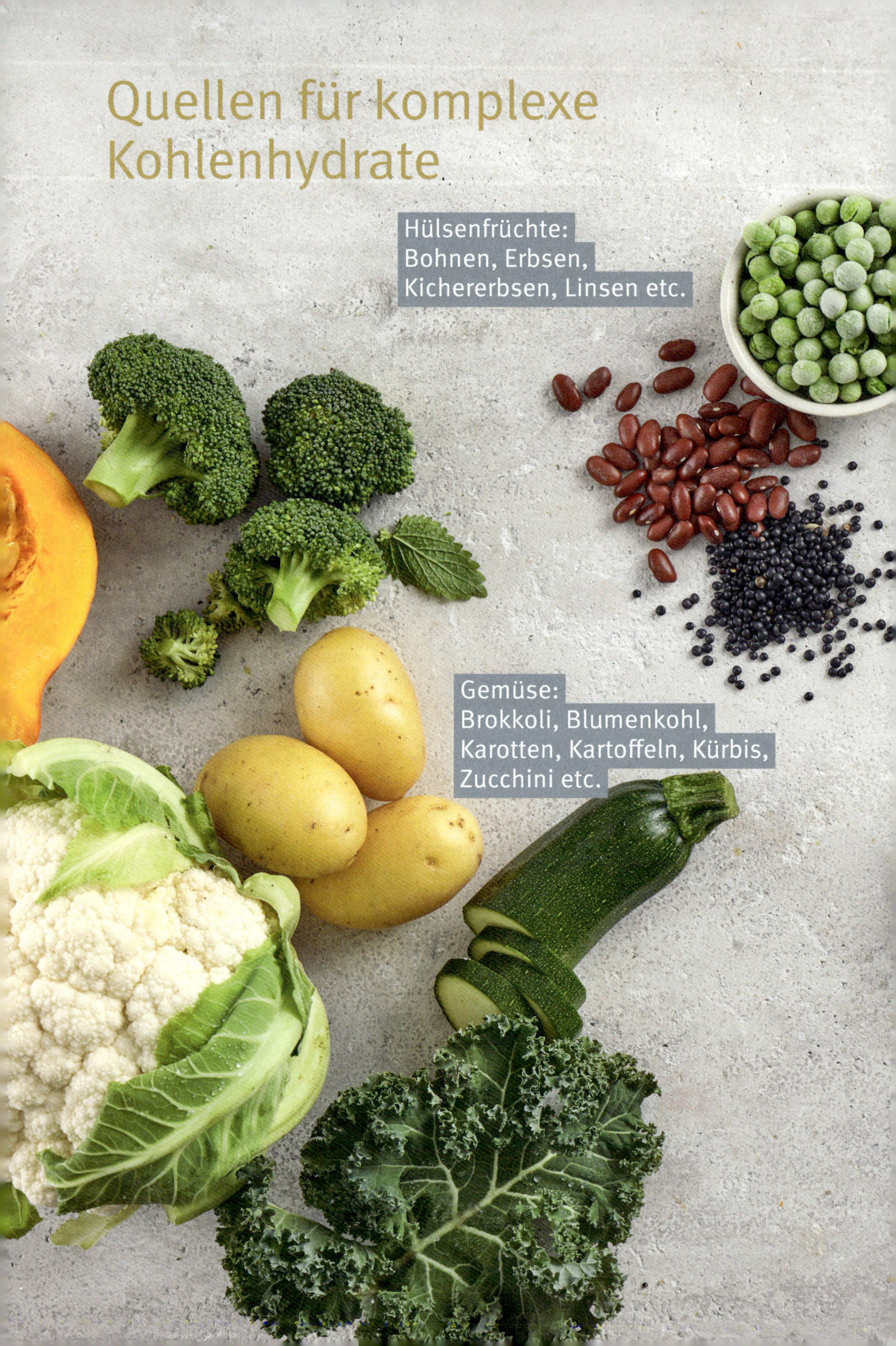

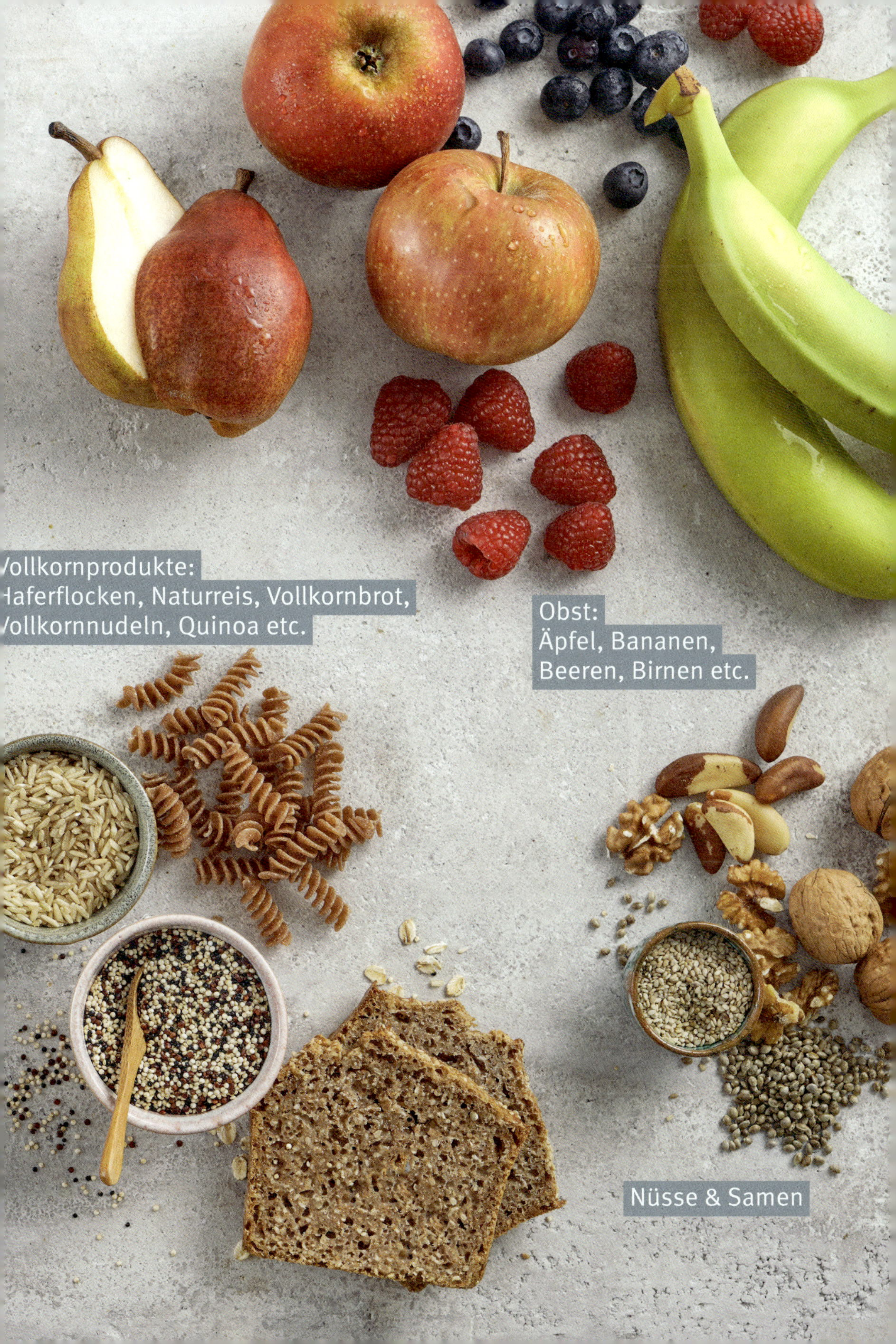
ollkornprodukte:
aferflocken, Naturreis, Vollkornbrot,
ollkornnudeln, Quinoa etc.
Obst:
Äpfel, Bananen,
Beeren, Birnen etc.
Nüsse & Samen

Kurz & kompakt: Die wichtigsten Kohlenhydrat-Hacks für die Longevity-Praxis

Als stoffwechselgesunder, körperlich aktiver Mensch können Sie sich im Umgang mit Kohlenhydraten entspannen. Es genügt diese pauschale Richtschnur: Ihre Diät sollte reichlich ballaststoffreiche Carbs enthalten, etwa in Form von Vollkorn, Gemüse und Obst, aber wenig Zucker und nicht übermäßig viel Stärke aus Lebensmitteln wie Nudeln, Reis, Weißbrot. Süßgetränke am besten komplett meiden.
Wenn Sie bereits mit Blutzuckerspitzen kämpfen, gilt es, diese zu vermeiden. Langsamer ansteigende Glukosewerte schonen die Bauchspeicheldrüse. Auf den Teller gehören Kohlenhydrate mit niedrigem glykämischem Index wie Gemüse, Hülsenfrüchte, Salate, Pilze und Beeren sowie eine Portion Eiweiß pro Mahlzeit, besser pflanzlich als tierisch. Eine kleine Menge Getreideprodukte ist okay, solange es sich um die groben Vollkornvarianten handelt. Stärkereiche Lebensmittel wie Toast, Baguette, Reis, Nudeln bleiben für besondere Gelegenheiten reserviert.
Personen mit wenig Bewegung und Insulinresistenz sollten sich auf etwa 100 g Kohlenhydrate pro Tag beschränken. Aktiven Menschen sind 150–200 g Kohlenhydrate täglich erlaubt.
Die kontinuierliche Glukosemessung CGM liefert wertvolle Daten zur individuellen Blutzuckerreaktion auf Mahlzeiten und macht Schwankungen und Spitzen sichtbar. Dadurch können Sie feststellen, wie stark ihr Blutzucker durch ein bestimmtes Lebensmittel ansteigt, was ein persönliches, praxisnahes Pendant zum glykämischen Index darstellt.

Zivilisationskrankheit Nichtalkoholische Fettleber

Auch bei einer nichtalkoholischen Fettleber (NAFL, oder auch: Metabolische Dysfunktion-assoziierte Steatotische Lebererkrankung, MASLD), die bis zur Leberzirrhose führen kann, gilt es, besonders strikt mit Kohlenhydraten zu knausern (und dafür verstärkt hochwertiges Eiweiß sowie pflanzliche Öle zu genießen). Die NAFL geht meist auf den Konsum von zuckerreichen Lebensmitteln und Getränken zurück. Sobald Nudeln, Kekse, Weißbrot und Fruchtsäfte vom Speiseplan gestrichen werden, kann das erkrankte Organ im Anfangsstadium sogar heilen.

Der glykämische Index entscheidet

Ähnlich liegt der Fall bei Patienten mit Typ-2-Diabetes. Sind sie frisch erkrankt und die Zuckerwerte in ihrem Blut nur moderat erhöht, kann eine Ernährungsumstellung allein den Stoffwechsel austarieren. Ballaststoffreiche Nahrungsmittel verzögern bei der Verdauung die Umwandlung von Kohlenhydraten in Glukose. Dadurch steigt der Blutzucker langsamer und bleibt – über den Tag gesehen – gleichmäßiger.
Eine der größten Zuckerfallen bei Fettleber & Co. sind industriell hergestellte Lebensmittel. Fertigprodukte, Frühstücksflocken, Ketchup oder Fruchtjoghurts enthalten oft versteckte Süße, die den Blutzuckerspiegel in die Höhe treibt. Bei der beliebten Hafermilch enthalten 160 ml exakt so viel Glukose wie 200 ml Cola.

Im Schnitt werden in Deutschland jährlich mehr als 30 kg Zucker verzehrt.[110] Macht rund 120 000 kcal. Was der Körper nicht direkt als Energie nutzt oder in den begrenzten Glykogenspeichern ablegt, wandelt er in Fett um – mit den entsprechenden Folgen für Herz und Gefäße. Wer auf seine Gesundheit achtet, tut gut daran, Süßes bewusst zu genießen. Hier das nötige Zucker-Knowhow: Je nach Herkunft, Aufbau oder Wirkung auf den Blutzuckerspiegel taucht Zucker unter einer Vielzahl von Begriffen auf. Einfachzucker bestehen aus einem einzigen Zucker-Molekül. In diese Klasse gehört Glukose, umgangssprachlich Traubenzucker. Sie ist der Brennstoff der Körperzellen, deshalb werden alle anderen Zucker vom Verdauungsapparat in Glukose aufgespalten. Auch Fruktose (Fruchtzucker) ist ein Einfachzucker. Die Kombination aus Glukose und Fruktose ergibt den typischen Haushaltszucker, chemisch Saccharose. Ein weiterer Zweifachzucker ist Laktose bzw. Milchzucker. Mehrfachzucker setzen sich aus vielen zusammenhängenden Zucker-Molekülen zusammen. Hierzu gehört Stärke. Je reiner der Zucker – im schlimmsten Fall reiner Fruchtzucker, Traubenzucker oder Haushaltszucker –, desto schneller gelangen seine Moleküle in die Blutbahn.

Süßstoffe: Zuckerersatz mit Potenzial

Zu viel Zucker fördert Stoffwechselstörungen und Entzündungen – das beschleunigt den Alterungsprozess. Hersteller von Softdrinks, Brotaufstrichen, Frühstückcerealien oder Soßen setzen deshalb gerne auf künstliche Süßstoffe. Verbreitet sind unter anderem Aspartam (E 951), Cyclamat (E 952), Sucralose (E 955), Saccharin (E 954) oder Steviolglycoside (E 960). Diese Substanzen bieten tatsächlich Vorteile. Sie süßen intensiver als Zucker, werden deshalb nur in homöopathischen Dosen benötigt und liefern kaum oder keine Kalorien. Randomisierte kontrollierte Studien zeigen, dass sie den Zuckerkonsum reduzieren.[111] Auch Menschen mit Insulinresistenz profitieren davon, dass Süßstoffe den Blutzucker im Vergleich zu Zucker weniger stark ansteigen lassen.[112] Einzelne Studien deuten allerdings daraufhin, dass Saccharin und Sucralose das Darmmikrobiom verändern und die Glukosetoleranz verschlechtern können.[113] Diskutiert wird auch, ob Süßstoffe Heißhunger fördern.[114] Die Mehrheit der Studien hingegen, so eine Auswertung durch das Bundesinstitut für Risikobewertung (BfR) aus dem Jahr 2023, zeigen keinen negativen Effekt von Süßstoffen auf Blutzucker, Insulinsekretion und Insulinsensitivität.[115]

Zuckerwerte in Echtzeit

Ein kleiner Piks genügt, schon sitzt der Sensor mit seinem mikroskopisch kleinen Faden in der Haut des Oberarms. Dort wird der Zuckerwert fortlaufend bestimmt und auf das Smartphone gesendet. Das Ziel: Reaktionen auf den Verzehr von Kohlenhydraten in Echtzeit messen und auf diese Weise schädliche Schwankungen von Blutzuckerspiegeln und Insulinspiegel abmildern. Die kontinuierliche Glukosemessung (Continuos Glucose Monitoring, CGM), ursprünglich für Menschen mit Diabetes mellitus entwickelt, hat in den letzten Jahren zunehmend an Popularität bei Longevity-Anhängern gewonnen. Aus gutem Grund: Die CGM lässt einen dazu zusehen, wie der Körper mit den Lebensmitteln umgeht, die er gerade aufgenommen hat. Zu den vielen gesundheitsförderlichen Erfahrungen, die Nutzer machen, gehört zum Beispiel:

- Je stärker Kohlenhydrate raffiniert sind, je weniger Ballaststoffe sie enthalten, desto deutlicher der glykämische Effekt, d. h. der Glukoseanstieg. Weißbrot und Kartoffelchips lassen den Blutzucker stark ansteigen; Beeren und Hülsenfrüchte stabilisieren ihn.
- Wenn stärke- und zuckerreiche Bestandteile einer Mahlzeit am Schluss eingenommen werden und Fette sowie Proteine zu Beginn, gelangt die Glukose langsamer ins Blut.
- Eine Süßigkeit am Ende eines Menüs hält die Glukosekurve flacher im Vergleich zu einem süßen Snack zwischendurch.
- Die individuelle Kohlenhydratverträglichkeit hängt auch von Sport, Schlaf und Stress ab. Bereits ein 15-minütiger Spaziergang nach dem Essen dämmt die Glukosespitze ein. Nach schlechtem Schlaf können die Glukosespitzen um etwa 10–20 mg/dl höher ausfallen.[116]
- Stärkearmes Gemüse wie Spinat oder Brokkoli hat so gut wie keinen Einfluss auf den Blutzucker.
- Die Insulinempfindlichkeit ist morgens generell höher als am Abend. Das legt den Gedanken nahe, den Kohlenhydratkonsum zeitlich vorzuverlegen.

Vordenkerin der kontinuierlichen Glukosemessung ist die französische Biochemikerin Jessie Inchauspé. Ihre Hauptthese lautet: »Das Ziel besteht darin, Spitzen zu vermeiden, unabhängig vom Nüchtern-Blutzucker, weil es gerade die starken Schwankungen sind, die Probleme bereiten.«[117] Als Glukose-Peak definiert Inchauspé einen Anstieg der Blutzuckerkonzentration im Körper um mehr als 30 mg/dl. Hinter der CGM steht letztlich die Beobachtung, dass ausgeprägte Blutzuckerschwankungen nach dem Essen mit Störung der Endothelfunktion, oxidativem Stress und inflammatorischen Prozessen verknüpft sind – allesamt Mechanismen, die zur Atherosklerose beitragen.[118]

Angestrebt wird deshalb ein ausgeglichener Blutzuckerspiegel ohne steile Spitzen nach kohlehydrathaltigen Mahlzeiten.

Wer die kontinuierliche Glukosemessung ausprobieren möchte: Die CGM-Systeme (z. B. FreeStyle Libre 3, Dexcom G7, Eversence E3) müssen vom Arzt verschrieben werden; die Krankenkassen übernehmen die Kosten für Gesunde nicht. Je nach Anbieter müssen Nutzer mit Kosten von zirka 150–500 Euro pro Monat rechnen. Darin enthalten sind üblicherweise CGM-Sensoren für das Unterhautfettgewebe, der dazugehörige App-Zugang sowie Coaching und Beratung. Viele Anwender nutzen die Geräte nur maximal zwei oder drei Monate lang: bis sie verinnerlicht haben, welches Essverhalten und welcher Lebensstil eine stabilere Blutzuckerkurve verspricht.

Bitte messen: So stellen Sie Insulinresistenz fest

Bereits 12 Jahre vor der Diabetesdiagnose lässt sich eine Insulinresistenz im Blut feststellen.[119] Dennoch wird die Stoffwechselstörung, bei der die Körperzellen nicht mehr richtig auf Insulin reagieren, oft übersehen: Die abgeschwächte Insulinempfindlichkeit verursacht keine Symptome. Auffällig wird sie meist erst, wenn Folgeschäden auftreten oder wiederholt erhöhte Blutzuckerspiegel auftreten. Wird eine Insulinresistenz früh erkannt, können Typ-2-Diabetes, Herz-Kreislauf-Erkrankungen und metabolisches Syndrom vielfach verhindert werden. Das ist deshalb wichtig, weil es auch normalgewichtigen, anscheinend gesunden Menschen passieren kann, dass ihre Körperzellen kaum mehr Glukose aus dem Blut aufnehmen.[120] So lässt sich die metabolische Gesundheit testen:

HOMA-Index

Ein einfaches Verfahren zur Bestimmung der Insulinresistenz ist die Berechnung des HOMA-Indexes (Homeostasis Model Assessment). Dabei werden der Nüchtern-Insulinwert und der Nüchtern-Blutzuckerwert in eine Formel eingesetzt. Der Index eignet sich besonders gut, um frühe und mittlere Stadien einer Insulinresistenz zu erfassen. Wenn sich die insulinproduzierenden Zellen in der Bauchspeicheldrüse bereits erschöpfen, liefert die Formel keine gültige Aussage mehr für die Insulinresistenz. Der HOMA-Index berechnet sich aus dem Nüchtern-Insulinwert (in µU/ml) und dem Nüchtern-Blutzuckerwert (in mmol/l) nach der Formel:

HOMA-Index = Insulin × Blutzucker / 22,5

Bei einem Wert von mehr als 2,5 ist eine Insulinresistenz und damit ein erhöhtes Diabetesrisiko wahrscheinlich.

HOMA-Index	Interpretation
< 1,0	Insulinresistenz unwahrscheinlich
1,0–2,0	Insulinresistenz möglich
2,0–2,5	Insulinresistenz wahrscheinlich
> 5,0	typischer Wert bei Typ-2-Diabetes

Oraler Glukosebelastungstest (oGTT)

Der Zuckerbelastungstest untersucht, wie der Körper Glukose verarbeitet: Eine gestörte Glukosetoleranz geht häufig mit Insulinresistenz einher. Nach einer mindestens 8- bis 12-stündigen Nahrungspause wird zunächst eine Blutprobe gezogen, um den Nüchtern-Blutzucker zu messen. Anschließend trinkt der Patient eine Lösung mit 75 g Glukose, die schnell ins Blut aufgenommen wird und den Blutzuckerspiegel ansteigen lässt. Weitere Blutproben werden meist nach ein und zwei Stunden entnommen, um den Verlauf des Blutzuckerspiegels zu beobachten.

Bei einem gesunden Stoffwechsel steigt der Blutzucker nach der Zuckergabe zwar an, fällt aber innerhalb von zwei Stunden wieder auf normale Werte ab, da Insulin die Aufnahme von Glukose in die Zellen fördert. Bleibt der Blutzucker nach zwei Stunden erhöht, spricht das für eine gestörte Glukosetoleranz, die häufig mit einer Insulinresistenz einhergeht. Der Test gibt nicht nur Auskunft über die Fähigkeit, Zucker zu verwerten, sondern auch indirekt über die Insulinwirkung im Körper. Er wird oft bei Verdacht auf Diabetes, Schwangerschaftsdiabetes oder andere Stoffwechselstörungen eingesetzt.

Befund	Nüchtern-Blutzucker (mg/dl)	2-Stunden-Blutzucker (mg/dl)	Interpretation
Normalbefund	< 100	< 140	normale Glukoseverwertung
gestörte Glukosetoleranz	100–125	140–199	Prädiabetes (Anzeichen für Insulinresistenz)
Diabetes mellitus	> 125	> 199	Diabetesdiagnose

Weniger ist mehr: Fasten und Longevity

Kalorienrestriktion ist die am besten belegte Maßnahme für ein langes Leben.

Eine künstlich geschaffene Mini-Erde, konzentriert unter der Glaskuppel eines riesigen Gewächshauses: Dieses geschlossene Ökosystem inmitten der Wüste Arizonas bildete Anfang der 1990er-Jahre die Kulisse für ein ungeplantes Fastenexperiment. Acht Freiwillige lebten zwei Jahre lang in der Kunstwelt namens »Biosphäre 2«. Auf der Fläche von zwei Fußballfeldern umfasste ihr Zuhause Bioregionen wie Regenwald, Ozean und Ackerland, inklusive Tierwelt. Für 200 Millionen Dollar errichtet, sollte das Projekt beweisen, dass Menschen in einem autarken System überleben können.

Manches lief schief in der modernen Arche Noah. Die Ernten blieben unter den Erwartungen, Hühner und Ziegen verendeten. Das führte dazu, dass die Teilnehmer, die körperlich hart arbeiteten, mit 1750–2100 kcal pro Tag deutlich weniger Energie zu sich nahmen als geplant. Ein Glücksfall für den teilnehmenden Arzt Roy Walford (1924–2004). Der Wissenschaftler im Team hatte einige Jahre zuvor in Laborversuchen mit Mäusen an der University of California in Los Angeles (UCLA) herausgefunden, dass eine Kalorienrestriktion Nager gesünder hält: Die Tiere erkrankten seltener an Diabetes, Krebs oder Osteoporose.[121] Nun fand sich die Gelegenheit für den Gerontologen, seine Studien an zweibeinigen Probanden zu wiederholen.

Alle acht Wochen nahm Walford Blutproben der Teammitglieder und untersuchte 50 Biomarker, von Kortisol bis zum Langzeitzucker HbA1c. Dabei stellte sich heraus, dass seine Teamkollegen die besten Werte aufwiesen, die der Arzt je zu Gesicht bekommen hatte.[122] Die Teilnehmer waren scheinbar in einen Jungbrunnen gefallen. Der BMI sank bei den Männern um 19 %, bei den Frauen um 13 %. Der systolische Blutdruck der Teilnehmer ging im Durchschnitt um ein Viertel zurück, der Blutzuckerwert um 21 %, der Cholesterinspiegel um 30 %.[123] Es zeigte sich, dass die »Werte denen von Nagetieren oder Affen ähnelten, die eine kalorienreduzierte Diät einhielten«.[124]

Auswirkungen auf den Stoffwechsel

Die Reduzierung der Energiezufuhr um 15–40 % unter dem täglichen Bedarf, ohne eine Mangelernährung hervorzurufen, wird als Kalorienrestriktion (CR) bezeichnet.[125] Dass eine derartige hypokalorische Diät die Gesundheit stärkt, wirkt auf den ersten Blick widernatürlich. Logisch erscheint hingegen, dass hungernde Organismen schwach und krank werden. Tatsächlich passiert das Gegenteil, wie seit knapp hundert Jahren bekannt ist. Der US-amerikanische Biogerontologe Clive McCay (1898–1967) unternahm in den 1930er- und 1940er-Jahren systematische Fütterungsversuche an Laborratten. Das Ergebnis: Eine CR um ein Drittel verlängerte die durchschnittliche Lebenserwartung der Nager um bis zu 50 %.[126] McCays Experimente bildeten in den folgenden Jahrzehnten den Ausgangspunkt für Untersuchungen an unterschiedlichen Modellorganismen wie der Backhefe, der Fruchtfliege Drosophila sowie bei Mäusen, Hunden und Rhesusaffen. Das Ergebnis war im Großen und Ganzen das gleiche: Weniger Essen heißt länger leben. Der Effekt ist bei primitiven Organismen ausgeprägter als bei Wirbeltieren – nachweisbar ist er immer.

Die Suche nach den Erklärungen für den Jungbrunneneffekt hat unterschiedliche Theorien hervorgebracht. Longevity-Pionier McCay vermutete, dass die Lebensverlängerung seiner Laborratten durch eine verringerte Wachstumsrate der Tiere zustande kommt: Demnach verlängerte eine verzögerte Reifung das Leben. 1956 formulierte der US-Biochemiker und Gerontologe Denham Harman (1916–2014) die Theorie der freien Radikale, wonach reaktive Sauerstoffspezies, die im Energiestoffwechsel entstehen, Zellschäden verursachen und so zur

Im Überblick: Die Signalwege der Energieversorgung

Kalorienrestriktion führt dazu, dass Prozesse wie Zellwachstum und Zellteilung herunterreguliert werden. Zugleich kommen Autophagie und Reparaturmechanismen in Gang. Gesteuert wird diese Reaktion des Körpers durch ein evolutionär konserviertes Netzwerk der Nährstoffsensorik, das auf Nahrungsverfügbarkeit reagiert.

Zu diesen Signalwege gehören:

- Aktivierung von Sirtuinen: Diese »Langlebigkeitsenzyme« fördern Reparaturmechanismen in Genom und Epigenom und aktivieren die Autophagie, also den zellulären Reinigungsprozess.
- Blockade von mTOR: Kalorienrestriktion hemmt die Aktivität von mTOR, einem zentralen Regulator für Zellwachstum und Stoffwechsel.
- Absenkung von Wachstumsfaktoren: Kalorienrestriktion senkt die Spiegel von Insulin und dem Wachstumsfaktor Insulin-like Growth Factor 1 (IGF-1). Damit sinkt das Risiko für altersassoziierte Erkrankungen wie Diabetes und Krebs.
- Stimulierung der AMP-aktivierten Proteinkinase (AMPK): Dieser Energiesensor wird bei niedrigem Energieangebot aktiviert. Das Enzym fördert zelluläre Prozesse, die den Stoffwechsel optimieren und die Stressresistenz erhöhen.

Alterung beitragen. Eine geringere Stoffwechselrate – wie sie bei CR auftritt – führt demnach zu weniger freien Radikalen und damit zu einer verlangsamten Alterung. In den 1980er-Jahren wiesen Roy Walford und sein Kollege Richard Weindruch an der University of California in Los Angeles nach, dass eine Kalorienrestriktion bei Mäusen selbst dann lebensverlängernd wirkt, wenn sie erst im erwachsenen Zustand beginnt: ein Zeichen dafür, dass CR den Alterungsprozess direkt beeinflusst, nicht nur durch den gebremsten Reifeprozess.

Mit dem neuen Jahrtausend nahm die molekularbiologische Forschung zur Nahrungskarenz Fahrt auf. Dabei stellte sich heraus, dass die Reduzierung der Energieaufnahme Kommunikationspfade in den Zellen beeinflusst, die Alterung und Gesundheit steuern. Eine wesentliche Funktion übernimmt dabei der mTOR-Signalweg (Seite 32), der Zellwachstum, Zellproliferation, Stoffwechsel und Autophagie kontrolliert. Wie ein molekularer Schalter entscheidet mTOR, ob eine Zelle lieber wachsen und sich teilen soll oder in den Energiesparmodus wechselt. Letzteres passiert, wenn mTOR gehemmt wird: Die Zelle beginnt, eigene Bestandteile abzubauen und wiederzuverwerten – die Autophagie kommt in Gang. Die Entdeckung, dass CR diesen molekularen Schalter in der Zelle hemmt, geht auf mehrere Forscher zurück, wobei David M. Sabatini vom Whitehead-Institut für biomedizinische Forschung im US-Bundesstaat Massachusetts eine zentrale Rolle spielte. Zusammen mit Institutskollegen in Cambridge publizierte der Molekularbiologe ab 2002 mehrere Arbeiten, in denen er beschrieb, wie eine reduzierte Nährstoff- und Energiezufuhr die Aktivität von mTOR bremst.

Ein weiterer Mechanismus, der mit Kalorienrestriktion im Zusammenhang steht, betrifft die Sirtuine. Dem Harvard-Genetiker David Sinclair gelang Anfang der 2000er-Jahre der Nachweis, dass einer der wichtigsten Mechanismen die Aktivierung der sogenannten »Langlebigkeitsenzyme« ist.[127] Als potenzieller Schlüssel zu Longevity und Gesundheit im Alter üben Sirtuine auf molekularer Ebene zahlreiche wichtige Reparaturfunktionen aus. Dazu gehört die Beseitigung von Schäden des Genoms sowie des Epigenoms, aber auch der Abtransport molekularen Mülls aus den Zellen – dieselbe Autophagie, die auch durch die Hemmung von mTOR aktiviert wird.

Neben der Sirtuinaktivierung und der Blockade des mTOR-Stoffwechselschalters moduliert eine Kalorienrestriktion noch weitere Signalwege der Energieversorgung, die sich ebenfalls lebensverlängernd auswirken.

Dazu gehören:

- die Absenkung von Wachstumsfaktoren wie dem Insulin-like Growth Factor 1 (IGF-I)
- die Stimulierung der AMP-aktivierten Proteinkinase (AMPK)

Letztendlich sind all diese unterschiedlichen Mechanismen Reaktionen des Zellstoffwechsels auf das Signal »Hungerstress«. Ist die Verfügbarkeit oder die Wahrnehmung von Nahrungsenergie gestört, löst der Körper Schutzprozesse aus, um Energie zu gewinnen und die Organe mit dem Nötigen zu versorgen. Ohne diese physiologischen Mechanismen hätten unsere Vorfahren Phasen des Mangels kaum überlebt. Die Fähigkeit zu darben sichert die Existenz von der Fruchtfliege bis zum Primaten: ein Zeichen, dass

Hungerperioden Teil des kollektiven Erbguts der meisten Lebewesen sind. Der menschliche Körper ist evolutionär besser an Nahrungsknappheit angepasst als an das Überangebot an Lebensmitteln, wie es typisch ist für westliche Industriegesellschaften. Anders als für ein zu geringes Nahrungsangebot fehlen für ein ständig zu großes die nötigen Mechanismen der Gegenregulation.

Die Nahrungsaufnahme anhaltend zu reduzieren, führt dazu, dass sich das Dasein ausdehnt: Dieser Zusammenhang hat sich in allen untersuchten Modellorganismen bestätigt. Lediglich für den Menschen fehlen kontrollierte Langzeitstudien, die eine Verlängerung der Lebensspanne durch Kalorienknausern belegen. Aus naheliegenden Gründen gestalten sich systematische Hungerexperimente beim Homo sapiens schwierig. Ein dauerhafter Verzicht auf ein Drittel der Kalorien scheint zwar Taufliegen, Wür-

Auswirkungen von Langzeitfasten auf metabolische Risikofaktoren. Bei längeren Fastenperioden von 5 – 20 Tagen Dauer lassen sich folgende Effekte beobachten.

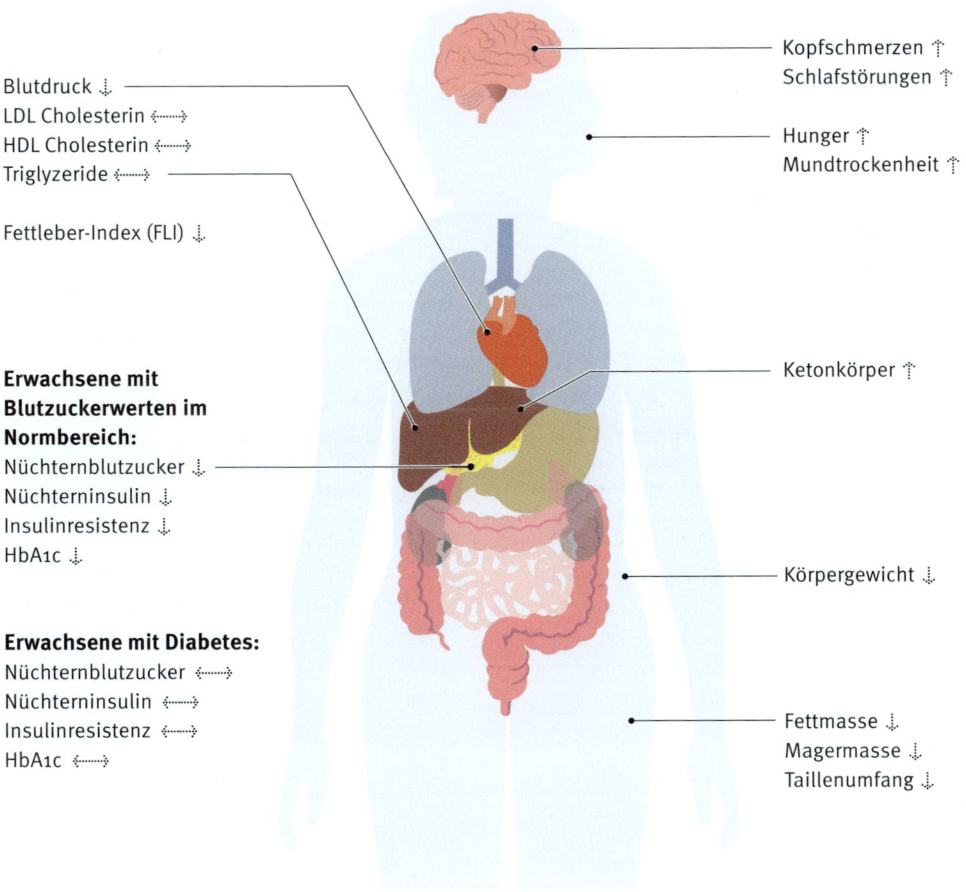

mern und selbst Makaken zumutbar. Für die meisten Menschen ist die Aussicht, den Alltag jahrelang mit knurrendem Magen zu bestreiten, keine Option. Auch deshalb, weil der Zugewinn von Lebenszeit, den die permanente Restriktionsdiät verspricht, mit einem Verlust von Lebensqualität erkauft wird. Reizbarkeit, Lethargie und depressive Verstimmungen sind als Folgen von CR dokumentiert. Erst 2025 demonstrierte eine im BMJ Nutrition, Prevention & Health veröffentlichte Beobachtungsstudie der University of Toronto, dass kalorienreduzierte Diäten auf die Stimmung drücken. Die Forscher analysierten Daten von rund 28 500 Erwachsenen über einen Zeitraum von zehn Jahren und stellten fest, dass insbesondere Männer stärkere Symptome wie Müdigkeit, Konzentrationsprobleme und vermindertes Interesse an Aktivitäten aufwiesen.[128]

Fastenarten im Überblick

Zum Glück funktioniert die eingeschränkte Energiezufuhr auch mit Ziellinie. Fasten ruft ähnlich positive Effekte auf metabolische Gesundheit und Longevity hervor wie eine chronische Kalorienrestriktion. Die zeitliche befristete Nahrungskarenz induziert die metabolische Umstellung von Glukose- auf Fettstoffwechsel, fördert die Autophagie, verbessert die Insulinsensitivität und moduliert entzündliche sowie oxidative Stressprozesse. Durch die Aktivierung zellulärer Signalwege wie AMPK, mTOR und Sirtuinen tragen Essenspausen zur kardiometabolischen Gesundheit bei und verringern so das Risiko für Alterskrankheiten. Wie in diesem Kapitel im Detail beschrieben wird, ist regelmäßiges Fasten potenziell in der Lage, die Lebensspanne beträchtlich zu verlängern.

Am besten untersucht sind diese Effekte für folgende vier Fastenprotokolle:

- Heilfasten (therapeutisches Fasten) (Seite 72)
- Intervallfasten (intermittierendes Fasten) (Seite 77)
- Scheinfasten (fastenimitierende Diät) (Seite 80)
- Wasserfasten (Nulldiät) (Seite 84)

Die Nulldiät hat in den vergangenen Jahrzehnten aufgrund ihrer Rigorosität an Akzeptanz eingebüßt. Die meisten Fastenbenefits sind auch auf sanftere Weise zu haben. Das Intervallfasten hat gezeigt, dass sich über die zeitliche Verteilung der Nahrungszufuhr – ohne wesentliche Einschränkung der Gesamtenergieaufnahme – substanzielle Fasteneffekte erzielen lassen. Bereits die Restriktion von Eiweißen und stärkereichen Kohlenhydraten kann bei gleichzeitiger Halbierung der Essensportionen die gewünschten metabolischen Veränderungen hervorrufen – ohne vollständigen Nahrungsverzicht. Diese relativ neue Erkenntnis verdankt die Longevity-Forschung dem kalifornischen Biogerontologen Valter Longo und seiner »Fasting Mimicking Diet«.

Obwohl sich die verschiedenen Formen der Nahrungskarenz hinsichtlich Dauer, Frequenz und erlaubter Nährstoffzufuhr methodisch unterscheiden, zeigen sie in der Literatur vergleichbare Gesundheitseffekte. Klinische Fastenstudien am Menschen konzentrieren sich vor allem auf Adipositas, Bluthochdruck, Insulinresistenz, Fettstoffwechselstörungen und Entzündungen. Hier beispielhaft einige Arbeiten, deren Ergebnisse weitgehend im Einklang stehen mit zahlreichen Übersichten und Metaanalysen:

» Fastenmethoden im Vergleich

HEILFASTEN

Energierestriktion auf täglich 200–500 kcal für zumeist 5–10 Tage

Verteilung der Makronährstoffe: Makronährstoffe kommen nur in Spuren in Brühe bzw. in Säften vor

Auswirkungen auf die Gesundheit: Lindert Gelenkrheuma und chronische Schmerzen, bessert Stoffwechselerkrankungen sowie Bluthochdruck und reduziert Übergewicht

INTERVALLFASTEN (intermittierendes Fasten)

Nahrungsaufnahme innerhalb von 4–8 Std. (< 12 Std.)

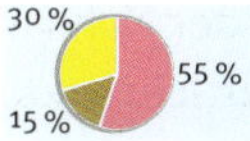

Verteilung der Makronährstoffe: Standard

Auswirkungen auf die Gesundheit: Senkt Risiko für Typ-2-Diabetes, Fettleber, Hypercholesterinämie

SCHEINFASTEN (FMD)

Modifiziertes Fasten an 5 aufeinanderfolgenden Tagen pro Monat

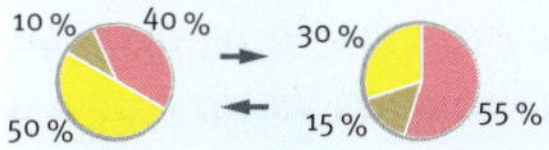

Verteilung der Makronährstoffe: FMD und Standard

Auswirkungen auf die Gesundheit: Schutz vor Krebs und Diabetes, Verbesserung von Risikofaktoren, die mit altersbedingten Erkrankungen assoziiert sind

WASSERFASTEN

Nulldiät für eine Dauer von 3 Tagen (Anfänger) bis 14 Tagen (mit professioneller Begleitung)

Verteilung der Makronährstoffe: keine übliche Makronährstoffverteilung, da keine Energieaufnahme

Auswirkungen auf die Gesundheit: metabolische Vorteile wie Gewichtsreduktion oder Verbesserung des Stoffwechsels sind mit potenziellen Risiken verbunden, z. B. Jojo-Effekt oder Verlust von Muskelmasse

Fett · Kohlenhydrate · Protein

Daten basieren auf Di Francesco A et. al. A time to fast. Science. 2018 Nov 16;362(6416):770–775.

- Medizinisch überwachtes Wasserfasten führte in einer Studie mit 174 Bluthochdruck-Patienten, die teilweise unter schwerer Hypertonie litten, zu einem durchschnittlichen Rückgang der Werte um 37/13 mmHg. Auch Cholesterin- und Blutzuckerspiegel sanken deutlich.[129]
- Bei jungen, sportlichen Männern, die acht Wochen lang nach der 16:8-Methode fasteten, gingen Blutzucker, Insulin und IGF-1 zurück, während der Blutspiegel von Adiponektin anstieg.[130] Adiponektin ist ein Hormon aus den Fettzellen, das die Schlagadern vor arteriosklerotischen Schäden schützt.
- Bei übergewichtigen und fettleibigen Erwachsenen, die Intervallfasten nach der 5:2-Methode praktizierten, entwickelten sich Blutzucker und Insulinwerte positiv; viszerales Fett und Fettablagerungen in der Leber gingen zurück.[131]
- Bei 84% der Erwachsenen, die 5–20 Tage lang eine Buchinger-Heilfastenkur in einer Klinik absolvierten, besserten sich Erkrankungen wie Diabetes Typ 2, Fettleber, Hypercholesterinämie und Bluthochdruck.[132]
- Ein 5- bis 20-tägiges Fasten mit ausschließlich Wasser oder Gemüsebrühe und Säften führt laut einem Übersichtsartikel in Nutrition Reviews zu einem Gewichtsverlust zwischen 2 und 10% des Ausgangswerts.[133]
- Eine fünf Tage pro Monat durchgeführte Scheinfastendiät verjüngt das biologische Alter über einen Zeitraum von drei Monaten im Durschnitt um 2½ Jahre. Das ergab eine Studie mit 100 Erwachsenen im Alter von 18–70 Jahren. Auch Insulinresistenz, Bauch- und Leberfett sowie Immunparameter verbesserten sich.[134]

Faktor	Wirkung auf den metabolischen Switch
kohlenhydratreiche Kost	verzögert den Switch
sportliche Aktivität	beschleunigt den Switch
niedrige Glykogenspeicher	beschleunigt den Switch
schlanker Körperbau	frühere Umstellung möglich
Übergewicht	kann den Switch verzögern

Die Rolle der Ketose

Der zentrale biologische Mechanismus hinter diesen Effekten ist die Umstellung des Stoffwechsels auf die Nutzung körpereigener Reserven. Experten sprechen vom Metabolic Switch: dem Übergang vom glukosebasierten Stoffwechsel zum fettbasierten Energiekreislauf. Stehen dem Körper nicht ausreichend Kohlenhydrate aus der Nahrung zur Verfügung, beginnt er, Fettdepots zu mobilisieren und daraus als neue Energiequelle Ketonkörper zu bilden. Dazu setzen die Adipozyten freie Fettsäuren frei, die zur Leber transportiert und in Ketone umgewandelt werden. Die wichtigsten dieser Stoffe nennen sich: Beta-Hydroxybutyrat (BHB), Acetonsäure und Acetoacetat. Der Stoffwechselzustand, der durch eine erhöhte Konzentration dieser Moleküle geprägt ist, wird als Ketose bezeichnet. Die Keton erreicht im Allgemeinen nach 5–10 Tagen anhaltenden Fastens ein Plateau und dient Gehirn, Muskulatur und allen anderen Organen während der Nahrungskarenz als primäre Energiequelle.[135] Anders als Fettsäuren können Ketonkörper sogar die Blut-Hirn-Schranke passieren.

Der metabolische Switch in die Ketose setzt in der Regel zwischen 12 und 36 Stunden nach Beginn des Fastens ein – abhängig von Faktoren wie Ernährung, körperlicher Aktivität und

Stoffwechselgesundheit. Je länger das Fasten dauert, desto tiefer kann die Ketose werden.

Der metabolische Schalter für die Ketose umfasst mehr als eine reine Energiesparmaßnahme. Neben ihrer Funktion als primäre Energiequelle haben Ketonkörper auch direkte physiologische Vorteile, unter anderem über die Aktivierung der Autophagie, die Aktivierung der AMP-aktivierten Proteinkinase (AMPK) und die Hemmung von mTOR.[136] Erhöhte Konzentrationen zirkulierender Ketone können den Blutdruck senken, die Gefäßfunktion verbessern und die Insulinsensitivität erhöhen. Damit reduziert die Ketose das Auftreten von altersassoziierten kardiovaskulären Erkrankungen und Typ-2-Diabetes. Als effiziente Energiequelle für das Gehirn stärken Ketonkörper zudem die Gehirngesundheit. Besonders Beta-Hydroxybutyrat hemmt gezielt den NLRP3-Inflammasom-Komplex, einen zentralen Auslöser neuroinflammatorischer Prozesse. Das verringert die Ausschüttung entzündlicher Botenstoffe und schützt vor neurodegenerativen Erkrankungen. Darüber verringern hohe Ketonwerte beim Fasten den Appetit, was die Gewichtsreduktion erleichtert.[137] Aus diesen Gründen gilt die Ketose nicht nur als Überlebensmechanismus, sondern als zentrales Element hinter den positiven Effekten der Nahrungskarenz auf Zellgesundheit, Krankheitsprävention und Verlängerung der Gesundheitsspanne. Der Switch in den Fastenzustand ist der Türöffner für das Longevity-Geheimnis hinter den periodischen Essenspausen.

Fasten bringt den Körper in Einklang mit seinem biologischen Programm, den Genen und Stoffwechselprozessen. Lange bevor Laborwerte und Studien diese Effekte belegten, war der vorübergehende freiwillige Nahrungsverzicht fester Bestandteil der europäischen klassischen Naturheilkunde. Bereits in der Antike empfahlen Hippokrates (um 460–370 v. Chr.) und Galen (129–216 n. Chr.) die Auszeit vom Essen zur Linderung akuter und chronischer Beschwerden. Von Hippokrates soll das Zitat stammen: »Wenn die Krankheit auf ihrer Höhe ist, muss die knappste Nahrungszufuhr erfolgen.« Auch im Mittelalter war das Fasten – über seine religiöse Bedeutung hinaus – ein fester Bestandteil klösterlicher Gesundheitslehren. Hildegard von Bingen integrierte es in ihr umfassendes Konzept einer natürlichen Lebensführung, das Ernährung, Pflanzenheilkunde, Bewegung und seelische Ordnung als gleichwertige Säulen verstand.

In der neuzeitlichen Naturheilkunde wurde das periodische Fasten insbesondere im 19. und frühen 20. Jahrhundert durch Vertreter wie Otto Buchinger (1878–1966) oder Franz Xaver Mayr (1875–1965) systematisiert und therapeutisch weiterentwickelt. Dabei wurde der Kostverzicht nicht nur zur Gewichtsreduktion, sondern vor allem zur »inneren Reinigung«, Stoffwechselentlastung und als Impuls zur Selbstregulation eingesetzt. In dieser Tradition versteht sich das Heilfasten als Reiz- und Ordnungstherapie im Sinne der klassischen Naturheilverfahren: Es nutzt den natürlichen Regulationsmechanismus des Organismus, um Entzündungsprozesse zu modulieren, die Darmfunktion zu verbessern, das Immunsystem zu harmonisieren und die Zellregeneration anzustoßen.

Insgesamt stellt Fasten somit eine evolutionär konservierte biologische Strategie dar, die durch metabolische und zelluläre Anpassungen das Altern verlangsamt und die Gesundheitsspanne – die Zeitspanne eines altersbedingten beschwerdefreien Lebens – signifikant verlängern kann.

Der Selbsttest: Wie tief ist die Ketose?

In den Stoffwechselzustand der Ketose zu kommen, ist ein wichtiges Ziel beim Longevity-Fasten. Dieser Stoffwechselzustand aktiviert die Autophagie, hilft beim Fettabbau und verbessert die metabolische Fitness: drei Schlüsselfaktoren für ein langes, gesundes Leben. Es lohnt sich also, Ketose und metabolischen Fortschritt beim Fasten objektiv zu überprüfen – gerade für Fastenanfänger, die ihre Stoffwechselreaktionen bei Nahrungskarenz weniger präzise abschätzen können.

Die Selbstmessung funktioniert mit drei Methoden:

- Urin-,
- Blut- und
- Atemanalysen.

Urintests (Ketosticks) aus der Apotheke sind einfach, günstig und erbringen laut einer Studie eine hohe Übereinstimmung mit den invasiveren Bluttest-Methode.[138] Die Teststreifen reagieren auf Acetoacetat, einen der primären Ketonkörper, der über die Nieren ausgeschieden wird. Die Messung ist vor allem zu Fastenbeginn aussagekräftig, da in dieser Phase die renale Ausscheidung von Ketonkörpern besonders hoch ist. Mit zunehmender Länge der Essenspause sinkt die Genauigkeit, da der Körper effizienter mit Ketonkörpern umgeht und weniger über den Urin ausscheidet. Um die Ketose effektiv zu kontrollieren, sollten die Werte regelmäßig bestimmt werden, am besten täglich zur gleichen Zeit.

Gängige Werte für die Ketosemessung mit Urinsticks

Ketose-Stufe	Konzentration (mg/dL)
minimale Ketose	5
leichte Ketose	15
moderate Ketose	40
hohe Ketose	80–160

Im Steckbrief: Heilfasten

Heilfasten (therapeutisches Fasten) beschreibt Fastenkuren, die in der Naturheilkunde verankert sind. Sie dienen der Regeneration und Krankheitsprävention, aber auch zum Einstieg in eine Gewichtsabnahme oder zur Behandlung unterschiedlicher Erkrankungen. Aufgrund der Kalorienrestriktion über mehrere Tage oder Wochen aktiviert das therapeutische Fasten überdies zelluläre und metabolische Mechanismen, die mit einer Verlängerung von Lebensspanne und Gesundheitsspanne in Verbindung stehen. Der Wunsch nach seelischer Reinigung wird ebenfalls mit Heilfasten verbunden. Im engeren Sinn steht die Ernährungsintervention für eine Trinkkur, die auf den deutschen Arzt Otto Buchinger (1878–1966) zurückgeht. Der ehemalige Marinearzt war selbst geprägt von einer heilsamen Fastenerfahrung. Nach einer schweren Mandelentzündung und einer darauffolgenden rheumatischen Erkrankung erfuhr er durch eine 19-tägige Nahrungskarenz eine deutliche Besserung. Daraufhin entwickelte er die heute noch praktizierte »Buchinger-Methode«, die auf Tees, Brühen und Säften basiert.

Anders als bei der Nulldiät wird dem Körper beim therapeutischen Fasten eine geringe Menge Energie zugeführt, um den Nahrungsentzug verträglicher zu gestalten. Buchinger empfahl, sich während der Essenspausen mit schönen Dingen wie Kunst, Lesen, Musikhören oder Meditation zu beschäftigen (»Diät der Seele«). Zur Methodik zählen überdies ein oder zwei Entlastungstage zur Vorbereitung, die Darmreinigung am ersten Fastentag, das Fastenbrechen am Ende der Kur sowie der anschließende Kostaufbau (Refeeding). Zusammen mit dem österreichischen Mediziner Franz Xaver Mayr (1875–1965) bildete Buchinger das einflussreichste Ärzteduo in der deutschsprachigen Fastenmedizin. Heilfasten nach F. X. Mayr ist eine Methode zur Gesundheitsförderung und Entschlackung, die vor allem auf die Sanierung und Regeneration des Darms abzielt.

Heilfasten nach Buchinger wird in spezialisierten Einrichtungen wie Fastenkliniken oder integrativen medizinischen Abteilungen als anerkannte Behandlungsmethode eingesetzt. Gesunde und belastbare Menschen können auch auf eigene Faust kuren. Die 2002 veröffentlichten und 2013 aktualisierten Leitlinien zur Fastentherapie empfehlen das therapeutische Fasten beispielsweise bei Stoffwechselerkrankungen, chronischen Schmerzen, Bluthochdruck, Gelenkrheuma, Übergewicht und psychosomatischen Störungen. Seit 1996 können sich Ärzte, die nachweislich theoretisches Wissen und praktische Erfahrung im medizinischen Fasten erworben haben, durch die Ärztegesellschaft Heilfasten und Ernährung (ÄGHE) als »Fastenärztin/Fastenarzt« zertifizieren lassen.[140] Verschiedene Institute bieten Ausbildungen und Weiterbildungen für nichtärztliche Fastenleiter an.

Heilfasten aus Longevity-Perspektive

Indirekte sowie direkte Evidenz sprechen dafür, dass wiederholtes therapeutisches Fasten das biologische Altern bremst. Die metabolische Umstellung auf den Fastenstoffwechsel durch Nahrungskarenz ist wissenschaftlich gut belegt; die Übertragung auf das Buchinger-Heilfasten ergibt sich aus dem Prinzip des kalorischen Entzugs über mehrere Tage bis Wochen, wie er bei Buchinger praktiziert wird. Die geringen Mengen an Kohlenhydraten in Form von Saft und Honig, die bei dieser Kur erlaubt sind, stoppen den Prozess der Ketose nicht, wie eine Studie mit mehr als 1400 Teilnehmern eines Buchinger-Fastenprogramms demonstrierte, die über einen Zeitraum von 5 bis 20 Tagen zwischen 200 und 250 kcal täglich zu sich nahmen.[143]

Humanstudien belegen, dass das therapeutische Fasten wichtige metabolische Parameter verbessert, die mit gesundem Altern verbunden sind. Buchinger-Heilfasten führt einem signifikanten Gewichtsverlust, vermindert den Bauchumfang und verringert Cholesterin- und Blutfettwerte. Es normalisiert den Blutdruck der Fastenden und verbessert Diabetes-Parameter wie Blutzucker und HbA1c.[141] In einer Studie unter Beteiligung der Universität Wien mit 180 Probanden veränderte sich das Darmmikrobiom in mehrfacher Hinsicht zum Positiven: Die entzündungshemmende Fettsäure Butyrat nahm zu und die Zahl der Christensenella-Bakterien stieg. Diese Keime werden mit Langlebigkeit und einem niedrigen Body-Mass-Index (BMI) in Verbindung gebracht.[142] Zusammenfassend betrachtet, legen die beobachteten Effekte auf Stoffwechsel, Entzündungswerte und Darmgesundheit den Schluss nahe, dass Buchinger-Heilfasten die gesunde Lebensspanne verlängert. Wichtig zu wissen: Viele dieser Benefits sind reversibel und damit nicht per se nachhaltig. Ihre Langzeitwirkung hängt von der weiteren Ernährung und einer rhythmischen und konsistenten Durchführung der Fastenphasen ab. Leider fehlen Studien, die eine klare Wiederholungsfrequenz für Buchinger-Heilfasten zur dauerhaften Verstetigung metabolischer Erfolge vorgeben. Die gängige Empfehlung lautet, das Fasten ein- bis zweimal jährlich zu wiederholen, um präventive und gesundheitsfördernde Effekte zu erzielen.

Heilfasten: Strategien für die Praxis

Therapeutisches Fasten ist einfach genug, um selbstständig durchgeführt zu werden. Dennoch erfordert die Methodik des Buchinger-Heilfastens etwas Disziplin und eine gewisse Sorgfalt in der Anwendung. Am besten funktioniert die Kur deshalb mit fachkundiger Anleitung: sei es durch geschulte Fastenleiter in einer Gruppe oder – bei Risikopatienten – durch Fastenärzte.

Die empfohlene Dauer einer Heilfastenkur hängt von Gesundheitszustand und Fastenziel ab. Die Ärztegesellschaft für Heilfasten und Ernährung (ÄGHE) empfiehlt als Standard eine Spanne von 7–10 Tagen plus Vorbereitungstag und drei Tage zur Normalisierung des Essverhaltens. Längere Fastenperioden, im Ausnahmefall bis zu sechs Wochen, können bei rheumatoider Arthritis, chronischen Schmerzsyndrom und einigen anderen Erkrankungen sinnvoll sein. Gesunde, die präventiv fasten, ziehen auch aus einem fünftägigen Fasten Nutzen.

Die Fastendauer orientiert sich nicht zuletzt am eigenen BMI. Sehr schlanke Menschen stoßen nach 1–2 Wochen Essenpause an physiologische Grenzen. Wer Übergewicht hat, kann mit ärztlicher Begleitung durchaus drei, vier oder sogar sechs Wochen ohne feste Nahrung auskommen, bis die Reserven zu Neige gehen.[143]

Eine Heilfastenwoche lässt sich sehr gut mit einem Urlaub verbinden. Viele Hotels bieten Kuren für aktives Fasten an. Der Kostverzicht im Kreis von Gleichgesinnten und die professionelle Anleitung durch Fastentrainer erhöht Motivation und Fastenerfolg. Die begleitenden Bewegungsprogramme, etwa Yoga oder Wandern, helfen, die Muskulatur zu erhalten und zu verhindern, dass der Körper beim längeren Darben Muskelprotein abbaut.

Die Heilfasten-Tradition sieht das Abführen als zentralen Bestandteil der Kur vor. Eine Darmreinigung soll unter anderem Verstopfungen verhindern und Hungergefühle reduzieren. Die gängigste Methode ist die Einnahme von Glaubersalz: dazu 30–40 g Natriumsulfat (Apotheke) in 1 l Wasser auflösen und innerhalb von 20 Minuten trinken. Etwas Zitronensaft verbessert den Geschmack. Nach 30 Minuten weitere ½–1 l Wasser oder Tee trinken.[144] Wer sich die Prozedur ersparen möchte, kann das Abführen auch auslassen: Neuere Studien stellen die Notwendigkeit für die Darmreinigung eher in Frage.[145]

Die maximal erlaubte Energiezufuhr liegt bei 250–500 kcal pro Tag. Während der Fastentage erfolgt eine tägliche Zufuhr von Gemüsebrühe (0,25 l), Obst- oder Gemüsesäften (0,25 l) und Honig (30 g) sowie täglich mindestens 2½ l Flüssigkeit durch Kräutertee oder Wasser.

Säfte und Brühen sollten langsam und bewusst genossen werden. Langsamkeit macht aus einer einfachen Handlung ein bewusstes Erlebnis – was beim Fasten das Gefühl von

Verzicht reduziert. Durch bewusstes Trinken entsteht ein Gefühl von Fülle: Das Gehirn nimmt »Genuss« wahr, auch mit wenig Kalorien. Der Geschmack der Brühe kann mit frischen Kräutern wie Petersilie, Schnittlauch oder Thymian aufgepeppt werden.

In den ersten Tagen, bevor die typische Stimmungsaufhellung einsetzt, kann Heilfasten zu Kopfschmerzen, Müdigkeit und anderen Befindlichkeitsstörungen führen (»Fastenkrise«). Tai-Chi, Stretching, Atemübungen oder Yoga lenken die Aufmerksamkeit von solchen Malaisen ab. Zudem reduzieren Entspannungsübungen Stresshormone im Körper. Das hilft gerade Fastenanfängern, bei denen der Organismus als Reaktion auf die Auszeit vom Essen zunächst vermehrt Kortisol und Adrenalin ausschüttet.

Bis die einsetzende Ketose nach etwa drei Tagen den Appetit zügelt, kann der leere Magen zur Belastung werden. Dagegen helfen unterschiedliche Strategien. Bittertropfen reduzieren den Heißhunger und unterstützen die Verdauung: am besten 5–10 Minuten vor dem Verzehr der Fastensuppe oder der Fastensäfte einnehmen. Auch Tees wie Zitronenverbene oder leicht saures Zitronenwasser können den Hunger etwas dämpfen.

Den Abschluss der Essenspausen bildet das Fastenbrechen, bei dem langsam ein reifer Apfel verzehrt wird. Am Abend folgt meist eine leichte Kartoffelsuppe.

Der anschließende Kostaufbau (Refeeding) basiert auf einer sanften ovo-lacto-vegetarischen Ernährung, vorzugsweise mit frischen, biologisch angebauten Lebensmitteln. Diese Phase zeichnet sich durch einen hohen Anteil von Ballaststoffen, einen bewussten Einsatz von ungesättigten Fettsäuren (z. B. aus kalt gepressten Pflanzenölen) und einen geringen Anteil von gesättigten Fetten aus. Es wird empfohlen, das Essen achtsam und

Unterschiede zwischen Longevity-Heilfasten und therapeutischem Heilfasten

Aspekt	Heilfasten aus Longevity-Sicht	Heilfasten aus therapeutischer Sicht
Ziel	Verlangsamung der biologischen Alterungsprozesse, Verlängerung der Gesundheitsspanne	Behandlung bestehender Krankheiten
Zielgruppe	gesunde Menschen ohne akute Erkrankung	Menschen mit definierten Krankheitsbildern
Dauer	5–10 Tage (Kurzzeitfasten)	mindestens 10–21 Tage
Wiederholung	keine evidenzbasierte Empfehlung; vermutlich 2–3 Zyklen pro Jahr	einmal jährlich
ärztliche Begleitung	nicht zwingend nötig	notwendig
Setting	ambulant, zu Hause oder in Gruppen	häufig stationär, ggf. ambulant
Indikation	keine Indikation, präventiver Ansatz	rheumatische Erkrankungen, chronische Schmerzen, metabolisches Syndrom, Reizdarm etc.

Auf einen Blick: Der Heilfasten-Plan nach Buchinger

PHASE 1: Vorfastenzeit (1. Tag – circa 600 Kilokalorien)

- kohlenhydratarme, vegetarische Diät
- Hauptbestandteile: Reis und Gemüse
- Aufteilung auf 3 kleine Mahlzeiten

PHASE 2: Fasten (5 Tage à maximal 250 Kilokalorien/Tag)

- Tägliche Flüssigkeitszufuhr: 2–2½ Liter Wasser oder ungesüßte Kräutertees
- Energiezufuhr:
  - ▸ mittags: 250 ml frisch gepresster Bio-Fruchtsaft
  - ▸ abends: 250 ml klare Gemüsesuppe
- Hinweis bei Kreislaufproblemen:
  - ▸ 1 TL Honig einnehmen

PHASE 3: Wiederaufbau (1. Tag 800 Kilokalorien, 2. Tag 1600 Kilokalorien)

- Ernährungsweise:
  - ▸ leichte ovo-lacto-vegetarische Kost
  - ▸ ballaststoffreich:
    - Vollkornprodukte, Backpflaumen, Leinsamen
    - Chicorée, Kartoffelpüree, frischer Spinat, Kürbissuppe
  - ▸ gesunde Fette:
    - ungesättigte: kaltgepresste Pflanzenöle
    - wenig gesättigte: fettarmer Joghurt
  - ▸ Verzicht auf Zucker & schwere Speisen

Während Phase 1 und 2 empfehlen sich Entspannung und Ruhe und lediglich leichte bis normale körperliche Aktivitäten wie Spaziergänge und Gymnastik.

gründlich zu kauen. Die tägliche Kalorienzufuhr wird dabei schrittweise gesteigert: von etwa 800 kcal am ersten auf 1000 kcal am zweiten, 1200 kcal am dritten und rund 1600 kcal am vierten Tag.

Gesunde Menschen verkraften Heilfasten problemlos. Wer chronisch erkrankt ist, sollte die Kur unter medizinischer Aufsicht machen. Denn das Fasten kann den Blutdruck verändern, Medikamente können in ihrer Wirkung verstärkt oder abgeschwächt werden. Nicht geeignet ist Heilfasten für Stillende, Schwangere, Menschen mit Untergewicht oder Essstörungen sowie für Personen mit bestimmten Vorerkrankungen wie Typ-1-Diabetes oder schweren Nieren- oder Leberleiden.

Im Steckbrief: Intermittierendes Fasten

Intervallfasten (intermittierendes Fasten, IF) ist eine Ernährungsweise, bei der Essen und Fasten in regelmäßigen Abständen wechseln. Im Gegensatz zu anderen Varianten der Nahrungskarenz ist dieses Konzept als Dauerkostform angelegt. Das Ziel ist meist eine bleibende Gewichtsreduktion. Ob das gelingt, hängt maßgeblich von der tatsächlichen Energiezufuhr ab. Wie die Praxis zeigt, erleichtern es die eingeschränkten Essenszeiten, das angestrebtes Kaloriendefizit zu erreichen. Stoffwechselgesundheit und Zellverjüngung profitieren ebenfalls von IF, wenn auch vergleichsweise weniger stark als bei Fastenvarianten mit längerer Nahrungskarenz. Nach dem Homesis-Prinzip (»Moderate Stressreize bewirken eine ›gesunde Antwort‹ des betroffenen Organismus«) scheinen sich intermittierende Fastenregime besser auszuwirken als eine permanente Reduktion der zugeführten Kalorien. Auf Letztere stellt sich der Metabolismus irgendwann ein, auf Erstere reagiert er immer wieder wie auf einen neuen Stressreiz. In der Regel beinhaltet intermittierendes Fasten keine oder nur vage Empfehlungen zur Lebensmittelauswahl: ein Aspekt, der die Compliance erhöht und zum langfristigen Erfolg der Ernährungsstrategie beitragen kann. Unter Longevity-Gesichtspunkten empfiehlt sich eine pflanzliche, zuckerarme und gemüsereiche Kost. Die verschiedenen Formen des Intervallfastens unterscheiden sich in der Dauer und der Häufigkeit des Nahrungsverzichts.

16:8-Methode, die beliebteste Variante. Bei diesem Plan wird 16 Stunden lang gefastet und in den verbleibenden acht Stunden gegessen. Praktisch bedeutet das, entweder das Frühstück oder das Abendessen zu streichen bzw. deutlich später oder früher einzunehmen. Der Vorteil der 16:8-Methode: Ein großer Teil der täglichen Fastenzeit wird verschlafen. Erfahrungsgemäß fällt es vielen Menschen leichter, auf die Morgenmahlzeit zu verzichten (»Breakfast Skipping«). Ein Essplan folgt dann beispielsweise diesem Muster: Mittagessen um 12 Uhr, Snack um 16 Uhr, Abendbrot spätestens um 20 Uhr. Möglich ist auch: spätes Frühstück um 11 Uhr, Mittagessen um 13 Uhr, Abendessen um 19 Uhr. Aus metabolischer Perspektive ist angeraten, eher das Dinner zu streichen: Weil der Stoffwechsel an die innere Uhr des Körpers gekoppelt ist, werden Mahlzeiten morgens noch besser vom Körper verarbeitet als abends.[146] In jedem Fall sollte das Mittagessen die kalorienreichste Mahlzeit des Tages sein.

« Das Buchinger-Heilfasten verläuft in drei Phasen.

5:2-Methode: Bei dieser Diät wird an fünf Tagen in der Woche normal gegessen. An den beiden nicht aufeinanderfolgenden Fastentagen stehen maximal 20–25 % der benötigten Nahrungsmenge auf dem Plan. Wie viele Kalorien das im Einzelfall sind, hängt von Gewicht, körperlicher Aktivität und Geschlecht ab. Faustregel: maximal 500 kcal täglich bei Frauen, maximal 600 kcal täglich bei Männern. Ratsam ist, an den Fastentagen zu Lebensmittel mit hohem Sättigungseffekt zu greifen, also zu ballaststoffreicher Kost (etwa Gemüse, Naturreis, Hülsenfrüchte, Haferflocken) sowie zu proteinreichen und fettarmen Speisen. Hochglykämische Lebensmittel wie Weißbrot, Pasta, weißer Reis oder Kartoffeln hingegen, die zu einer schnellen Erhöhung des Blutzuckerspiegels führen, verleiten oft zu einer höheren Kalorienaufnahme. Idealerweise folgen die beiden Fastentage einem festen Rhythmus, etwa dienstags und freitags.

Die 5:2-Methode zählt zu den populärsten Formen des Intervallfastens. Sie wurde 2013 von dem britischen Mediziner und Wissenschaftsjournalisten Michael Mosley in dem Buch »The Fast Diet« vorgestellt. Mosleys Konzept wiederum basiert auf der 2-Tage-Diät, die die britische Ernährungswissenschaftlerin Michelle Harvie zusammen mit dem Onkologen Tony Howell entwickelte. Ursprünglich sollte die 2-Tage-Diät an Brustkrebs erkrankten Frauen die Gewichtsabnahme erleichtern.[147] Harvie empfiehlt, die Kalorienzufuhr an zwei aufeinanderfolgenden Tagen pro Woche auf maximal etwa 650 kcal pro Tag zu reduzieren. An diesen Tagen sollte der Speiseplan möglichst eiweißreich und arm an Kohlenhydraten sein. Geeignete Lebensmittel sind z. B. Fisch, Geflügel, Eier, Milchprodukte, Tofu sowie Gemüse und etwas Obst. An den restlichen fünf Tagen der Woche wird zu einer ausgewogenen Ernährung im Stil der Mittelmeerküche geraten.

Alternierendes Fasten: Eine weitere Variante des Intervallfastens ist das Alternate-Day-Fasting (ADF). Diese Version basiert darauf, dass sich Tage, an denen normal gegessen werden darf, mit Fastentagen abwechseln. An Letzteren ist bei strikter Auslegung keine Kalorienaufnahme erlaubt, bei modifizierten Formen sind es etwa 25 % der sonst üblichen Energiemenge. Bei der strengsten ADF-Variante wird an jedem zweiten Tag gefastet. Dieses Vorgehen verlangt einen hohen Grad an Selbstdisziplin und wird oft nicht lange durchgehalten.

Dinner Cancelling: Bei dieser Spielart wird – je nach Variante – jeden Abend oder nur an ein bis zwei Tagen pro Woche auf das Abendessen verzichtet. Das Ziel ist eine verlängerte Nahrungskarenz von mindestens 14 Stunden bis zum Frühstück. In dieser Zeit sollen dann nur kalorienarme Getränke wie Wasser und Tee konsumiert werden. Als Vorläufer des Intervallfastens, speziell der 16:8-Methode, gewann Dinner Cancelling in den frühen 2000er-Jahren in Deutschland zunehmend an Beliebtheit.

Intervallfasten aus Longevity-Perspektive

In Tiermodellen zeigen sich klare lebensverlängernde Effekte durch wiederkehrende Fastenintervalle, besonders in Kombination mit Kalorienrestriktion. Mäuse mit begrenzten Futterzeiten werden bis zu 35 % älter als Artgenossen, die fressen können, wann und so viel sie wollen.[148] Die Verlängerung der Lebensspanne geht womöglich vor allem auf die Verzögerung von Tumorerkrankungen zurück, die bei Mäusen zu den häufigsten natürlichen Todesursachen zählen.[149] Die Zahl der klinischen Humanstudien zum Intervallfasten ist noch gering, nimmt aber zu, wobei die unterschiedlichen Formen des IF die Auswertung erschweren. Die meisten Untersuchungen konzentrieren sich auf den Einfluss des intermittierenden Fastens auf Adipositas, Insulinresistenz, Fettstoffwechselstörungen, Bluthochdruck und Entzündungen. Neuere Daten weisen darauf hin, dass zeitbeschränktes Essen die Dynamik des Alterns positiv beeinflusst. In einer klinischen Studie mit 49 Teilnehmern verjüngte das 16:8-Intervallfasten Immunsystem und Darmmikrobiom.[150] Ein anspruchsvolles Alternate-Day-Fasting (ADF) führte in einer Untersuchung der Universität Graz nicht nur zu besseren kardiovaskulären Markern, sondern unter anderen auch zu reduzierten Werten bei dem altersassoziierte Entzündungsmarker sICAM-1 und der alterungsfördernden Aminosäure Methionin.[151] Ein Experiment, das federführend am Department of Kinesiology and Nutrition der University of Illinois at Chicago durchgeführt wurde, kam zu dem Ergebnis, dass sich Intervallfasten und eine klassische Diät kaum unterscheiden, was kardiometabolische Risikofaktoren wie Blutfettwerte, Blutdruck, Nüchtern-Blutzucker oder Insulinresistenz betrifft. Die randomisierte klinischen Studie untersuchten die Effekte von Alternate-Day-Fasting im Vergleich zu einer kontinuierlichen Kalorienrestriktion bei hundert übergewichtigen und adipösen Erwachsenen.[152]

Intervallfasten: Strategien für die Praxis

Welche Variante des Intervallfastens der Gesundheit und Langlebigkeit am meisten zugutekommt, lässt noch nicht sicher beurteilen.[153] Das macht diejenige Spielart zur besten Wahl, die optimal zum eigenen Alltag und Biorhythmus passt.

Wer morgens ohnehin keinen Hunger hat, streicht bei der 16:8-Diät das Frühstück und startet mittags mit der Kalorienaufnahme. Wer lieber über den Tag verteilt isst, dem liegt die 5:2-Methode womöglich näher. Grundsätzlich fällt die 16:8-Methode mit ihren täglichen Essensrhythmen vielen Menschen leichter als die 5:2 Methode oder die ADF-Variante. Dies wird durch die vergleichsweise hohe Abbruchquote in verschiedenen Studien zum Thema belegt.[154]

Eine schrittweise Annäherung an das angestrebte Fastenregime ist erlaubt und sinnvoll. Erscheint die 16-stündige Nahrungskarenz als zu lange, fängt man erst einmal mit einer 12- oder 14-stündigen Auszeit an. Anschließend verschiebt man die erste oder letzte Mahlzeit allmählich um 30 Minuten, bis das gewünschtes Fastenfenster erreicht wird. Möglich ist auch, die ungewohnt lange Essenspause anfänglich mit etwas Gemüsebrühe zu überbrücken.

Anhänger der 5:2-Methode kaufen Lebensmittel am besten an Nicht-Fasten-Tagen: Wer hungrig durch den Supermarkt läuft, greift zu ungesünderen Produkten. Reichlich Gemüse, Ballaststoffe und gesunde Eiweißquellen helfen während der Essenszeiten, lange satt zu bleiben und Heißhunger zu vermeiden. Als günstig erweisen sich Hülsenfrüchte, Vollkornprodukte, Haferflocken und Nüsse sowie Eiweißquellen wie Fisch oder Hüttenkäse. Proteine sind überdies wichtig, um keinen Muskelabbau zu riskieren.

Bei der 16:8-Methode ist der Zeitrahmen, um Stoffwechselprozesse wie Autophagie und Ketose anzustoßen, knapp bemessen. Doch das Umschalten in den Fastenstoffwechsel lässt sich etwas beschleunigen: mit Ausdauersport. Wer in der Nahrungspause körperlich aktiv wird, leert die Zuckerspeicher in Leber und Muskulatur schneller. So kann das Fastenprogramm zügiger einsetzen.[155]

Obwohl Intervallfasten die Gesundheit prinzipiell fördert, ist das Essen nach der Uhr nicht für jeden geeignet. Während der Schwangerschaft und Stillzeit, bei Essstörungen wie Anorexie oder Bulimie sowie bei Untergewicht verbietet sich auch diese Form der Nahrungskarenz. Für Patienten mit niedrigem Blutdruck, Stoffwechselerkrankungen, chronischen Krankheiten und hohem Lebensalter gilt: Vor dem Intervallfasten das Okay des Arztes einholen.

Im Steckbrief: Scheinfasten (FMD)

Der Fasting Mimicking Diet (FMD, deutsch: Scheinfasten) gelingt scheinbar Widersprüchliches. Trotz dreier fester, kleiner Mahlzeiten täglich versetzt sie den Organismus in den metabolischen Zustand des Fastens. Vorgestellt wurde dieses Ernährungskonzept um das Jahr 2015 vom italienisch-amerikanischen Biogerontologen Valter Longo von der University of Southern California (USC). Der Wissenschaftler, der zu Kalorienrestriktion, Langlebigkeit und Krebsprävention forscht, erkannte ein grundsätzliches Dilemma, das mit den üblichen Formen der Nahrungskarenz verbunden ist: Obwohl Fasten enorme gesundheitliche Vorteile besitzt, halten viele Menschen längere Essenspausen körperlich und mental nur schwer durch. Zudem ist eine rigorose Nulldiät mit potenziellen Risiken für Kranke oder ältere Menschen verbunden. Selbst Gesunde nehmen bei Hungerkuren gewisse Nachteile in Kauf. Ihre Leistungsfähigkeit sinkt, Muskulatur geht verloren, das Immunsystem leidet durch den Eiweißverlust. Dazu kommt: Die körperlichen und sozialen Einschränkungen machen eine längere Nahrungskarenz für Berufstätige außerhalb des Urlaubs wenig praktikabel.

Aus diesen Gründen suchte Valter Longo nach einem alltagstauglichen Ernährungsprogramm, das drei feste Mahlzeiten am Tag erlaubt, möglichst viele Nährstoffe liefert und den Körper trotzdem im begehrten Fastenzustand hält. In präklinischen und klinischen Studien ermittelte Longo die Formel für das Scheinfasten: Maximal 800 kcal pro Tag sind möglich, sofern sich die Lebensmittelauswahl auf stärkearmes Gemüse, Salate, gesunde pflanzliche Fette sowie zuckerarmes Obst beschränkt. Fleisch, Käse, Milch, aber auch Pasta, Brot oder Fruchtsäfte hingegen sind tabu: Denn ein Teil der Fastenwirkung kommt allein durch den Verzicht auf tierische Proteine sowie Zucker zustande, wie der Direktor des USC Longevity-Instituts herausfand. Stellt man die Mahlzeiten nach dieser Norm zusammen und limitiert die Portionsgröße, bleibt die Nahrungsaufnahme unter dem Radar der Signalwege IGF1 und mTOR. Das heißt, trotz des Essens laufen im Körper die metabolischen Prozesse des Fastens ab.

Auf dieser Grundlage entwickelte Longo eine patentierte Fastenbox mit pflanzlichen, protein- und kohlenhydratarmen Lebensmittelprodukten, deren Zusammensetzung präzise den Erfordernissen der Fasting Mimicking

Diet entspricht. Diese Scheinfastendiät dauert fünf Tage und soll mehrmals im Jahr wiederholt werden. Am ersten Tag stehen 1100 kcal zur Verfügung, an den weiteren Tagen je 700–800 kcal. Zum Vergleich: Eine erwachsene Frau mit sitzender Tätigkeit verbraucht etwa 1900 kcal am Tag, ein erwachsener Mann etwa 2400 kcal am Tag.[156] Das online bestellbare Essensset trägt den Namen ProLon (ab ca. 180 Euro). Es enthält alle nötigen Zutaten für eine komplette Fastenkur, etwa Nussriegel, Suppen, Gemüseeintopf, Oliven, Cracker. An den fünf Tagen verzehren die Anwender ausschließlich Produkte aus dem klinisch getesteten FMD-Kit.

Die fastenimitierende Diät funktioniert allerdings nicht nur per Lebensmittelbox. Auch mit selbst gekochten, frischen und vollwertigen Mahlzeiten gelingt der Metabolic Switch in den Hungerstoffwechsel. Voraussetzung: Die Gerichte halten die Vorgaben für die maximale Menge an Kalorien, Zucker und Proteinen penibel ein. Interessierte finden in den Buchhandlungen mittlerweile eine Reihe von Rezeptsammlungen, die helfen, wohlschmeckende Gerichte nach der FMD-Nährstoffformel zuzubereiten. Die Mahlzeiten eint, dass gesunde pflanzliche Fette den Großteil der Kalorien liefern, während stärkearmes Gemüse, Salate und Pilze volumenmäßig die wichtigste Zutat bilden. Diese vegane sowie zucker- und energiearme Lebensmittelzusammenstellung lässt den Organismus im Glauben, dass es zu einem Nahrungsstopp kam, wie in Hungerphasen oder beim Wasserfasten.

Als optimale Dauer für die Ernährungsumstellung legte Longo fünf Tage fest. Das ist einerseits kurz genug, um die Fastenkur alltagstauglich zu halten und das Risiko für unerwünschte Nebenwirkungen auf ein Minimum zu senken. Die unerquickliche Darmentleerung, wie sie beim Buchinger-Heilfasten und der Nulldiät vorgesehen ist, fällt beim Scheinfasten weg. Zugleich genügt die Zeitspanne von einer knappen Woche, damit die metabolischen Fastenprozesse wie verstärkte Fettverbrennung und Verjüngung auf Zellebene die nötige Intensität erreichen. Die FMD wird allerdings nicht nur zu Longevity-Zwecken oder zur Gewichtsreduktion eingesetzt, sondern auch bei Patienten mit klar definierten Krankheitsbildern wie Herz-Kreislauf-Erkrankungen oder Diabetes. Etwa 80–90 % der Effekte des Heilfastens lassen sich mit der FMD-Diät erzielen, schätzt der Berliner Internist Andreas Michalsen, der an der Charité zu Fasten und Ernährungsmedizin forscht.[157]

Grundprinzip der Scheinfastendiät (FMD)

Dauer	5 Tage pro Zyklus
Kalorienzufuhr	Tag 1: ca. 1100 kcal täglich Tag 2–5: ca. 750 kcal täglich
Makronährstoffverteilung	Eiweiß: niedrig Fett: moderat Kohlenhydrate: niedrig
Ziel	Körper in einen Fastenzustand bringen, ohne komplett auf Nahrung zu verzichten
erlaubte Lebensmittel	pflanzlich basiert, z. B. Gemüse, Nüsse, Brühen, wenig Zucker und Protein
Häufigkeit	3- bis 12-mal jährlich (je nach gesundheitlichem Ziel)

Scheinfasten aus Longevity-Perspektive

Die fastenimitierende Diät ist in den vergangenen Jahren in zahlreichen vorklinischen Studien sowie in mehr als 30 Humanstudien untersucht worden.[158] Dabei schnitt das modifizierte Fasten, was die typischen Risikofaktoren für Alterserkrankungen von Herz, Kreislauf oder Stoffwechsel betrifft, vergleichbar gut ab wie die klassischen Formen der Nahrungskarenz. In einer randomisierten Cross-Over-Studie mit 71 Probanden im Alter von 20–70 Jahren, die im Lauf von drei Monaten drei FMD-Zyklen durchliefen, zeigten sich beispielsweise folgende Verbesserungen: Die Teilnehmer, die an den restlichen Tagen des Monats keinen Einschränkungen unterworfen waren, verloren im Schnitt 2,6 kg Gewicht. Ihr Bauchumfang verringerte sich um 4,1 cm. Der systolische Blutdruck sank um 4,5 mm Quecksilbersäule (mmHg), der diastolische um 3,1 mmHg. Der insulinähnliche Wachstumsfaktor IGF-1 ging um 21,7–46,2 Nanogramm pro Milliliter (ng/ml) zurück. Bei den Teilnehmern mit erhöhten Ausgangswerten besserten sich auch Triglyceride, Cholesterin und der Nüchtern-Blutzucker.[159]

Scheinfasten beeinflusst demnach relevante Gesundheitsmarker, die mit einem längeren Leben in Verbindung stehen. Zugleich wirkt es auch nachweislich auf die Dynamik des Alterns. Laut einer 2025 in *Nutrition Reviews* veröffentlichten Übersichtsarbeit ist eine periodische Scheinfastenkur in der Lage, die Regeneration von Stammzellen zu fördern und die Lebensdauer bei Nagetieren zu verlängern.[160] Die nachhaltige Verjüngung macht sich auch beim biologischen Alter bemerkbar. Bereits nach drei Zyklen der FMD sinkt das biologische Alter im Durchschnitt um 2½ Jahre, so eine Veröffentlichung in *Nature Communications*. Die Studienautoren schätzten, dass drei Scheinfastenkuren jährlich, ab einem Alter von 50 Jahren durchgeführt, die mediane Lebenserwartung um etwa fünf Jahre verlängern.[161]

Scheinfasten: Strategien für die Praxis

Die fastenimitierende Diät lässt sich sowohl mit kommerziellen Lebensmittelboxen als auch mit selbst zubereiteten Mahlzeiten umsetzen. Letzteres erfordert ein gewisses Maß an Vorbereitung sowie ein Grundwissen über Ernährung. Um den gewünschten Fastenzustand auf zellulärer Ebene zu erreichen – insbesondere die Aktivierung der Autophagie und die Modulation des IGF-1-Signalwegs –, muss die vorgegebene Makronährstoffverteilung eingehalten werden. Abweichungen vom Kalorienlimit oder dem Verhältnis von Kohlenhydraten, Proteinen und Fetten können dazu führen, dass der Organismus unbemerkt aus dem Fastenmodus herausfällt. Wer auf Nummer sicher gehen möchte, greift auf Gesundheitskochbücher zum Scheinfasten zurück, die zumeist zahlreiche Rezeptvorschläge bieten.

Bis zu drei Mahlzeiten pro Tag sind beim modifizierten Fasten vorgesehen: entweder klassisch als Frühstück, Mittagessen und Abendbrot oder auf zwei Mahlzeiten und einen Snack verteilt. Ziel ist es, etwa die Hälfte der Kalorien aus komplexen Kohlenhydraten mit geringem glykämischen Index aufzunehmen. Ungesättigte Fettsäuren liefern weitere 50 % der Kalorien. Die Eiweißaufnahme ist minimal.

Die Scheinfastendiät ist eine periodische Fastenkur. Erst die regelmäßige Wiederholung verstetigt die positiven Effekte. Die Fre-

Scheinfasten: Der Essplan

TAG 1: 1.100 Kilokalorien

- 500 kcal in Form stärkearmer Kohlenhydrate:
  Salate und Gemüse, z.B. Brokkoli, Tomaten, Karotten, Kürbis, Pilze
- 500 kcal in Form gesunder Fette:
  v.a. Nüsse, Avocado, Oliven, Olivenöl
- 25 g Protein pflanzlichen Ursprungs, insbesondere aus Nüssen
- 3–4 Tassen ungesüßter Tee
- Wasser nach Belieben

TAG 2–5: 750–800 Kilokalorien

- 400 kcal in Form stärkearmer Kohlenhydrate:
  Salate und Gemüse, z.B. Brokkoli, Tomaten, Karotten, Kürbis, Pilze
- 400 kcal in Form gesunder Fette:
  v.a. Nüsse, Avocado, Oliven, Olivenöl
- 3–4 Tassen ungesüßter Tee
- Wasser nach Belieben

quenz kann individuell an die eigene Gesundheit und Lebenssituation angepasst werden. Zwei Zyklen pro Jahr sind das Minimum, drei oder vier sind für Gesunde aus Longevity-Perspektive ideal. Für Menschen mit Übergewicht, Bluthochdruck oder hohem Cholesterinspiegel empfiehlt FMD-Erfinder Valter Longo eine monatliche Durchführung nach Absprache mit dem Hausarzt. Ziel ist es, regelmäßig von den positiven Effekten auf Stoffwechsel, Zellregeneration und Krankheitsprävention zu profitieren.

Scheinfasten ist für fast jeden geeignet. Ausnahmen bilden Schwangere, Stillende, Menschen mit Neigung zu Essstörungen und natürlich Schwerkranke, die kein Gewicht verlieren dürfen. Bekannte Allergien – etwa gegen Nüsse oder Soja – gilt es bei der Planung der Diät zu berücksichtigen.

Im Steckbrief: Wasserfasten

Wasserfasten (WF) ist die strengste und ursprünglichste Form der Nahrungskarenz. Für einen Zeitraum von wenigen Tagen bis zu mehreren Wochen werden feste Mahlzeiten durch energiefreie Getränke wie Wasser oder ungesüßten Tee ersetzt. Bei längerem Fasten kann überdies die Supplementierung von Mineralsalzen und Vitaminen sinnvoll sein. Historisch gesehen ist die Null-Kalorien-Diät eng mit religiösen und spirituellen Praktiken verbunden. Unter dem Einfluss der Natural-Hygiene-Reformbewegung gewann WF in der der zweiten Hälfte der 19. Jahrhunderts zunehmend an Popularität in den USA. Ärzte wie Henri Tanner oder Edward Hooker Dewey setzten das therapeutische Fasten gezielt zur Behandlung oder Vorbeugung gegen Krankheiten ein. Um zu demonstrieren, dass selbst längeres Nicht-Essen keine gesundheitlichen Nachteile hervorruft, unterzog sich Tanner am Medical College in NewYork unter Aufsicht von Kollegen einer 42-tägigen Nulldiät.[162] Eine wichtige Rolle für die Popularisierung des Wasserfastens spielte überdies der amerikanische Naturheilkundler Herbert Shelton, der im 20. Jahrhundert zahlreiche Bestseller zum Thema veröffentlichte (u.a. »Fasting Can Save Your Life«). Die Ideen der Natural-Hygiene-Bewegung leben in modernen Fastenprogrammen und -kliniken fort, vor allem in den USA. Die entsprechenden Fastenkuren dauern in der Regel zwischen sieben und 20 Tage.[163]

Als stationäre Nulldiät bei Adipositas gewann die Hungerkur vor allem in den 1970er- und 1980er-Jahren an Bedeutung. Tatsächlich ist der Gewichtsverlust bei längerem Darben beträchtlich: In einer neueren Studie unter Beteiligung des Berlin Institute of Health in der Charité (BIH) verloren die Teilnehmer eines siebentätigen Wasserfastens im Durchschnitt 5,7 kg an Gewicht.[164] Davor waren 1½ kg Fettmasse, die sie auch bei der Rückkehr zum normalen Essen nicht wieder ansetzten, so die Studienautoren.[165] Dennoch wird WF nicht mehr als nachhaltige Maßnahme zur Gewichtsreduktion betrachtet. Diese Ernährungsintervention besitzt keine positive Wirkung auf den BMI, die langfristig nicht auch mit weniger radikalen Mitteln wie etwa Reduktionskost zu erreichen ist. Aufgrund des fastenbedingt gesunkenen Grundumsatzes und des Verlusts an Muskelmasse birgt die Nahrungskarenz die Gefahr des Jo-Jo-Effekts.

Auch bei der Prävention und Therapie von Stoffwechselerkrankungen oder Herz-Kreislauf-Beschwerden hat die Nulldiät stark an Bedeutung verloren. Die nachgewiesenen Gesundheitsvorteile sind mit potenziellen Risiken erkauft, selbst wenn die meisten ärztlich überwachten, längeren Fastenprogramme nur von geringfügigen Nebenwirkungen berichten. Diese beschränken sich in der Regel auf Hunger, Kopfschmerzen, Übelkeit, Erbrechen, Mundtrockenheit und Müdigkeit. Es wurden jedoch auch schwerwiegendere Nebenwirkungen dokumentiert, darunter Ödeme, abnorme Leberwerte, verminderte Knochendichte und metabolische Azidose.[166] In einem aktuellen Studienreview waren überdies fast alle metabolischen Vorteile nach drei bis vier Monaten verschwunden, selbst wenn der Gewichtsverlust beibehalten wurde.[167]

Wasserfasten aus Longevity-Perspektive

Langzeitdaten zur Lebensverlängerung beim Menschen fehlen für die Nulldiät ebenso wie für die andere Fastenvarianten. Die vorhandenen Humanstudien, die mehrtägiges Wasserfasten unter ärztlicher Aufsicht untersuchten, bestätigen jedoch, dass der Nahrungsverzicht wichtige verjüngende Signalwege aktiviert. Beispielsweise senkte eine rigorose fünftägige Essenspause in einer klinischen Studie mit normalgewichtigen Probanden nicht nur etliche Risikofaktoren für das metabolische Syndrom, sondern auch wesentliche Biomarker des Alterns besserten sich. Der insulinähnliche Wachstumsfaktor 1 (IGF-1) etwa ging um 26% zurück: Das Hormon fördert Zellwachstum, wird aber auch mit Krebsrisiko und beschleunigter Alterung assoziiert. Auch bei Körpergewicht, BMI, Blutdruck, Insulin und Entzündungswerten schnitten die Fastenden besser ab.[168]

Unter den zahlreichen Fastenkonzepten ist die Nulldiät vermutlich sogar am besten geeignet, die zellverjüngenden Prozesse anzustoßen, die mit Nahrungskarenz verbunden sind. Als strikteste und auf mehrere Tage ausgelegte Fastenvariante verspricht sie, Ketose und Autophagie maximal zu aktivieren. Die Umstellung auf den Hungerstoffwechsel beginnt beim Fasten meist nach 12–24 Stunden, wird aber erst mit zunehmender Fastendauer intensiver – insbesondere ab dem zweiten oder dritten Tag. Erst dann greift der Körper weitgehend auf Ketonkörper wie Beta-Hydroxybutyrat als Ketonquelle zurück. Ähnliches gilt für die Autophagie. Das Zellrecycling läuft bereits nach etwa 14–16 Stunden verstärkt ab; den Höhepunkt erreicht dieser Prozess vermutlich erst nach einem Energiemangel von 24–48 Stunden.[169] Intervallfasten nach dem 16:8-Muster kratzt vermutlich lediglich an der Autophagie, selbst wenn sich die Effekte durch den Wiederholungseffekt addieren. In einer Studie des Berlin Institute of Health in der Charité (BIH), bei der die Forscher die Reaktionen des Organismus beim Wasserfasten anhand von Tausenden von Blutproteinen verfolgten, zeigten sich die deutlichen Veränderungen erst nach drei Tagen ohne Kalorienaufnahme – später, als die Wissenschaftler vermutet hatten.[170]

Wasserfasten: Strategien für die Praxis

Manchen Menschen fällt es leichter, gar nicht zu essen als nur wenig. Anderen liegt das simple Ernährungskonzept des Wasserfastens. In solchen Fällen kann die Nulldiät trotz der potenziellen Risiken dafür geeignet sein, von den Vorzügen der Nahrungskarenz zu profitieren. Ähnlich wie das Buchinger-Heilfasten wird auch das Wasserfasten häufig als Ritual erlebt, das für mentale Klarheit und Fokus sorgt.

Gesunde Fastenanfänger sollten für nicht länger als drei Tage auf Zero-Kalorien-Kur gehen. Erfahrene und belastbare Fastende können bis zu eine Woche, nach ärztlicher Absprache auch bis zu zwei Wochen darben. Patienten mit chronischen Erkrankungen benötigen eine medizinische Begleitung für die Nulldiät, sie fasten in der Regel am besten stationär.

Abgesehen vom Verzicht auf Nahrung gibt es beim Vollfasten nur eine weitere Regel: Fastende nehmen täglich mindestens drei Liter stilles, lauwarmes Wasser zu sich.

Ohne Energie aus Nahrung greift der Körper auf seine Reserven zurück. Dieser beabsichtigte Effekt führt häufig zu Energieverlust, Schwächegefühl, Schwindel, Kreislaufproblemen und Konzentrationsstörungen. Um diese Nebenwirkungen klein zu halten, ist es sinnvoll, körperliche und geistige Belastungen bei der Nulldiät zu reduzieren. Viele Menschen finden es angenehmer, den Fastenstart auf einen Donnerstag oder Freitag zu legen. Dann fallen die kritischen zweiten und dritten Fastentage auf das Wochenende.

Dem Vollfasten kann man sich schrittweise annähern. Wer sich unsicher ist, experimentiert vor der strikten Essenspause mit Intervallfasten (etwa 16:8, 5:2 oder alternierendes Fasten). So lernt der Körper, Hungerphasen besser zu tolerieren und leichter auf seine Energiereserven zurückzugreifen.

Ähnlich wie das Heilfasten sieht die Nulldiät Entlastungstage vor Beginn sowie Aufbautage nach dem Fasten vor. Um den Körper auf den Nahrungsverzicht vorzubereiten, wird die Ernährung einen bis drei Tage zuvor – je nach Länge der nachfolgenden Fastenperiode – auf leicht verdauliche, fettarme und zuckerarme Kost umgestellt: etwa auf gedünstetes Gemüse, Suppen, Reis oder Bananen. Die sanfte Vorbereitung kann helfen, Nebenwirkungen wie starke Hungergefühle, Kopfschmerzen oder Abgeschlagenheit während des Fastens zu verringern.

Nach dem Kostverzicht wird der Darm mit zwei bis drei Aufbautagen – je nach Länge der Fastenperiode – wieder an feste Nahrung gewöhnt. Ideal sind kleine Portionen leicht verdaulicher Speisen wie Porridge, Suppen oder gedünstetes Gemüse. Auf zuckerreiche und fetthaltige Gerichte lieber zunächst verzichten. Eine zu schnelle Rückkehr zum normalen Essen kann Verdauung und Kreislauf belasten.

Medizinisch ist es nicht notwendig, aber viele Fastenanhänger schwören auf die Darmentleerung am ersten Fastentag. Die Prozedur soll unter anderem Verstopfungen verhindern und Hungergefühle reduzieren. Zum Abführen 30–40 g Glaubersalz aus der Apotheke in 1 l Wasser auflösen, einige Spritzer Zitronensaft zugeben und innerhalb von 20 Minuten trinken. Nach 30 Minuten weitere ½–1 l Wasser oder Tee trinken. Innerhalb der nächsten 30 Minuten bis drei Stunden sollten mehrere durchfallartige Entleerungen erfolgen.

Für Menschen mit schweren Herz- oder Nierenerkrankungen, Gicht oder Krebs ist eine Nulldiät ungeeignet. Auch für Schwangere, Stillende sowie Personen mit Essstörungen oder Untergewicht ist Vollfasten gesundheitlich riskant. Selbst Gesunde nehmen bei längeren Essenspausen in Kauf, dass ihre Leistungsfähigkeit vorübergehend sinkt, Muskulatur verloren geht und das Immunsystem durch den Eiweißverlust an Effizienz einbüßt.

Mikronährstoffe und Supplemente

Gezielt eingesetzt können Ergänzungsmittel Alterungsprozesse wirksam bremsen.

Supplemente spielen eine strategische Rolle in der Langlebigkeitsmedizin. In Fällen, in denen die normale Ernährung häufig zu wenig von den begehrten Wirkstoffen liefert, kann Ihnen eine gezielte Nahrungsergänzung helfen, therapeutisch wirksame Blutspiegel zu erreichen. Zudem bietet die Supplementierung die Chance, Vitalstoffe maßgeschneidert dem individuellen Bedarf anzupassen. In der Longevity-Medizin zielt der Griff zu Ergänzungsmitteln vor allem darauf ab, zentrale Mechanismen des Alterns zu steuern. Die Supplemente können – je nach Inhaltsstoff – Entzündungen hemmen, Telomere vor der Verkürzung schützen, die Autophagie fördern oder die zelluläre Seneszenz reduzieren. Dabei steht ein breites Spektrum von Gesundheitsboostern zur Wahl: angefangen von klassischen Mikronährstoffen über Omega-3-Fettsäuren, Aminosäuren, Antioxidantien und sekundären Pflanzenstoffen bis hin zu innovativen Substanzen wie NAD^+-Vorläufern, Spermidin und pharmakologischen Ansätzen.

Diese Vielfalt von Substanzklassen (Seite 89) ist kein Zufall. Sie spiegelt vielmehr die Multidimensionalität des Alterns wider, die durch zahlreiche parallele Schädigungsprozesse charakterisiert ist. Insbesondere in der Kombination mit Lebensstilfaktoren besitzen viele Supplemente das Potenzial, die Juvenilität zu erhalten und die Gesundheitsspanne zu verlängern. Die wissenschaftliche Evidenz wächst beinahe von Monat zu Monat, wobei der Reifegrad der Forschung sich bei den einzelnen Nahrungsergänzungsmitteln stark unterscheidet – für manche Produkte existieren solide Daten aus Humanstudien, bei anderen befindet sich die Forschung noch im tierexperimentellen Stadium.

Wenn Sie ein bestimmtes Nahrungsergänzungsmittel ins Kalkül ziehen, sollten Sie deshalb die Studienlage betrachten, aber auch die eigene Gesundheitslage und Lebensweise. Die folgenden Faktoren gilt es zu bedenken:

Longevity-Potenzial: Das ist die entscheidende Größe. Wie vielversprechend ist ein Präparat darin, Alterungsprozesse wirksam zu bremsen – oder gar umzukehren? Ein Supplement muss in der Lage sein, Zellen zu schützen, zu reparieren oder zu regenerieren. Das geschieht beispielsweise durch DNA-Reparatur, Reduzierung von oxidativem Stress, Erhöhung der Zellenergie oder andere Mechanismen.

Wirknachweis: Die höchste Evidenz liefern Metaanalysen von mehreren randomisierten, kontrollierten Studien (RCTs), gefolgt von einzelnen RCTs, die als Goldstandard für den Nachweis eines ursächlichen Zusammenhangs gelten. Danach folgen Fall-Kontroll-Studien oder Kohortenstudien, die meist Beobachtungscharakter haben und weniger zuverlässig Ursache-Wirkungs-Beziehungen belegen können. Tierstudien liefern wichtige Hinweise auf Wirkmechanismen und Sicherheit von getesteten Substanzen.

Bedarf: Priorität haben Supplemente, die einen nachgewiesenen Mangel ausgleichen oder individuelle Risikofaktoren abmildern. Menschen mit Herz-Kreislauf-Erkrankungen, Diabetes oder neurodegenerativen Risiken profitieren möglicherweise von anderen Substanzen als kerngesunde Personen. Genetische Konstellationen (z. B. ApoE4-Träger bei Omega-3-Fettsäuren) können eine besondere Rolle spielen. In vielen Fällen gibt eine Labordiagnostik, beispielsweise auf Vitamin-D-Serumspiegel, Auskunft über den individuellen Versorgungsstatus.

Sicherheit: Die Einnahme von Nahrungsergänzungsmitteln, Vitaminen und Mineralien ist im Allgemeinen unbedenklich. Dennoch gilt es, Höchstmengen und mögliche Wechselwirkungen mit Medikamenten im Blick zu haben.

Produktqualität: Ein Supplement ist nur so gut wie die Zutaten, aus denen es besteht. Ein transparenter Hersteller informiert über die Herkunft der Wirkstoffe und verweist auf Labortests und Analysezertifikate. Darüber hinaus lohnt ein Blick auf die Bioverfügbarkeit des Präparats. Manche Stoffe liegen in verschiedenen chemischen Formen vor, die unterschiedlich gut aufgenommen werden (z. B. Magnesiumcitrat vs. Magnesiumoxid). Ein qualitativ hochwertiges Supplement achtet auf eine Formulierung, die dem Körper die bestmögliche Verwertung erlaubt.

Beratung: Die professionelle Begleitung, etwa durch einen Arzt oder Therapeuten, maximiert Sicherheit und Wirksamkeit der Supplementierung.

Diese Auflistung zeigt, dass die Einnahme von Longevity-Produkten auf einem evidenzorientierten und zugleich experimentellen Ansatz beruht. Die Entscheidung für oder gegen ein Supplement ist ein Balanceakt zwischen Evidenz, Nutzen und individueller Passung. Ob eine Supplementierung einer bestimmten Substanz sinnvoll ist, hängt nicht nur von objektiven Faktoren ab, sondern beispielsweise auch vom eigenen Temperament: Habe ich die Geduld, auf die Ergebnisse von randomisierten, kontrollierten Untersuchungen zu warten, die womöglich erst in einigen Jahren vorliegen, falls überhaupt? Oder genügen mir die vorhandenen Tierstudien – auf das Risiko hin, dass sich die Evidenz im Lauf der Jahre abschwächt und sich die Einnahme des Hoffnungsträgers als Geldverschwendung erweist?

Auf den folgenden Seiten stellen wir Ihnen die wichtigsten Supplemente aus der Langlebigkeitsmedizin vor. Zu jedem Produkt finden Sie die nötigen Informationen, um eine qualifizierte Entscheidung darüber zu treffen, ob das Präparat für Sie in Frage kommt. Die Reihenfolge, in der die Kandidaten vorgestellt werden, spiegelt lediglich grob ihre Bedeutung wider. Je größer der Einfluss auf die Gesundheitsspanne, je stärker die klinischen Daten und je besser das Nutzen-Risiko-Profil, desto weiter oben die Platzierung. Aus der Perspektive des Einzelnen kann die Rangfolge allerdings deutlich abweichen. Für ApoE4-Träger beispielsweise, die ein höheres Risiko für Alzheimerdemenz besitzen, gewinnt die Versorgung mit Omega-3-Fettsäuren besondere Priorität. Wer die Sonne weitgehend meidet, kommt um Vitamin-D-Tabletten kaum herum.

Sie werden feststellen, dass Vitamine, Spurenelemente und Mineralstoffe auf den kommenden Seiten eine Nebenrolle spielen, mit einigen Ausnahmen. Das liegt daran, dass die meisten Mikronährstoffe über eine gesunde Diät zugänglich sind. Wer den üblichen Ernährungsregeln folgt – drei Portionen Gemüse und zwei Portionen Obst täglich, dazu Nüsse und Beeren, mehrmals in der Woche Hülsenfrüchte, überwiegend Vollkornprodukte und tierische Lebensmittel in Maßen –, hat seine Vitalstoffspeicher in der Regel bereits ausreichend gefüllt. Dazu kommt: Die Supplementierung mit isolierten Antioxidantien wird zunehmend kritisch betrachtet. In einer Auswertung von 78 Studien durch Forscher der Cochrane Collaboration verkürzte die jahrelange Einnahme von größeren Dosen an Vitamin A, Betakarotin und Vitamin E das Leben eher. Die Nahrungsergänzung mit Selen und Vitamin C, zwei weiteren Antioxidantien, erhöhte die Sterblichkeit nicht.[171]

Im Steckbrief: Vitamin D

Vitamin D ist der Mikronährstoff, bei dem es hierzulande mit der Versorgung am meisten hapert. Beinahe jeder Zweite in Deutsch-

Im Überblick: Die wichtigsten Supplemente aus der Langlebigkeitsmedizin

Kategorie	Beispiele/Substanzen	Hauptwirkung
NAD^+-Vorläufer	NMN, NR, NADH	Zellenergie, DNA-Reparatur
Vitamine & Mineralstoffe	Vitamin D, Selen, Coenzym Q10 (Vitaminoid)	Zellschutz, Stoffwechsel, Immunfunktion, DNA-Synthese
Omega-3-Fettsäuren	EPA, DHA	Entzündungshemmung, Herz-/Gehirn-Schutz
Polyphenole	Resveratrol	Sirtuinaktivierung, Senolytika, Entzündungshemmung
Autophagie-Förderer	Spermidin	Zellrecycling, Senolytika
Spurenelemente	Lithium	Zellschutz, potenziell lebensverlängernd
Aminozucker	Glukosamin	Autophagie, Entzündungshemmung
Ketosäuren	Alpha-Ketoglutarat (AKG)	Zellstoffwechsel, Langlebigkeit
Longevity-Pharmaka (Seite 186)	Metformin, Rapamycin	Hemmung von Alterungsprozessen (teils verschreibungspflichtig)

land liegt bei dieser fettlöslichen Substanz im Minus; jeder Siebte weist sogar einen ausgeprägten Mangel auf.[172] Oder präzise formuliert: Bei den Betroffenen liegt die Serumkonzentration von 25-Hydroxy-Vitamin-D_3 unter 50 Nanomol beziehungsweise 30 Nanomol pro Liter (30 nmol/l). Letzteres entspricht 12 Nanogramm pro Milliliter Serum (12 ng/ml).[173] So lauten die offiziellen Referenzwerte des Bundesinstituts für Risikobewertung und der Deutschen Gesellschaft für Ernährung. Allerdings: Nicht wenige Kritiker halten diese Zielmarken um 50 % zu niedrig.

Aufnahme über die Haut

Das Dilemma mit Vitamin D: Einerseits steckt es nur in sehr wenigen Lebensmitteln; andererseits verhindert die westliche Lebensweise – mit viel Zeit in Innenräumen und wenig direkter Sonneneinstrahlung – vielfach, dass der Körper genügend eigenes Vitamin D bildet. Damit das passiert, ist es nötig, sich in der hellen Jahreszeit ungeschützt der Sonne auszusetzen; im Herbst und Winter ist die Strahlung zu gering, um ausreichend Vitamin D aufzubauen. Denn 80–90 % dieses Vitamins nehmen wir über die Hautzellen auf. Treffen genügend UV-B-Strahlen aufs blanke Gesicht, Arme, Beine oder Bauch, wird in der sonnenbeschienenen Körperoberfläche ein Molekül namens 7-Dehydrocholesterin in Vitamin D_3 (Cholecalciferol) umgewandelt, das zunächst noch biologisch inaktiv ist. Über das Blut gelang Vitamin D_3 in die Leber, die es in die ebenfalls inaktive Vorstufe 25-Hydroxy-Vitamin-D_3 (Calcidiol) überführt. 25(OH) D ist die Hauptspeicherform von Vitamin D im Körper. Diese chemische Verbindung verteilt sich im Organismus, um schließlich bei Bedarf in 1,25-Dihydroxy-Vitamin- D_3 (Calcitriol) transformiert zu werden, die aktive Form von Vitamin D.

Weil Vitamin D nicht wie herkömmliche Vitamine über die Nahrung aufgenommen, sondern vor allem selbst gebildet und schrittweise umgewandelt wird, zählt es technisch gesehen zu den Hormonen. Als solches bindet es an spezifische Rezeptoren in den Zellkernen vieler Gewebe und reguliert die Aktivität von mehr als 2000 Genen, die an unterschiedlichsten Stoffwechselprozessen beteiligt sind. Dadurch steuert Calcitriol nicht nur den Kalziumhaushalt, es ist auch an Immunabwehr, Herz-Kreislauf-Funktion, Gehirnstoffwechsel und zahlreichen weiteren Prozessen beteiligt. Zugleich löst Vitamin D auch raschere, sogenannte nichtgenomische Effekte aus. Diese schnellen Zellreaktionen laufen über Vitamin-D-Rezeptoren an der Zellmembran ab und führen beispielsweise innerhalb von Minuten zu einer erhöhten Kalziumaufnahme. Beide Mechanismen sind entscheidend für die Rolle von Vitamin D für Kalziumstoffwechsel und Knochengesundheit.

Vitamin-D-Mangel als Risikofaktor

Viele der Vorgänge, die von Vitamin D beeinflusst werden, stehen in direktem Zusammenhang mit gesundem Altern und damit, was nicht überrascht, ein Mangel an dem Vitamin mit hormonähnlichen Eigenschaften mit einem vorzeitigen Ableben.

Dutzende von Beobachtungsstudien, randomisierten kontrollierten Studien und Meta-Analysen zeigen, dass ein optimaler Vitamin-D-Spiegel das Sterberisiko senken kann, während ein Zuwenig das Risiko für chronische Erkrankungen und vorzeitigen Tod erhöht. Besonders ausgeprägt ist das Risiko bei schweren Mangelzuständen, also bei Serumwerten von weniger als 30 nmol/l.

Eine zentrale Untersuchung zu diesem Thema ist die groß angelegte »Esther«-Kohortenstudie des Deutschen Krebsforschungszentrums (DKFZ), die knapp 10 000 Teilnehmer aus dem Saarland über acht Jahre beobachtete. Die Ergebnisse demonstrieren, dass die Sterblichkeit bei sehr niedrigen Vitamin-D-Spiegeln 1,7-fach und bei niedrigen Spiegeln 1,2-fach erhöht war, verglichen mit Probanden mit höheren Werten. Studienteilnehmer mit sehr niedrigen Werten hatten insbesondere ein erhöhtes Risiko, an einer Erkrankung der Atemwege zu versterben (2,5-faches Sterberisiko). Auch erlagen sie häufiger Herz-Kreislauf-Erkrankungen (1,4-fach) oder Krebs (1,4-fach). Die Autoren weisen darauf hin, dass sowohl ein Mangel als auch eine Überversorgung mit Vitamin D mit erhöhten Risiken verbunden sein können.[174]

Zu den Analysen aus jüngerer Zeit zählt eine hochwertige Auswertung der UK-Biobank durch australische Forscher aus dem Jahr 2022. Laut der im Fachjournal *Annals of Internal Medicine* veröffentlichten Arbeit, die für die Auswertung das Prinzip der Mendel'schen Randomisierung nutzte, ist ein schwerer Vitamin-D-Mangel von weniger als 25 nmol/l mit einem deutlich erhöhten Risiko für Demenz, Schlaganfall und vorzeitigen Tod verknüpft. Bereits mit einem 25(OH)D-Spiegel von weniger als 50 nmol/l sinkt die Lebenserwartung – dieser Wert gilt als allgemeine Grenze zum Vitamin-D-Mangel. Die Beziehung zwischen Vitamin-D-Spiegel und Sterblichkeit war nicht linear: Das Risiko für einen frühen Tod stieg besonders stark bei sehr niedrigen Vitamin-D-Werten an und flachte ab, sobald Werte über 50 nmol/l erreicht wurden.[175] Die Forscher schätzen, dass in der untersuchten UK-Population bis zu 17 % der Demenzfälle durch Anhebung des Vitamin-D-Spiegels in den Normalbereich vermeidbar gewesen wären.[176]

Täglich eingenommen, könnten niedrig dosierte Vitamin-D-Tabletten die Krebssterblichkeit in der Bevölkerung um 12 % reduzieren. Zu diesem Fazit kam eine 2023 veröffentlichte Auswertung von 14 Studien der höchsten Qualitätsstufe mit insgesamt fast 105 000 Teilnehmern, ebenfalls durch das DKFZ. Die 12 % weniger Krebstote zeigten sich nach ungezielten Vitamin-D_3-Gaben an Menschen mit und ohne Vitaminmangel. Die Forscher glauben deshalb, dass der Anti-Tumor-Effekt für Menschen mit zu wenig Vitamin D noch erheblich größer ist. Menschen über 70 Jahre profitierten am meisten von der Vitamin-D_3-Therapie. Wichtiges Detail: Hohe Einzeldosen von 60 000–120 000 Internationalen Einheiten (IE), einmal pro Monat oder seltener geschluckt, boten in dieser Neubewertung der bisherigen Studien keinen Schutz, an Krebs zu sterben, im Gegensatz zu täglich eingenommenen Dosierungen von 400–4000 IE.[177] Offenbar reicht die Bioverfügbarkeit bei schubweiser Zufuhr hochdosierter Präparate nicht aus, um das Tumorwachstum zu hemmen.[178]

Wie hoch liegt die empfohlene Tagesdosis?

Es gibt unterschiedliche Antworten auf diese Frage. Laut DGE liegt der Referenzwert für eine angemessene Zufuhr bei Erwachsenen bei 20 Mikrogramm (µg) bzw. 800 Internationalen Einheiten (IE) pro Tag, allerdings nur bei fehlender körpereigener Bildung, also wenn keine ausreichende Sonnenlichtexposition erfolgt.[179] In solchen Fällen kann eine Supplementierung sinnvoll sein, so die Fachgesellschaft. Die Deut-

Im Überblick: Dosis-Empfehlungen zu Vitamin D

Institution/Fachgesellschaft/Studien	Empfehlung (Erwachsene)	Höchstmenge/Sonderempfehlung
DGE/RKI/Deutsche Endokrinologie	20 µg (800 IE)	2000 IE (bei Risikogruppen, nach Bedarf)
BfR (Deutschland)	20 µg (800 IE)	>20 µg nur unter ärztlicher Kontrolle
diverse Studien (z. B. Vital-Studie; Pludowski, 2024)	50 µg (2000 IE)	
EFSA (EU)	–	4000 IE (100 µg) als sichere Obergrenze

sche Gesellschaft für Endokrinologie rät Risikogruppen wie Älteren und chronisch Kranken, die selten im Freien sind, gegebenenfalls täglich Vitamin D in einer Dosierung von 800–2000 IE einzunehmen.[180] Renommierte Vitamin-D-Studien halten 1000–2000 I. E. täglich für sinnvoll, um einen guten Serumspiegel zu erreichen.[181] Die maximale sichere Tageszufuhr (Upper Level, UL) der Europäischen Behörde für Lebensmittelsicherheit (EFSA) liegt bei 4000 IE (100 µg) Vitamin D für Erwachsene. Eine generelle Supplementierung für gesunde Menschen mit ausreichender Sonnenlichtexposition wird nicht empfohlen.

Wie wird die Konzentration gemessen?

Ein Bluttest vor Beginn der Einnahme ist der beste Weg, um Vitamin D sicher, zielgerichtet und wirksam zu ergänzen. Ob die Versorgung ausreicht, stellt der Arzt anhand der Serumkonzentration von 25-Hydroxy-Vitamin D_3 fest, der Hauptspeicherform von Vitamin D. Die Dosierung wird anschließend so gewählt, dass der gewünschte Serumspiegel erreicht und gehalten wird. Eine weitere Messung nach einigen Wochen verrät, ob die Supplementierung erfolgreich war. Das 25(OH)D kann in den Einheiten Nanomol pro Liter (nmol/l) oder Nanogramm pro Milliliter (ng/ml) angegeben werden. Für die Umrechnung von Nanomol/Liter in Nanogramm/Milliliter teilt man den Wert durch 2,5.[182] Viele Apotheken, Labore oder Hausärzte bieten den 25(OH)D-Test als Selbstzahlerleistung an (ca. 20 bis 30 Euro).

Optimaler Wert: Für eine gute Versorgung wird meist ein Wert von mindestens 50–70 nmol/l bzw. 20–28 ng/ml Blutserum angestrebt.

In welcher Form werden Supplemente angeboten?

Vitamin-D-Präparate gibt es als vorwiegend in Form von Tabletten, Kapseln und Tropfen. Am häufigsten enthalten die Supplemente Vitamin D_3 (Cholecalciferol), also die Variante, die der Körper durch Sonnenlicht selbst bildet.

Warum wird Vitamin D häufig mit Vitamin K2 kombiniert?

Beide Stoffe arbeiten im Körper eng zusammen. Beispielsweise erhöht Vitamin D die Aufnahme von Kalzium aus dem Darm ins Blut. Vitamin K2 wiederum sorgt dafür, dass der Mineralstoff an den richtigen

Stellen eingebaut wird: also in die Knochen und Zähne – und nicht in Blutgefäße oder Organe. Ohne ausreichendes Vitamin K2 könnte es passieren, dass Gefäße verkalken oder das Kalzium sich in Weichteilen ablagert – ein potenzielles Risiko für Arteriosklerose.

Fazit

Eine gute Versorgung mit Vitamin D schützt vor Knochenbrüchen, Infekten oder Demenz und senkt das Risiko, an Krebs zu sterben. Zudem ist Vitamin D kostengünstig und sicher in moderaten Dosierungen, das macht eine individuelle Anpassung nach Blutwerten sinnvoll. Die Supplementierung bringt vor allem bei nachgewiesenem Mangel Vorteile; ein genereller Longevity-Effekt für Gesunde ist nicht klar belegt. Ein sinnvoller und von vielen Fachleuten empfohlener Zielwert für den 25(OH)Vitamin-D-Spiegel im Blut liegt bei mindestens 50 nmol/l; optimal scheinen jedoch 75–125 nmol/l.

Im Steckbrief: Omega-3-Fettsäuren (DHA/EPA)

Omega-3-Fettsäuren – insbesondere EPA und DHA – stehen intensiv im Fokus der Altersforschung. Eine aktuelle Untersuchung der Geriaterin Heike Bischoff-Ferrari von der Universität Zürich zeigt beispielsweise, dass Fischöle helfen, die biologische Fitness zu bewahren. In der großen randomisierten Studie mit älteren Erwachsenen bremste die tägliche Einnahme von 1 g algenbasiertem Omega-3 das Altern um 2,9–3,8 Monate binnen drei Jahren, gemessen an den epigenetischen Uhren der Probanden. Kombiniert mit Vitamin D und Bewegung erwiesen sich die Fette als besonders wirksam.[183]

In einer Beobachtungsstudie mit 2240 Teilnehmern waren höhere Blutspiegel von Omega-3-Fettsäuren bei Nichtrauchern mit einer um bis zu fünf Jahre höheren Lebenserwartung assoziiert. Die Untersuchung mit elf Jahren Laufzeit wurde 2021 im *The American Journal of Clinical Nutrition* veröffentlicht.[184] Raucher mit niedrigen Omega-3-Spiegeln hingegen mussten mit einer um knapp fünf Jahre verkürzten Lebensspanne rechnen. Selbst Raucher mit hohen Omega-3-Spiegeln hatten eine ähnliche Lebenserwartung wie Nichtraucher mit niedrigen Spiegeln, was auf einen starken Einfluss von Omega-3 auf die Langlebigkeit hindeutet.

Zum Teil geht dieser Effekt auf den Herzschutzeffekt von marinen Fetten zurück. Die tägliche Zufuhr von 2 g EPA und DHA senkt die Triglyzeridwerte um durchschnittlich 43 Milligramm pro Deziliter. Bei 3 g täglich war die Senkung mit 69 mg/dl noch ausgeprägter. Auch das »schlechte« Nicht-HDL-Cholesterin wurde gesenkt, während der Effekt auf das LDL-Cholesterin moderat blieb.[185]

Es gibt zudem deutliche Hinweise aus Beobachtungsstudien und Metaanalysen, dass eine hohe Zufuhr oder ein hoher Blutspiegel von Omega-3-Fettsäuren das Risiko für Demenz und insbesondere Alzheimer reduziert. In einer Metaanalyse von 48 Langzeitstudien mit insgesamt rund 105 000 Teilnehmer senkte die tägliche Aufnahme von mindestens 1 g Omega-3-Fettsäuren das Risiko für Demenz oder kognitiven Verfall um etwa 20 %.[186] Bei bereits bestehender Demenz gibt es derzeit keine überzeugenden Belege für einen Nutzen von Omega-3-Supplementen.

Wie wird die Konzentration gemessen?

Hierfür gibt es einen einfachen Bluttest, entweder beim Arzt oder als Selbsttest zu Hause. Der sogenannte Omega-3-Index verrät den prozentualen Anteil der Omega-3-Fettsäuren EPA und DHA in den roten Blutkörperchen; er ist ein anerkannter Marker für die Versorgung mit Omega-3-Fettsäuren. Der Index sollte idealerweise zwischen 8 und 11 % liegen. Werte unter 5 % gelten als niedrig und sind mit einem erhöhten Risiko für Herz-Kreislauf-Erkrankungen und anderen Gesundheitsproblemen assoziiert. Die meisten Menschen in westlichen Ländern erreichen nur Werte zwischen 4 und 6 %.

Wie hoch liegt die empfohlene Tagesdosis?

Die meisten Fachgesellschaften empfehlen für gesunde Erwachsene eine tägliche Aufnahme von 250–500 mg EPA und DHA kombiniert. Höhere Dosierungen sind in der Regel ebenfalls gut verträglich. Die in den aktuellen Langlebigkeitsstudien eingesetzte Dosis lag meist bei 1 g pro Tag, was als sicher und effektiv eingestuft wird. Die Aufnahme wird deutlich verbessert, wenn Omega-3-Präparate mit einer fettreichen Mahlzeit eingenommen werden.

Fazit

Omega-3-Fettsäuren leisten einen messbaren Beitrag, das biologische Altern zu bremsen. Bei Patienten mit hohen Blutfettwerten schützen EPA und DHA das Herz; auch das Gehirn profitiert von diesen Fitfetten. Es spricht alles dafür, auf eine gute Omega-3-Versorgung zu achten. Das geht entweder mit zwei bis drei Portionen Seefisch pro Woche oder der Einnahme von etwa 1 g Omega-3-Präparaten pro Tag.

Im Steckbrief: NAD^+ und seine Vorläufer

NAD^+ steht für Nikotinamid-Adenin-Dinukleotid: ein Coenzym, das in allen Lebewesen vorkommt. Es wird im Körper hauptsächlich aus Niacin (Vitamin B_3), Nicotinamid und auch aus Abbauprodukten der Aminosäure Trypto-

Drei Säulen der Gesundheit: Nahrungssupplemente im Zusammenspiel

Gezielt eingenommen und sinnvoll kombiniert wirken manche Nahrungssupplemente synergistisch. Die Kombination aus Vitamin D, Omega-3-Fettsäuren und einem einfachen Trainingsprogramm beispielsweise zeigt additive positive Effekte. So kann das Krebsrisiko bei gesunden älteren Menschen durch die kombinierte Anwendung der drei Maßnahmen um bis zu 61 % gesenkt werden. Einzeln sind die Effekte den Studienautoren zufolge kleiner und oft nicht signifikant.[187] Das ergab Europas größte Altersstudie, die im Jahr 2012 gestartete »Do-Health«. Die Teilnehmer – insgesamt 2157 gesunde Frauen und Männer im Alter von 70 Jahren und älter – absolvierten dreimal pro Woche ein leicht durchführbares Trainingsprogramm und nahmen täglich Präparate mit Vitamin D (2000 IE) und Omega-3-Fettsäuren (1 g) ein.

phan produziert. NAD^+ (das Pluszeichen zeigt seine positive Ladung an) ist eines der wichtigsten und faszinierendsten Moleküle in unserem Körper, eine Schlüsselverbindung für gesundes Altern. 1906 erstmals in Hefezellen entdeckt, nämlich als Cofaktor bei der alkoholischen Gärung, spielt der Stoff eine zentrale Rolle für Energieproduktion, DNA-Reparatur und die Regulation von Signalwegen, die mit Langlebigkeit assoziiert sind:

- NAD^+ liefert Energie für mehr als 500 chemische Reaktionen in den Zellen.[188] Dazu nimmt es in den Mitochondrien Elektronen aus Nährstoffen auf, wird dabei zu NADH reduziert und überträgt die Elektronen an die Atmungskette. Damit ermöglicht es die Freisetzung von Energie aus Glukose und Fetten.
- NAD^+ spielt eine zentrale Rolle bei der DNA-Reparatur. Es dient als wichtigster Partner für ein Enzym namens Poly(ADP-ribose)-Polymerase, kurz PARP, das beschädigte Erbgutstränge repariert. Ohne NAD^+ und PARP würden die DNA-Schäden, die täglich in den Zellen entstehen, nicht behoben. Es häuften sich Mutationen an, früher oder später drohte Krebs.
- NAD^+ aktiviert Sirtuine, die Langlebigkeitsenzyme des Organismus, die Prozesse wie Entzündungen, Zellstress und den Stoffwechsel regulieren. Die sogenannten Wächter des Genoms beheben DNA-Schäden und regen die Autophagie an. Insbesondere über die Aktivierung der Sirtuine trägt NAD^+ dazu bei, Alterungsprozesse zu verlangsamen.

In einem Satz: NAD^+ ist der Treibstoff des Lebens, ein universeller Energybooster.

Mit zunehmendem Lebensalter sinkt allerdings dessen Verfügbarkeit in den Zellen. Zwischen 30 und 60 Jahren geht die Konzentration des Schlüsselmoleküls im menschlichen Gewebe um etwa 50 % zurück.[189] Darunter leiden Energieproduktion, DNA-Reparatur und Zellschutz. Zugleich werden altersbedingte Krankheiten wie Diabetes, Alzheimer oder Herz-Kreislauf-Erkrankungen begünstigt. Auch chronische Entzündungen (»Inflammaging«) stehen mit dem Rückgang von NAD^+ in Verbindung. Den Spiegel des Coenzyms in den Körperzellen zu erhöhen, gilt deshalb als der Königsweg zu mehr Jugendlichkeit.

Studien zeigen, dass dieses Modell nicht nur in der Theorie funktioniert, sondern auch in der Praxis. Die meisten positiven Effekte stammen allerdings aus Tierstudien und präklinischen Untersuchungen. Das Auffüllen des NAD^+-Spiegels mithilfe von Vorläufersubstanzen (vor allem NMN, NR) (Seite 95) führte bei Mäusen zu:

- einer Verlängerung der Lebensspanne und Verbesserung der Gesundheit im Alter[190]
- weniger Entzündungen, weniger oxidativem Stress und reduzierter Leberverfettung[191]
- mehr Muskelkraft und besserem Stoffwechsel[192]
- Hemmung der Amyloid-Plaque-Bildung im Gehirn und besserem Gedächtnis[193]
- abnehmender Gefäßsteifigkeit und verbesserter Kapillardichte[194]

Warum NAD^+-Vorläufer wirkungsvoller sind als reines NAD^+?

Leider ist die Bioverfügbarkeit von NAD^+ als Nahrungsergänzungsmittel gering. Orales NAD^+ wird im Verdauungstrakt instabil und rasch zu Vitamin B_3 (Niacin) und anderen Metaboliten abgebaut, bevor es in den Blutkreislauf oder die Zellen gelangt. Wer den Spiegel dieses Energiemanagers erhö-

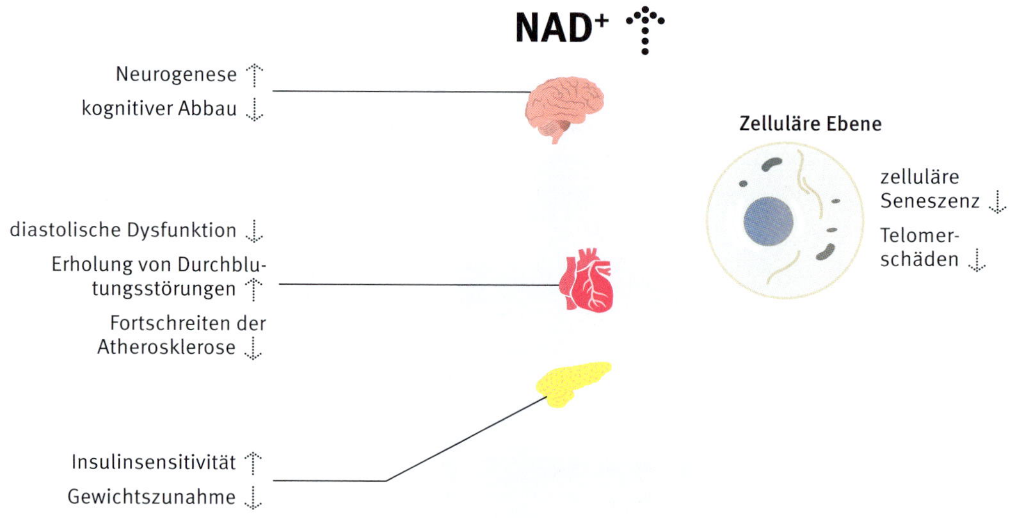

Die Bedeutung von NAD^+ für Erkrankungen von Stoffwechsel, Herz-Kreislauf und Nervensystem

hen möchte, greift deshalb besser auf Vorläufer wie Nicotinamid-Ribosid (NR) oder Nicotinamid-Mononukleotid (NMN) zurück. Diese beiden Verbindungen zählen wie NAD^+ zur Wirkstofffamilie von Niacin: also einer Gruppe von chemisch eng verwandten Substanzen, die zur Familie des Vitamins B_3 gehören und im Körper ähnliche Funktionen übernehmen. NR und NMN sind kleinere, einfachere Moleküle, das erleichtert ihre Aufnahme. Im Körper werden beide Stoffe effektiv zu dem komplexeren NAD^+ umgebaut. Studien zeigen, dass bereits 250 mg NR oder NMN pro Tag den Spiegel von NAD^+ im Blut um etwa 40 % steigern.[195] Wahrscheinlich ist die Einnahme dieser Supplemente erst ab einem Alter von 50–60 Jahren sinnvoll, wenn die Konzentration von NAD^+ in den Zellen merklich nachgelassen hat. Ein eindeutiger Vorteil einer Substanz gegenüber der anderen ist in der Humanforschung bislang nicht belegt. Trotzdem unterscheiden sich NR und NMN in wichtigen Details.

Per Infusion direkt ins Blut

In Pillenform wird NAD^+ im Verdauungstrakt schnell abgebaut, was die Bioverfügbarkeit stark verringert. Eine intravenöse i. v. Infusion stellt sicher, dass das NAD^+ direkt in den Blutkreislauf gelangt und effektiver von den Zellen aufgenommen wird. Das ermöglicht eine höhere Konzentration von NAD^+ im Körper. Die Behandlung dauert typischerweise 60–120 Minuten und kostet ab 250 Euro. Sie wird von Ärzten und Therapeuten angeboten – zunehmend auch in sogenannten »Drip Bars«. In diesen Praxen, die vor allem in

Großstädten verbreitet sind, lässt man sich unterschiedliche Vitamin- und Nährstoff-Infusionen ins Blut tröpfeln (= engl. to drip).

Nicotinamid-Mononukleotid (NMN)

NMN ist ein Mitglied der Vitamin-B_3-Familie und der bekannteste Booster für NAD^+. Es gilt als gut verträglich und effektiv. Weil es keine offiziell festgelegte Tagesdosis gibt, orientieren sich die Dosierungsempfehlungen an aktuellen Humanstudien und Expertenmeinungen. Nahrungsergänzungsmittel enthalten meist 250–2000 mg NMN pro Tag. Viele klinische Pilotstudien und Humanversuche, etwa in Japan und den USA, setzen häufig eine Standarddosis von 250–500 mg täglich ein, bei der bislang keine schwerwiegenden Nebenwirkungen berichtet wurden. Diese Dosen zeigten unter anderem positive Effekte auf den Glukosestoffwechsel, die Muskelkraft sowie Biomarker der vaskulären Gesundheit. In einem Übersichtsartikel, der neun Studien untersuchte, zeigten sich bei einer NMN-Supplementation von weniger als 1000 mg am Tag keine klaren Nebenwirkungen.[196] Zwischen der eingenommenen NMN-Menge und der Erhöhung der NAD^+-Spiegels besteht offenbar eine Dosis-Wirkungs-Beziehung. So erweisen sich 600 oder 900 mg täglich effektiver als 300 mg, wenngleich es für den Boost von NAD^+ keinen Unterschied macht, ob man 600 mg NMN und 900 mg supplementiert.[197] In der EU ist MNM allerdings nicht als Nahrungsergänzungsmittel zugelassen. Man kann es jedoch problemlos und legal im Online-Handel beziehen. Meist wird es als Pulver verkauft und als »Forschungschemikalie für Studien« deklariert.

Nicotinamid-Ribosid (NR)

Auch Nicotinamid-Ribosid (NR) ist eine spezielle Form des Vitamins B_3. Es wird im Körper in mehreren Schritten effizient in NAD^+ umgewandelt. (Allerdings: NMN ist dem NAD^+ strukturell etwas näher und kann di-

Die Gegenüberstellung: NR vs. NMM

Merkmal	Nicotinamid-Ribosid (NR)	Nicotinamid-Mononukleotid (NMN)
Umwandlung in NAD^+	wird in der Zelle zu NMN phosphoryliert, erst dann in NAD^+ umgewandelt	ist bereits ein Schritt näher an NAD^+, wird direkt in NAD^+ umgewandelt
Bioverfügbarkeit	hoch, schnelle Aufnahme; NR gelangt direkt in die Zelle	hoch, aber NMN benötigt spezifische Transporter für den Zellimport.
Forschungslage	mehr Humanstudien, Sicherheit und Wirksamkeit gut belegt	wachsende Zahl von Humanstudien, bislang weniger als zu NR; Sicherheit in bisherigen Studien bestätigt
klinische Effekte	verbesserte Mitochondrienfunktion, metabolische Gesundheit, Blutzuckerkontrolle, neuroprotektive Effekte	verbesserte metabolische Gesundheit, kardiovaskuläre Funktion, potenziell breiteres Wirkungsspektrum (Tier- und erste Humanstudien)
Kosten/Zulassung	in der Regel günstiger; in Europa zugelassen	teurer; in Europa nicht zugelassen, aber online problemlos erhältlich

rekt in NAD^+ umgewandelt werden.) In klinischen Studien werden für Nicotinamid-Ribosid typischerweise Tagesdosen zwischen 250 und 500 mg pro Tag eingesetzt. Auch Dosierungen von bis zu 1000 mg NR pro Tag haben sich als sicher und gut verträglich erwiesen.[198] Die Einnahme von 1 g NR pro Tag über einen Zeitraum von sechs Wochen führte bei gesunden Personen im Alter von 55–79 Jahren zu einem Anstieg des NAD^+-Spiegels um etwa 60%.[199] In einer anderen Untersuchung erhöhte sich der Spiegel sogar auf das 2,6-Fache.[200] NR ist in der EU offiziell als Nahrungsergänzungsmittel zugelassen.

Fazit

NAD^+ übernimmt eine Schlüsselrolle im Alterungsprozess. Dieses Coenzym bzw. seine Vorläufer NR und NMN zählen zu spannendsten Substanzen auf dem Feld der Anti-Aging-Mittel. Im Tiermodell verlängern höhere NAD^+-Spiegel Lebenszeit und Gesundheitsspanne. Leider fehlen noch Langzeitdaten zu den Effekten auf das biologische Alter beim Menschen. Die orale Einnahme von NMR oder NR ist vergleichsweise besser untersucht als die Infusion von NAD^+.

Im Steckbrief: Lithium

In der Psychiatrie gehört die Lithiumtherapie zu den bewährtesten Behandlungsformen. Als Stimmungs-Stabilisator für das Nervensystem verhindern Lithiumsalze Selbsttötungen bei Patienten mit bipolarer Störung oder Depressionen. Möglicherweise hilft das chemische Element – über einen anderen Wirkprozess – auch gesunden Menschen, länger zu leben. Wie die Genetikerin Linda Partridge vor einigen Jahren entdeckte, verzögert Lithium das Altern, indem es ein Molekül namens GSK-3 (Glykogen-Synthase-Kinase-3) blockiert und ein anderes Molekül aktiviert, nämlich Nrf2.[201]

Molekularer Hebel für gesundes Altern

Vor allem die zweite Verbindung genießt in der biomedizinischen Forschung große Beachtung. Nuclear factor erythroid 2-related factor 2, so das Langwort, kommt bei Würmern, Fliegen und Säugetieren vor und schützt Zellen vor Schäden durch oxidativen Stress. Insgesamt reguliert Nrf2 mehr als 500 Gene, die antioxidative, entzündungshemmende und entgiftende Funktionen übernehmen. Das macht den Transkriptionsfaktor zu einem Top-Ziel in der Präventivmedizin, etwa im Hinblick auf Morbus Alzheimer und andere neurodegenerative Erkrankungen. Die Aktivierung von Nrf2 durch Fasten, körperliche Aktivität oder Pflanzenstoffe wie Resveratrol, Spermidin, Curcumin und Sulforaphan bietet einen vielversprechenden Weg, die Gesundheit zu boosten.

Neben der zellschützenden Hemmung von GSK-3 und der Aktivierung von Nrf2 besitzt Lithium noch weitere Eigenschaften, die gesundes Altern begünstigen. Das Spurenelement verlangsamt die Telomerverkürzung – einer der Hallmarks of Aging (Seite 18) – und verbessert die neuronale Plastizität: Effekte, die vermutlich auch über Apoptose und Neurogenese zustande kommen.[202] Diese Wirkmechanismen spiegeln sich in den Ergebnissen wider, die eine wachsende Zahl von Studien offenbart. Fruchtfliegen leben dank Lithium-Mikrodosen 16% länger, fand man am Max-Planck-Institut für Biologie des Alterns in Köln heraus.[203] Zudem verhinderte das Alkalimetall die Produktion von Fett bei einer Zucker-Diät.

Auch Studien an Fadenwürmern und erste Beobachtungen beim Menschen deuten auf eine lebensverlängernde Wirkung hin, insbesondere durch Schutz vor oxidativem Stress und Förderung der Zellgesundheit. Der Stoffwechselspezialist Michael Ristow, der mittlerweile an der Berliner Charité forscht, entdeckte bereits 2011 an der Uni Jena, dass es einen Zusammenhang zwischen der Langlebigkeit von Menschen und dem Lithiumgehalt ihrer Ernährung gibt. Zusammen mit japanischen Forschern untersuchte der Endokrinologe die Sterberate in 18 japanischen Gemeinden und setzte die Daten in Beziehung zum Lithiumgehalt des Leitungswassers. Das Ergebnis: In Orten mit viel Lithium im Leitungswasser lebten die Menschen deutlich länger.[204] Seit den 1970er-Jahren ist bekannt, dass Lithium die psychischen Grundstimmung bessert und die Suizidrate senkt.[205]

Wer seine Gehirngesundheit schützen will, scheint mit dem Spurenelement ebenfalls gut bedient. Bei Menschen mit einer leichten kognitiven Störung erhöht Lithium den Spiegel des Wachstumsfaktors BDNF, begleitet von einer leichten Verbesserung der Denkleistung.[206] Nehmen Patienten mit Alzheimer 15 Monate lang 300 Mikrogramm (µg) Lithium ein, stabilisiert sich der Gedächtnisverlust im Vergleich zur Kontrollgruppe.[207] Tiermodelle bestätigen, dass Lithium die Amyloid-Ablagerung hemmt und die Neurogenese fördert.[208]

Wie wird die Konzentration gemessen?

Es gibt Tests für die Bestimmung des Lithiums im Blut, aber diese Messungen eignen sich nicht für Longevity-Zwecke. Sie sind in der psychiatrischen Behandlung nötig, um zu verhindern, dass die hohen Lithiumspiegel, die für die Medikamententherapie gebraucht werden, im toxischen Bereich landen. Das wenige Lithium, der für Anti-Aging-Zwecke nötig ist, wird mit solchen Tests nicht erfasst. (Lithium als Nährstoff ist nicht mit pharmazeutischem Lithium zu verwechseln.)

Wie kann der Spiegel erhöht werden?

Der beste und sicherste Weg führt über lithiumreiches, natürliches Mineralwasser. Nahrungsergänzungsmittel mit Lithium dürfen innerhalb der Europäischen Union nicht verkauft werden. Je nach Quelle weisen die Getränke einen Lithiumanteil auf, der bis zu 1 mg und mehr pro Liter betragen kann. Diese Mikrodosis liegt im Bereich der 300 µg bis wenigen Milligramm pro Tag, der in der Longevity-Medizin als potenziell neuroprotektiv und lebensverlängernd eingeschätzt wird.

Fazit

Bisher fehlen Langzeitinterventionsstudien am Menschen, aber präklinische und epidemiologische Daten sind vielversprechend. Vieles spricht dafür, dass Lithium nicht nur in hoher pharmakologischer Dosis auf die Psyche wirkt, sondern dass bereits Mikrodosen günstig auf Gesundheit und Altern wirken.

Im Steckbrief: Spermidin

Der Nobelpreis für Medizin 2016 rückte die Autophagie ins Scheinwerferlicht – und damit auch ein Molekül, das diesen Selbstreinigungsprozess der Zellen aktiv ankurbelt: Spermidin. Die Substanz wurde erstmals 1870 aus Samenflüssigkeit isoliert, kommt aber in fast jeder Körperzelle und in vielen

Lebensmitteln vor. Der Clou an dieser Polyaminverbindung: Sie steht in engem Zusammenhang mit der Autophagie, dem zellulären Selbstreinigungsprogramm. Spermidin gilt als einer der wenigen körpereigenen Stoffe, die gezielt dieses Recycling aktivieren. Seine Konzentration im Körper sinkt mit zunehmenden Lebensjahren kontinuierlich. Dieser Rückgang führt dazu, dass die Zellerneuerung weniger effizient funktioniert.

Eine Schlüsselrolle in der Spermidin-Forschung spielt der Altersforscher Frank Madeo vom Institut für Molekulare Biowissenschaften der Universität Graz. Gemeinsam mit seinem Kollegen Tobias Eisenberg entdeckte er 2009 das Anti-Aging-Potenzial dieses Stoffwechselprodukts. Seine Arbeiten zeigten, dass Fasten den Spermidinspiegel erhöht und dass die vitalitätssteigernden Wirkungen des Kalorienknauserns ausbleiben, wenn man bei Labortieren die Spermidin-Erhöhung gezielt verhindert.[209] Kurzum: Spermidin verstärkt oder ermöglicht die Effekte, die mit Fasten verbunden sind. Damit unterscheidet sich die Stickstoffverbindung von vielen anderen Anti-Aging-Substanzen, die bestimmte Stoffwechselwege beeinflussen oder antioxidativ agieren.

Zelluläre Reinigung mit Gedächtnis-Effekten

Dass Spermidin mit seinem Autophagie-induzierenden Wirkmechanismus die Lebensspanne verlängert, konnten Madeo und seine Kollegen bei Fliegen, Würmern und Mäusen nachweisen. Mehrere Studien belegen überdies, dass der Polyaminstoff das Gedächtnis von Fruchtfliegen stärkt. Forscher der Freien Universität Berlin und der Universität Graz demonstrierten 2013, dass die Verabreichung des Polyamins die Erinnerungsleistung älterer Fliegen wieder auf das Niveau junger Tiere hebt.[210] Bei dem zellulären Reinigungsprozess wurden krankheitserregende Proteinaggregate und weiterer zellulärer Abfall in den Lysosomen, den Verdauungsapparaten in Zellen, aufgelöst. Neuere Untersuchungen fanden zudem heraus, dass Spermidin die Funktion der Mitochondrien im alternden Gehirn verbessert, was ebenfalls zur Gedächtnisstärkung beiträgt.[211] Erinnerungsprozesse bei tierischen Organismen wie Fliegen oder Mäusen ähneln denen des Menschen auf molekularer Ebene.

Spermidin als Herzschützer

Die Herzzellen profitieren ebenfalls von einem Autophagie-Boost. Spermidin verzögert bei Mäusen die Herzalterung, verbessert die Elastizität des Herzens, stärkt die diastolische Funktion und reduziert die Verdickung des Herzmuskels.[212] Außerdem erhält es bei den Nagern die Telomerlänge im Herzgewebe – ein weiterer Mechanismus, der den altersbedingten Funktionsverlust des Zentralorgans bremst.[213] Offenbar schützt das Polyamin auch menschliche Herzen. Dafür spricht die sogenannte Bruneck-Studie. Bei diesem Forschungsprojekt werden seit 1990 rund 1000 Einwohner der Südtiroler Stadt Bruneck im 5-Jahres-Rhythmus untersucht, um Ursachen und Risikofaktoren von Herzinfarkt und Schlaganfall zu erforschen. Eine 2018 veröffentlichte Datenauswertung unter Federführung der Universität Innsbruck zeigte, dass eine spermidinreiche Ernährung das Risiko, an einem Herzinfarkt zu sterben, um etwa 50 % reduzierte. Probanden, die über die Ernährung viel Spermidin zuführen, also mindestens 12 mg pro Tag, wiesen ein deutlich geringeres Risiko auf, im 20-jährigen Beobachtungszeitraum zu versterben. Der Überlebensvorteil im Vergleich zu spermidinarmer

Ernährung beträgt rund fünf Jahre. Die Spermidin-Aufnahme wurde detailliert mithilfe von Ernährungsfragebögen erfasst. Hauptquellen für Spermidin waren Vollkornprodukte (13 %), Äpfel und Birnen (13 %), Salat (10 %), Gemüsesprossen (7 %) und Kartoffeln (6 %). Die Ergebnisse wurden im *American Journal of Clinical Nutrition* veröffentlicht und gelten als starke epidemiologische Hinweise für einen lebensverlängernden Effekt von spermidinreicher Kost beim Menschen.[214]

Allerdings: Kontrollierte Studien zu Spermidin-Supplementen beim Menschen sind noch rar gesät. Eine kleine Studie aus Lübeck ist sogar eher dazu angetan, die Begeisterung für den Autophagie-Booster zu trüben. In der Untersuchung erhielten 12 gesunde Probanden 15 mg Spermidin täglich in Kapselform, fünf Tage lang. Die Ergebnisse zeigten, dass die orale Einnahme von Spermidin keine signifikante Erhöhung der Spermidin-Konzentrationen im Blutplasma und Speichel bewirkte. Stattdessen erhöhte sich die Konzentration von Spermin, einem Metaboliten von Spermidin, was darauf hindeutet, dass Spermidin im Körper metabolisiert wurde, bevor es ins Blut gelangte.[215] Der Großteil des Stoffes wurde demnach bereits im Verdauungstrakt abgebaut oder ausgeschieden, bevor er ins Blut gelangen konnte. »Es ist unwahrscheinlich, dass Präparate mit einer Spermidin-Dosierung von weniger als 15 mg am Tag einen klinischen Effekt zeigen können«, so das pessimistische Fazit der Autoren.

Wie wird die Konzentration gemessen?

Die Messung erfolgt in spezialisierten Laboren und im Rahmen wissenschaftlicher Studien, nicht zur Bewertung des individuellen Longevity-Status.

Wie hoch liegt die empfohlene Tagesdosis?

Es gibt derzeit keine offiziellen Richtwerte für die tägliche Spermidin-Supplementierung. Für Nahrungsergänzungsmittel gilt in der EU und der Schweiz eine Höchstgrenze von 6 mg Spermidin pro Tag. In klinischen Studien werden meist Dosierungen zwischen 1 und 6 mg verwendet. Hersteller empfehlen oft 3–6 mg pro Tag als Ergänzung zur normalen Ernährung. Spermidin wird für Supplemente meist als Weizenkeimextrakt gewonnen, seltener auch aus Soja oder Algen, und überwiegend in Form von Kapseln, Tabletten, Pulver oder Tropfen angeboten.

Fazit

Spermidin besitzt enormes Potenzial als Geroprotektivum. Untersuchungen in Tiermodellen und Beobachtungsstudien demonstrieren beeindruckende Effekte auf Zellgesundheit, Herz und Gehirn. Allerdings fehlen noch größere Interventionsstudien beim Menschen. Die Einnahme gilt als sicher, die orale Bioverfügbarkeit von Spermidin beim Menschen ist noch unklar. Zu den Lebensmitteln mit hohem Gehalt an Spermidin zählen vor allem Weizenkeime, Sojabohnen, Pilze, Salat, gereifter Käse und Vollkornprodukte.

Im Steckbrief: Glukosamin

Zucker gilt eigentlich nicht als Longevity-Geheimwaffe. Außer wenn bei dem Glukosemolekül am zweiten Kohlenstoffatom statt der Hydroxygruppe eine Aminogruppe sitzt: Dann handelt es sich um Glukosamin, einen Aminozucker, der sich nicht nur als Knorpelmittel bewährt, sondern offenbar auch als Anti-Aging-Substanz. Mischt man betagten Mäusen den Zucker-Abkömmling ins Futter, steigt ihre natürliche Lebenserwartung um knapp 10 %. Das entspricht einer Steigerung der menschlichen Lebenserwartung von etwa acht Jahren. Das ergab ein Versuch an der Eidgenössischen Technischen Hochschule Zürich.[216] Wie sich zeigte, fraßen die Nager zwar genauso viel wie die Artgenossen in der Kontrollgruppe. Ein Abbauprodukt des Glukosamins sorgte aber dafür, dass ihr Blutzuckerspiegel hinterher nicht so stark anstieg. Der Aminozucker simulierte eine kohlenhydratarme Ernährung nach Art eines Fasten-Mimetikums. Der Effekt wird auf eine Simulation kohlenhydratarmer Ernährung zurückgeführt, die den Zuckerabbau hemmt und den mTOR-Signalweg moduliert.

Leider fehlen auch für Glukosamin klassische Interventionsstudien am Menschen, die den Anti-Aging-Effekt untermauern. Solche Untersuchungen sind vermutlich auch nicht zu erwarten: Da es sich bei dem Traubenzucker-Verwandten um ein Nahrungsergänzungsmittel handelt, das bereits bekannt und deswegen nicht patentierbar ist, wird kein Hersteller Millionen von Euro investieren.

Immerhin gibt es ausreichend Datenmaterial für Kohortenstudien: dank der Millionen von zumeist älteren Gelenkpatienten, die regelmäßig zu Glukosamin-Kapseln greifen, um ihre schmerzenden Körperscharniere zu behandeln. Der Aminozucker, der im Körper natürlich vorkommt, ist Bestandteil von Gelenkpuffer und Gelenkflüssigkeit. Womöglich unterstützen diese Supplemente nicht nur den lädierten Knorpel, wie beabsichtigt, sondern nebenbei auch Herz und Gefäße? Um diese Frage zu klären, wertete ein Forscherteam unter Leitung der Tulane-Universität in New Orleans Daten der UK-Biobank von 466 039 Briten aus. Diese Sammlung birgt Gesundheitsdaten, Blut-, Speichel- und Urinproben sowie Fragebögen von einer halben Million Freiwilligen. Und tatsächlich: Teilnehmer, die Glukosamin für ihre Gelenke schluckten, senkten ihr Risiko für Schlaganfälle um 9 %, für koronare Herzkrankheit um 18 % und für kardiovaskulären Tod um 22 %.[217]

Wie wird die Konzentration gemessen?

Leider existieren keine standardisierten Labortests zur Messung des Glukosaminspiegels im Blut oder Gewebe, auch nicht für Longevity-Zwecke.

Wie hoch liegt die empfohlene Tagesdosis?

In der Publikation der Tulane-Universität sind keine Angaben zur Dosis enthalten. Bei Gelenkschutzpräparaten liegt die übliche Tagesdosis bei 700–1200 mg Glukosamin. Insbesondere Diabetiker sollten vor einer Glukosamin-Einnahme Rücksprache mit ihrem Hausarzt halten und in den ersten Wochen öfter den Blutzucker kontrollieren.

Fazit

Die Ergebnisse aus den Tierstudien lassen vermuten, dass Glukosamin auch beim Menschen lebensverlängernde Effekte hat. Zudem ist die Substanz gut verträglich, günstig und millionenfach erprobt. Das verleiht dem Aminozucker enormes Potenzial, selbst wenn Longevity-Langzeitdaten aus Humanstudien fehlen.

Im Steckbrief: Alphaketoglutarat (AKG)

Vielen Athleten ist AKG ein Begriff. Insbesondere Kraftsportler greifen zu dem Mittel, um die Muskelmasse zu erhöhen, Kraft und Ausdauer zu steigern und die Regeneration zu unterstützen. Longevity-Anhänger wurden auf das Molekül aufmerksam, als der renommierte Harvard-Forscher David Sinclair Alphaketoglutarat aufs Podest hob: als sicheren und natürlichen Weg, das biologische altern zu bremsen. In Tierstudien zeigte sich, dass die Substanz die Fitness von älteren Mäusen erhält. Sie reduziert Gebrechlichkeit, bremst das Ergrauen des Fells und verlängert die mittlere Lebensspanne der Tiere um 10–16 %.[218] Auch Würmer und Fruchtfliegen leben länger dank Alphaketoglutarat. Der Stoffwechselmetabolit wirkt unter anderem über die Hemmung von mTOR und die Reduktion chronischer Entzündungen, beides sind bekannte Faktoren im Alterungsprozess. Mit steigendem Lebensalter nimmt der AKG-Spiegel im Körper ab. Damit sinkt auch die Energiegewinnung in den Zellen: Als zentrales Stoffwechselmolekül im Zitronensäurezyklus ist Alphaketoglutarat direkt an der Produktion von ATP in den Mitochondrien beteiligt.

Ob AKG-Supplemente einen Anti-Aging-Effekt beim Menschen zeigen, untersucht man gerade an der National University of Singapore. Ein Team unter Leitung der Biogerontologin Andrea Maier prüft im Rahmen der Able-Studie (Alpha-Ketoglutarate Supplementation and Biological Age), ob die tägliche Einnahme von 1 g Calcium-Alpha-Ketoglutarat (Ca-AKG) Alterungsprozesse bei Erwachsenen verlangsamt. Im Mittelpunkt steht dabei die Messung des biologischen Alters anhand von DNA-Methylierungsuhren. Andrea Maiers Projekt ist eine der ersten größeren Humanstudien zu AKG und Longevity.

Wie wird die Konzentration gemessen?

Der AKG-Spiegel im Blut ist kein Standardlaborwert und wird in der klinischen Routine selten bestimmt. In der Praxis wird der AKG-Spiegel daher meist nur im Forschungsumfeld oder bei speziellen Fragestellungen bestimmt.

Wie hoch liegt die empfohlene Tagesdosis?

Eine offizielle Dosierungsempfehlung gibt es bislang nicht, da keine Referenzwerte von Behörden wie EFSA oder DGE existieren. Die sinnvolle Tagesdosis orientiert sich daher an Herstellerangaben und ersten Humanstudien. Die meisten Anbieter und Fachquellen empfehlen eine Tagesdosis von 800–2000 mg AKG bzw. Calcium-AKG für Erwachsene. Ca-AKG ist die am besten untersuchte Form für Longevity-Zwecke; die Kombination gewährt eine bessere Bioverfügbarkeit.

Fazit

AKG gilt als eines der spannendsten Moleküle in der Longevity-Medizin. Tierstudien zeigen klare Anti-Aging-Effekte, und erste Humanstudien deuten auf eine mögliche Verlangsamung des biologischen Alterns hin. Für eine endgültige Bewertung von Wirksamkeit, Sicherheit und optimaler Anwendung beim Menschen fehlen noch größere Untersuchungen.

Im Steckbrief: Selen

Selen ist ein Vitalstoff, der in der Longevity-Medizin besondere Beachtung verdient. Zum einen ist die ausreichende Versorgung mit dem Spurenelement – im Gegensatz zu vielen anderen Mineralien und Vitaminen – nicht per se gesichert. Aufgrund der selenarmen Böden enthalten in Deutschland hergestellte Lebensmittel nur geringe Mengen dieser Substanz. (Allerdings darf Tierfutter in der EU mit Selen angereichert werden, weswegen Selen hierzulande in höherer Menge in tierischen Lebensmitteln zu finden ist.) Das hat nicht bloß zu Folge, dass weniger Selen auf dem Teller landet, vor allem bei Vegetariern und Veganern. Sondern damit sinkt zugleich auch der offizielle Referenzrahmen für das Element, der sich aus dem Selenstatus der Bevölkerung ableitet. Der Referenzbereich bildet in der Labormedizin jenes Spektrum, in dem 95 % aller gesunden Personen mit ihren individuellen Messwerten liegen. Ein paradoxes System: Weil die Menschen hierzulande weniger Selen im Blutplasma haben als beispielsweise in bestimmten Teilen Chinas oder den USA, ist man mit deutschen Richtwerten unter Umständen noch »ausreichend« versorgt, die anderswo bereits einen Mangel begründen:

Die Referenzbereiche für Selen im Blutplasma sehen beispielsweise so aus:[219]

- Deutschland: 50–120 µg pro Liter
- China: 74–141 µg pro Liter
- USA: 60–150 µg pro Liter

Der zweite Grund, aus dem Selen eine ausführliche Würdigung in diesem Kapitel verdient, liegt in seiner zentralen Bedeutung für Gesundheit und Juvenilität. Als essenzielles Spurenelement hat diese Substanz ihre Finger allerorten im Spiel, etwa bei Schilddrüsenfunktion, Spermienproduktion, Körperabwehr und Schutz der Zellen vor DNA-Schäden. Der Gesamtgehalt an Selen im Körper beträgt zwischen 5 und 20 mg; das meiste steckt in Knochen, Blut und Leber.[220] Ein Mangel erhöht das Risiko für Immunstörungen, Schilddrüsenerkrankungen und möglicherweise bestimmte Krebsarten, wobei Letzteres nicht klar belegt ist. Einzelne Metaanalysen zeigen eine Assoziation zwischen höherem Selenstatus und geringerem Krebsrisiko. Das jüngste Cochrane-Review zu diesem Thema hingegen unterstützt die Hypothese nicht, dass die Erhöhung der Seleneinnahme das Krebsrisiko senkt.[221]

Eine zentrale Rolle spielt Selen als Bodyguard der Körperzellen vor oxidativem Stress. Als Bestandteil antioxidativ wirkender Enzyme – insbesondere der Glutathionperoxidase – ist der Mineralstoff wesentlich daran beteiligt, freie Radikale zu neutralisieren und Zellschäden zu verhindern. Dadurch trägt Selen zur Prävention chronischer Erkrankungen bei, insbesondere im Bereich des Herz-Kreislauf-Systems. In der randomisierten, placebokontrollierten KiSel-10-Studie, in der ältere Schweden über vier Jahre lang täglich 200 µg Selen und 200 mg Coenzym Q10 erhielten, lag die kardiovaskuläre Mortalität in der Studiengruppe um 54 % niedriger. Lebensqualität und Herzfunktion der Teilnehmer waren besser, selbst zehn Jahre nach Studienbeginn.[222] In Kombination mit Coenzym Q10 wirkt Selen synergistisch: Jeder Stoff benötigt die Präsenz des anderen, um optimal zu funktionieren.

Diese Ergebnisse veranlassten die schwedischen Forscher dazu, eine umfassende Auswertung verschiedener Biomarker in den archivierten Blutproben vorzunehmen, um Erklärungen für die Resultate zu finden. In dieser 21. Teilerhebung der KiSel-10-Hauptstudie fanden sie heraus, dass die Telomere in den Leukozyten derjenigen Probanden, die Selen und Coenzym Q10 erhalten hatten, erkennbar länger waren als in der Kontrollgruppe.[223] Das deutet darauf hin, dass die kombinierte Einnahme von Selen und Coenzym Q10 den altersbedingten Telomerabrieb verlangsamt: Die fortschreitende Verkürzung der Telomere an den Enden unserer Chromosomen ist eines der zentralen Hallmarks of Aging. Ein ausgeglichener Selenstatus hingegen erhält die Gesundheit. Laut einer oft zitierte Beobachtungsstudien weisen italienische Hundertjährige im Vergleich zu jüngeren Senioren bessere Selenwerte auf.[224]

Wie wird die Konzentration gemessen?

Ob der Körper mit genügend Selen versorgt ist, wird meist im Blut bestimmt, selten im Urin. Die Messung kann aus dem Blutserum (ohne Blutzellen) oder aus dem Vollblut erfolgen. Der Wert im Serum oder Plasma reagiert sensibler auf Änderungen in der Ernährung; er gibt den aktuellen Status früher an als das Vollblut. Der Langzeitstatus lässt sich besser im Vollblut ablesen.

Die Normalwerte für Selen im Blut variieren leicht je nach Labor und Messmethode, liegen aber typischerweise in folgenden Bereichen (siehe Tabelle).

Wie hoch liegt die empfohlene Tagesdosis?

Der genaue Bedarf ist nicht bekannt. Der Schätzwert für eine angemessene Zufuhr liegt für Erwachsene laut den DGE-Referenzwerten bei 70 µg pro Tag (Männer) beziehungsweise 60 µg pro Tag (Frauen). Bei Stillenden erhöht sich die Empfehlung auf 75 µg täglich.[227] Die durchschnittliche Zufuhr von Selen beträgt in Deutschland etwa zwischen 30 und 70 µg pro Tag.[228]

Wie viel Selen liefern Supplemente?

Handelsübliche Selentabletten liefern meist 50 µg bis maximal 200 µg pro Tag.[229] Neuerdings ist auch mit Selen und Jod angereichertes Speisesalz erhältlich. Es enthält 5,5 µg Selen pro Gramm.[230]

Übersicht der Norm- und Optimalwerte

Material	Referenzbereich Erwachsene (Mikrogramm/Liter)	Quellen[225, 226]
Serum/Plasma	50–120	Umweltbundesamt
	80–120	Natum
	110–130 (optimal)	Natum
Vollblut	79–130 (Männer)	Umweltbundesamt
	60–120 (Frauen)	Umweltbundesamt
	100–140	Natum
	130–155 (optimal)	Natum

Wo liegt die Höchstmenge für die Selenaufnahme?

Laut der Europäischen Behörde für Lebensmittelsicherheit (EFSA) soll die tägliche Gesamtaufnahme aus Nahrung, Supplementen und Trinkwasser 255 µg Selen nicht überschreiten (sogenannter UL, Tolerable Upper Intake Level).[231] Ab etwa 300 µg pro Tag können Gelenkschmerzen, Magen-Darm-Probleme, Nervenleiden, Seh- und Gedächtnisstörungen, Hautschäden und weitere Probleme auftreten.[232] Charakteristisch für zu viel Selen ist ein nach Knoblauch riechender Atem.

Wie wird supplementiert?

Als Supplement gibt es Selen vorwiegend in zwei Varianten: Natriumselenit und Selenomethionin. Das anorganische Natriumselenit eignet sich gut zum kurzfristigen Ausgleich eines akuten Mangels, da es direkter in selenabhängige Enzyme eingebaut wird. Das organische Selenmethionin wirkt langsamer, ist aber länger verfügbar, da es vom Körper besser gespeichert wird: prima zur präventiven und langfristigen Supplementation.

Fazit

Selen ist ein essenzielles Spurenelement mit vielfältigen Anti-Aging-Eigenschaften. Eine Ergänzung ergibt vor allem dann Sinn, wenn ein nachgewiesener Mangel besteht. Bei Gesunden, die ausreichend mit Selen versorgt sind, bringt die Supplementierung keine bessere Lebenserwartung; zudem kann eine Überdosierung schaden. Für die Praxis bedeutet das: Die Selenspiegel im Labor überprüfen lassen.

Im Steckbrief: Coenzym Q10 (CoQ10)

Coenzym Q10, auch bekannt als Ubiquinon, ist eine körpereigene, vitaminähnliche Verbindung, die für die optimale Funktion vieler Organe und Gewebe unerlässlich ist. Seine Hauptwirkung entfaltet das fettlösliche Molekül in den Mitochondrien, den Kraftwerken der Zelle, wo es den Elektronentransport in der ATP-Produktion fördert. Ohne die Hilfe von Q10 keine effiziente Energiegewinnung in den Zellen! Gewebe mit einem besonders aktiven Stoffwechsel wie Herz, Nieren, Leber und Muskulatur weisen besonders hohe Konzentrationen an Coenzym Q10 auf. Darüber hinaus kann Ubiquinon als Antioxidans vor allem Zellmembranen vor oxidativen Schäden durch freie Radikale schützen.

Als fettlöslicher Stoff steckt CoQ10 vor allem in fetthaltigen Lebensmitteln. Fleisch, Seefisch, Geflügel, Leber, Ei und Butter liefern reichlich von der vitaminähnlichen Substanz. In geringere Mengen kommt das Coenzym in Nüssen, Vollkornprodukten, Hülsenfrüchten und Pflanzenölen wie Soja-, Raps- und Sesamöl vor. Insgesamt liefert die tägliche Nahrung schätzungsweise 3–6 mg Q10 täglich.[233] Der Körper kann diese Substanz aber auch selbst herstellen. Dazu nutzt er die Aminosäuren Phenylalanin und Tyrosin sowie einen Stoff namens Mevalonsäure, der auch bei der Cholesterinbildung eine Rolle spielt.

Die körpereigene Produktion von CoQ10 nimmt mit steigendem Lebensjahr kontinuierlich ab. Im Vergleich zu 20-Jährigen weist der Herzmuskeln von 80-jährigen Senioren nur noch etwa 60 % des Q10-Gehalts auf.[234] Das birgt das Risiko eines Energiedefizits in Zellen, das Alterserscheinungen verstärken kann. Gleichzeitig erhöhen verschiedene chronische Erkrankungen, die sich in höherem Lebensalter häufen, den Bedarf an Coenzym Q10 – dazu zählen etwa Herzinsuffizienz, Diabetes mellitus, Krebs und neurodegenerative Erkrankungen. Statine, die zur Senkung des Cholesterinspiegels eingesetzt werden, senken auch die körpereigene Produktion von Coenzym Q10. Einige Studien zeigten eine deutliche Q10-Abnahme um bis zu 50% unter einer Therapie mit Cholesterinsenkern.[235] Gerade für Patienten, die Statine einnehmen, ist es wichtig, ihren Coenzym-Q10-Spiegel möglichst stabil zu halten.

Ein Coenzym-Q10-Defizit äußert sich häufig zunächst in einem Rückgang der körperlichen Leistungsfähigkeit. Das betrifft insbesondere das Herz, das aufgrund seiner hohen metabolischen Aktivität die größten CoQ10-Vorräte benötigt. Eine unzureichende Versorgung kann langfristig zur Entwicklung einer Herzinsuffizienz beitragen.[236] Auch Muskelbeschwerden, Erschöpfung oder Konzentrationsproblemen sind möglich. Betroffene fühlen sich oft abgeschlagen oder berichten von Muskelkater-ähnlichen Schmerzen.

Was bringt die Supplementierung?

Wenn Menschen mit niedrigen Ausgangswerten Ubiquinon (ubique = überall) zusammen mit Selen einnehmen, kann das den Alterungsprozess offenbar wirksam verlangsamen. Diese Erkenntnis geht unter anderem auf die KiSel-10-Studie zurück, eine groß angelegte Doppelblindstudie aus Schweden. Die Untersuchung, in die 443 gesunde Männer und Frauen im Alter von 70–88 Jahren eingeschlossen waren, gilt als richtungsweisend für die kardiovaskuläre Forschung im Bereich Mikronährstoffe und Alter. Die tägliche Kombination von Coenzym Q10 (200 mg) und Selen (200 µg) über fünf Jahre senkte das Risiko kardiovaskulärer Todesfälle um 54% gegenüber Placebo. Es zeigten sich signifikant bessere Herzfunktion und Lebensqualität in der Verumgruppe. Die Wirkung blieb auch nach zehn Jahren messbar.[237]

Wie wird die Konzentration gemessen?

Der Coenzym-Q10-Spiegel kann durch eine laborchemische Analyse des Blutes bestimmt werden. In spezialisierten Laboren oder mit Test-Kits für den Heimgebrauch wird dazu eine kleine Blutprobe (meist Kapillarblut aus der Fingerkuppe) entnommen und hinsichtlich der Q10-Konzentration im Serum ausgewertet.

Wie hoch liegt die empfohlene Tagesdosis?

Insgesamt liegen für die Supplementierung von Coenzym Q10 bei gesunden Menschen relativ wenige Daten vor. Eine offizielle Dosierungsempfehlung gibt es nicht. Die meisten Supplementhersteller und Fachquellen empfehlen eine tägliche Einnahme von 100–300 mg Coenzym Q10, vorzugsweise in der bioaktiven Form Ubiquinol. Gelegentliche Nebenwirkungen sind mild und umfassen Magen-Darm-Beschwerden. Coenzym Q10 ist fettlöslich. Daher ist die Einnahme zu einer Mahlzeit, die auch etwas Fett enthält, ideal, um die Aufnahme zu verbessern.

Fazit

Coenzym Q10 zählt zu den zentralen Molekülen der Longevity-Medizin mit gut belegten antioxidativen und energiefördernden Eigenschaften. Eine Ergänzung kann helfen, das Energielevel in Zellen aufrechtzuerhalten – besonders in energiehungrigen Organen wie Herz und Gehirn.

Im Steckbrief: Resveratrol

Erstmals in den 1930er-Jahren aus der Heilpflanze Weißer Germer isoliert, sorgte Resveratrol Anfang dieses Jahrtausends für Schlagzeilen als mögliche Anti-Aging-Wunderwaffe. Das war vor allem das Verdienst des Harvard-Genetikers David Sinclair. In einer vielbeachteten *Nature*-Publikation aus dem Jahr 2003 zeigte der Forscher, dass der Inhaltsstoff aus Trauben, Beeren und Rotwein die Lebenserwartung von Hefezellen um sagenhafte 70–80 % verlängert. Das gelingt Resveratrol, indem es Sirtuine aktiviert, insbesondere Sirt1. Sirtuine bilden eine Familie von sieben Signalproteinen, die Organismen helfen, ihren Stoffwechsel so zu trimmen, dass sie selbst widrigen Umweltbedingungen gewachsen sind. Die Aktivierung dieser Enzyme steckt auch hinter dem lebensverlängernden Effekt von Fasten. Resveratrol wirkt damit ähnlich gesundheitsfördernd wie eine Niedrig-Kalorien-Diät. Drei Jahre später zeigte Sinclair, dass der sekundäre Pflanzenstoff bei Mäusen, die eine besonders fettreiche, eigentlich lebensverkürzende Diät erhielten, die Lebensspanne verlängern und altersbedingte Erkrankungen reduzieren konnte.

Zusätzliche Aufmerksamkeit erregte Resveratrol durch weitere Untersuchungen. Spannende Ansätze deuten darauf hin, dass Resveratrol möglicherweise die Linse des Auges schützt sowie die äußere Hornhautschicht und die Sehsinneszellen in der Netzhaut.[238] Es scheint Insulinsensitivität, Blutdruck und Entzündungsmarker bei übergewichtigen Männern zu verbessern[239] und demonstriert positive Effekte auf Biomarker bei Herz-Kreislauf-Erkrankungen und Diabetes.[240] Zudem zeigen andere Studien, dass Resveratrol einen therapeutischen Nutzen bei Fettlebererkrankungen haben könnte. Auch Gehirnfunktion, Gedächtnis und Lernvermögen profitieren möglicherweise.[241]

Trotz vieler positiven Einzelberichte hat sich der Hype um das Polyphenol in den vergangenen Jahren deutlich abgeschwächt. Was bei Hefen, Würmern und Mäusen funktionierte, ließ sich beim Menschen bisher nicht eindeutig reproduzieren. Große Humanstudien und Metaanalysen fanden keinen überzeugenden klinischen Nutzen von Resveratrol für Langlebigkeit, Krebsprävention oder chronische Erkrankungen. Die meisten klinische Studien am Menschen waren überdies klein, von kurzer Dauer oder zeigten widersprüchliche Resultate. In einem Experiment des Max-Planck-Instituts für molekulare Genetik offenbarte Resveratrol sogar prooxidative Effekte, statt wie erhofft antioxidativ zu wirken.[242]

Die mageren Ergebnisse hängen vermutlich auch mit der geringen Bioverfügbarkeit von Resveratrol beim Menschen zusammen. Obwohl etwa 70–75 % des oral aufgenommenen Naturstoffs im Dünndarm absorbiert werden, gelangen weniger als 1 % in unveränderter Form in den systemischen Kreislauf und zu den Zielorganen.[243] Der Grund dafür ist die rasche und umfangreiche Metabolisierung in der Darmwand und in der Leber durch Glucuronidierung und Sulfatierung.[244] Die meisten Effekte von Resveratrol beruhen demnach vermutlich auf Metaboliten, nicht auf der Muttersubstanz.

Wie wird die Konzentration gemessen?

Resveratrol im Blutplasma oder anderen biologischen Proben zu bestimmen, ist technisch möglich. Es erfordert aber spezielle Labormethoden und ist in der Regel nur im Rahmen von Studien üblich.

Wie hoch liegt die empfohlene Tagesdosis?

Für Polyphenole wie Resveratrol gibt es derzeit keine offiziell empfohlene Zufuhrmenge. Nahrungsergänzungsmittel enthalten in der Regel 100–500 mg pro Kapsel oder Tablette. Für die meisten Anwendungen gelten 500–1000 mg pro Tag als üblich und gut verträglich. Die Europäische Behörde für Lebensmittelsicherheit (EFSA) bewertet eine tägliche Aufnahme von bis zu 150 mg als sicher.[245] In Dosierungen von mehr als 1 g täglich kann Resveratrol zu Wechselwirkungen mit Blutverdünnern, Blutdrucksenkern, Statinen, Antidepressiva, Schmerzmitteln und Immunsuppressiva führen.[246]

Wie wird Resveratrol supplementiert?

Für den Einsatz in Nahrungsergänzungsmitteln wird das Mittel meist aus Japanischen Staudenknöterich gewonnen, aber auch aus Traubenschalen und Traubenkernen. Manche Hersteller betonen, dass ihr Trans-Resveratrol wirksamer sei als normales Resveratrol, da es die aktive Form darstelle. Tatsächlich ist die Bioverfügbarkeit des Polyphenols insgesamt sehr gering, das gilt auch für Trans-Resveratrol, den Standard in der Forschung.

Fazit

Resveratrol ist ein interessantes Molekül mit potenziellen Anti-Aging-Effekten auf zellulärer Ebene. Die klinische Relevanz für die menschliche Langlebigkeit fehlt nach aktuellem Wissen.

Im Steckbrief: Kreatin

Kreatin (von griech. *kreas* = Fleisch) ist eine organische Säure, die in Nieren, der Leber und der Bauchspeicheldrüse aus bestimmten Aminosäuren gebildet wird. Die Substanz wurde erstmals 1832 vom französischen Chemiker Michel Eugène Chevreul im Muskelgewebe von Tieren isoliert und »Créatine« getauft. Jahrzehnte später erkannte man, dass Kreatin eine Schlüsselrolle bei der Energiespeicherung und Energiebereitstellung übernimmt: In Form von Kreatinphosphat stellt es den Treibstoff für kurzfristige, intensive und intervallartige Belastungen dar.[247] Wird in der Muskelzelle ATP verbraucht, das primäre Molekül zur Energiebereitstellung, erzeugt Kreatinphosphat gemeinsam mit Adenosindiphosphat sofort neues ATP-Muskelbenzin. Dieser Prozess liefert den Kraftsparkassen für einige Sekunden eine sehr schnelle Energiequelle, bevor andere Stoffwechselwege wie Glykolyse oder Fettsäureoxidation übernehmen.

Kreatin pusht die anaerobe Leistungsfähigkeit: sei es beim Treppensteigen, dem Sprint zum Bus oder beim Krafttraining. Diese Fähigkeit, Muskelkraft und Muskelleistung kurzfristig um 10–20 % zu steigern, macht die Substanz zu einer der beliebtesten Nahrungsergänzungsmittel im Fitnessbereich.[248] Zugleich ist in den letzten Jahren das Interesse der Anti-Aging-Medizin gewachsen. Der Umstand, dass Kreatinphosphat als schnelles

Energiemolekül ATP regeneriert, nicht nur in Skelettmuskeln, sondern auch im Myokard oder im Gehirn, weckte die Hoffnung, dass eine Supplementierung gesundheitliche Vorteile für den Alterungsprozess bietet.

Tatsächlich zeigt eine Nahrungsergänzung mit Kreatin positive Effekte beim Menschen, nicht bloß auf Muskelkraft, sondern auch auf kognitive Leistungsfähigkeit und Lebensqualität im Alter. In Kombination mit Krafttraining hilft es, Muskelmasse zu erhalten und die Muskelfunktion bei älteren Erwachsenen zu verbessern.[249] Zugleich optimiert Kreatin offenbar auch den Energiehaushalt des Gehirns: In Situationen erhöhter mentaler Belastung verbessert es die kognitive Leistungsfähigkeit.[250] Bei Patienten mit neurodegenerativen Erkrankungen wie Parkinson und Alzheimer scheint Kreatin positive Effekte auf die Muskelfunktion und kognitive Fähigkeiten auszuüben.[251]

Humanmedizinische Studien zeigen, dass Kreatin die Lebensqualität im Alter erhöhen kann. Ob Kreatin hilft, länger zu leben, ist beim Menschen noch nicht untersucht. Zumindest bei Mäusen verzögert das Supplement das Ableben. Mischt man den Nagern Kreatin ins Futter, leben sie im Schnitt 9 % länger als ihre Artgenossen aus der Kontrollgruppe. Zudem zeigen sie weniger Ablagerungen von Alterspigmenten im Gehirn, was auf weniger altersbedingte Zellschäden verweist.[252]

Wie wird die Konzentration gemessen?

Es gibt leider keinen etablierten und leicht zugänglichen Kreatin-Bluttest. Die bestehenden Analysen sind aufwendig und werden deshalb meist nur in der Forschung eingesetzt.

Wie hoch liegt die empfohlene Tagesdosis?

Weil Kreatin kein essenzieller Nährstoff ist, sondern vom Körper selbst gebildet werden kann, fehlen offizielle Referenzwerte. Die gängige Dosierung in Longevity-Studien am Menschen beträgt 3 g Kreatin pro Tag. Mit diesem Quantum sind die Kreatin-Speicher binnen 28 Tagen maximal gefüllt.[253] Menschen mit eingeschränkter Nierenfunktion wird von der zusätzlichen Gabe von Kreatin abgeraten.[254] Selten kann es durch die Einnahme von Kreatin zu Beschwerden wie Blähungen oder Durchfall kommen.

Etwa 1–2 g pro Tag stellt der Körper selbst her. Wird mehr supplementiert als nötigt, reduziert sich die körpereigene Kreatin-Synthese. Dasselbe passiert bei sehr hohem Fleischkonsum: Die Kohlenstoff-Stickstoff-Verbindung steckt vor allem in Wild, Rindfleisch, Schweinefleisch, aber auch in Hering, Lachs und Thunfisch.[256] Vegetarier und Veganer haben oft geringer Kreatin-Vorräte im Körper.

Fazit

Kreatin ist ein vielversprechender Baustein für ein modernes Longevity-Konzept. Das betrifft vor allem den gezielten Schutz vor Muskelabbau, kognitive Einbußen und altersbedingte Zellschäden. Noch fehlen Langzeitstudien am Menschen, die gezielt auf Langlebigkeit und Lebensverlängerung abzielen.

Mikrobiom

Gesundheit und Lebenserwartung sind eng verknüpft mit der Darmflora.

Keiner isst für sich allein. Die Natur will es so: Billionen von Bakterien im Dickdarm tragen zur Zersetzung der Nahrung bei. Die Mikroben fermentieren vorrangig Ballaststoffe beispielsweise aus Gemüse oder Vollkornprodukten. Im Gegensatz zu anderen Kohlenhydraten werden diese längerkettigen Verbindungen im Dünndarm nicht enzymatisch gespalten; so gelangen sie weitgehend intakt in das Kolon. Dort ermöglichen die mikrobiellen Helfer eine vollständige Verwertung dieser Nahrungsbestandteile. Doch mit der Zuarbeit bei der Verdauung ist es längst nicht getan. Das Heer der Keime fungiert als ein komplexes, steuerndes Ökosystem, das tief in physiologische Prozesse unseres Körpers eingreift. Die Mikrobiota im Darm produziert wichtige Vitamine, vor allem aus dem B-Komplex, bildet eine Schutzbarriere gegen Krankheitserreger und reguliert das darmassoziierte Immunsystem. Außerdem beeinflusst sie Stoffwechsel, Hormone und die Kommunikation zwischen Darm und Gehirn, was entscheidend für Gesundheit und Wohlbefinden ist.

Eine Schlüsselfunktion übernimmt das Heer der Einzeller im Kontext des Alterns. Studien belegen, dass eine hohe mikrobielle Diversität – also ein ausgewogenes und vielfältiges Mikrobiom – mit einer erhöhten Lebenserwartung, einer optimierten Immunregulation sowie einer besseren geistigen Vitalität assoziiert ist.[257] Im Gegensatz dazu ist eine Dysbiose, ein Ungleichgewicht im Mikrobiom, eng verknüpft mit einem erhöhten Risiko für chronisch-entzündliche Erkrankungen, Stoffwechselstörungen, neurodegenerativen Prozessen und Autoimmunerkrankungen.[261] Unsere Darmbewohner entscheiden demnach mit darüber, wie wir altern, wie gut wir regenerieren, wie widerstandsfähig wir gegen Krankheiten sind und in welcher Lebendigkeit wir unser Leben gestalten.

Vor allem auf vier zentrale Säulen des Alterns wirkt das Ökosystem im Bauch ein:

Stoffwechsel: Die Bakterien im Dickdarm produzieren kurzkettige Fettsäuren (Short-

Chain Fatty Acids, SCFAs) wie Butyrat, Propionat und Acetat. Diese Metaboliten senken chronische Entzündungen, fördern einen gesunden Stoffwechsel und modulieren das Immunsystem – alles Faktoren, die als Grundlage für eine längere gesunde Lebensspanne gelten. Beispielsweise verbessern SCFAs die Insulinsensitivität und fördern die Fettverbrennung in Geweben. Das schützt vor metabolischem Syndrom, Übergewicht und Typ-2-Diabetes: Jede dieser Erkrankungen reduziert die Lebenserwartung.

Immunmodulation: Rund 70–80 % aller Immunzellen befinden sich in der Darmschleimhaut. Sie stehen in ständigem Austausch mit den Signalstoffen des Mikrobioms. Diese Interaktion sorgt für ein ausgewogenes Immunprofil, indem sie regulatorische T-Zellen stimuliert und proinflammatorische T-Helferzellen in Schach hält.[258] Auf diese Weise schützt eine gesunde Darmflora vor chronischen Entzündungen, die autoimmunen, metabolischen und neurodegenerativen Erkrankungen Vorschub leisten können. Besonders im Alter können Mikrobiom-vermittelte Entzündungsprozesse neurodegenerative Erkrankungen wie Alzheimer, Parkinson oder Demenz beeinflussen.[259]

Darm-Energie-Achse: Die Mitochondrien der Körperzellen, die die Energieproduktion (ATP) sicherstellen, sind von Stoffwechselprodukten der Darmbakterien abhängig. Diese Substanzen umfassen nicht nur SCFAs, sondern auch sekundäre Gallensäuren und Indole. Ein gesundes Darmmikrobiom produziert diese wichtigen Signalmoleküle und energieliefernden Verbindungen, die die Mitochondrien stärken und so unser Energielevel, unsere Vitalität und Leistungsfähigkeit erhöhen.

Darm-Hirn-Achse: Nicht zuletzt spielt das Mikrobiom eine Schlüsselrolle für die Darm-Hirn-Achse. Die intestinale Bakterienwelt beeinflusst mentale Gesundheit und kognitive Funktionen über verschiedene Signalwege, darunter den Vagusnerv und hormonähnliche Botenstoffe. Diese bidirektionale Kommunikation steuert beispielsweise die Produktion von Neurotransmittern wie Serotonin und Melatonin, die unsere Stimmungslage und den Schlaf-Wach-Rhythmus bestimmen. Eine gesunde Darmflora unterstützt so die geistige Gesundheit, das emotionale Wohlbefinden und die neurologische Funktion bis ins hohe Alter.

Darmmikrobiom und Alterungsprozess sind intensiv verbunden. Eine vielfältige und stabile Flora ist mit einer besseren Gesundheit und längeren Lebenserwartung verbunden. Ungleichgewichte im mikrobiellen Ökosystem werden deshalb als eine der Hallmarks of Aging (Seite 18) diskutiert, das heißt als eine der biologischen Kennzeichen, die wesentliche Mechanismen des Alterungsprozesses beschrieben. Es lohnt sich demnach, einen präzisen Blick auf die Mitbewohner unserer Darm-WG zu werfen. Der erste Eindruck: Jeder Mensch ist ziemlich viele – ein sogenannter Holobiont. Im und auf dem Körper leben Pilze, Viren, Archaeen sowie Bakterien. Letztere bilden die Mehrheit: Die meisten Bewohner, über 90 %, sind Bakterien; wiederum 99 % dieser Population siedeln im Dickdarm.

Das Mikrobiom als Super-Organ

Die Gesamtheit aller Mikroorganismen in einem bestimmten Lebensraum, sei es im Verdauungstrakt, auf der Haut oder in der Vagina, wird als »Mikrobiota« bezeichnet. Es handelt sich dabei um die Mikroben selbst. »Mikrobiom« hingegen ist ein weiter gefasster Begriff. Er umschreibt nicht nur die Mikroorganismen, sondern auch ihr kollektives Erbgut (Genom), die von ihnen produzierten Stoffe (etwa Enzyme) und ihre Wechselwirkungen untereinander sowie mit ihrer Umgebung. Anders formuliert: Die Darm-Mikrobiota umfasst Billionen von Bakterien, Pilzen, Archaeen und Viren im Verdauungstrakt, während das Darm-Mikrobiom auch deren genetische Informationen und Stoffwechselprodukte einschließt.

Diese Organismen bilden faktisch ein eigenes Organ im Körper. Ungefähr 39 Billionen Bakterien leben im menschlichen Dickdarm – das sind in etwa so viele, wie der Mensch eigene Körperzellen hat. Auf jede menschliche Zelle kommt also mindestens eine nichtmenschliche Zelle in Darm. Über 2000 verschiedene Bakterienarten wurden bisher im Verdauungstrakt identifiziert. Der einzelne Mensch beherbergt nur einen Teil dieses Spektrums, im Schnitt zwischen 800 und 1000 verschiedene Arten. Schwerpunktmäßig gehören die Einzeller nur wenigen großen Stämmen (Phyla) an. Beim gesunden Erwachsenen stellen Firmicutes und Bacteroidetes zusammen über 90 % der Darmbakterien. Actinobacteria und Proteobacteria folgen als nächstgrößere Gruppen, daneben gibt es noch kleinere Anteile wie etwa Verrucomicrobia. Jede dieser Gruppen erfüllt spezifische Aufgaben im Körper.

Firmicutes, seit 2021 offiziell »Bacillota« genannt, bilden einen artenreichen Stamm grampositiver Bakterien. Sie umfassen viele Butyratproduzenten (z. B. Faecalibacterium prausnitzii, Roseburia), die Ballaststoffe zu Buttersäure vergären – wichtig für die Ernährung der Darmepithelzellen und die Entzündungshemmung. Einige Firmicutes (z. B. Laktobazillen) produzieren Milchsäure und halten so den pH-Wert im Darm niedrig, was pathogene Keime hemmt.

Bacteroidetes sind anaerobe, gramnegative Stäbchenbakterien, die sich auf die Verdauung komplexer Polysaccharide aus der Nahrung spezialisiert haben. Sie setzen dabei oft Acetat und Propionat frei – kurzkettige Fettsäuren (Short Chain Fatty Acids, SCFA), die Leberstoffwechsel und Appetit regulieren. Bacteroidetes helfen so bei der Energiegewinnung aus Ballaststoffen und modulieren das Immunsystem.

Actinobacteria enthalten wichtige Probiotika wie Bifidobakterien. Diese dominieren üblicherweise im Säuglingsdarm (durch Stillen gefördert) und bauen Milch-Oligosaccharide ab. Bifidobacteria produzieren Essigsäure und Milchsäure und unterdrücken dadurch Fäulniskeime; sie synthetisieren zudem B-Vitamine wie etwa Folat und unterstützen das Immunsystem.

Proteobacteria umfassen viele opportunistische und potenziell pathogene Keime, darunter Enterobacteriaceae wie E. coli. Diese sind normalerweise in geringer Zahl vorhanden. Ein Übermaß an Proteobakterien gilt als Marker für Dysbiose; viele dieser Keime haben Lipopolysaccharid (LPS) in ihrer Zellwand, also Zucker-Lipid-Verbindungen, die Entzündungsreaktionen antreiben.

Verrucomicrobia sind in geringer Menge vertreten, aber z. B. Akkermansia muciniphila erlangt viel Aufmerksamkeit: Diese Spezies lebt vom Abbau von Schleim (Muzin) in der Darmwand und fördert dadurch eine gesunde Schleimhautschicht. Akkermansia wird mit verbesserter Barrierefunktion und günstigem Stoffwechselprofil in Verbindung gebracht.

Die individuelle Zusammensetzung der Mikrobiota im Darm hängt vor allem davon ab, welche Lebensmittel wir zu uns nehmen. Bacteroides sind typisch für eine protein- und fettreiche Ernährung, während Prevotella oft bei kohlenhydrat- und ballaststoffreicher Kost dominieren. Die probiotischen Milchsäurebakterien Lactobacillus und Bifidobacterium wiederum finden sich häufiger bei Menschen, die fermentierte Lebensmittel genießen. Entscheidend ist dabei das langfristige Ernährungsmuster. Während kurzfristige Diäten die Darmflora schnell, aber reversibel verändern, wirken sich nachhaltige Ernährungsumstellungen potenziell auf das Genom und die Stoffwechselaktivität der Mikrobiota aus.[260] Auf diese Weise bilden die Darmbewohner ein entscheidendes Bindeglied zwischen Ernährung und Gesundheit. Das Schlüsselwort in diesem Zusammenhang lautet: Diversität. Zahlreiche Studien belegen, dass ein ausgewogenes und vielfältiges Mikrobiom mit einer erhöhten Lebenserwartung, einer besseren Immunregulation und mehr geistiger Vitalität verknüpft ist.[261] Eine reiche Darmflora ist stabiler, kann besser auf Umweltveränderungen reagieren, schädliche Keime abwehren und vor Infektionen oder Autoimmunerkrankungen schützen.

Zwei zentrale Kennzahlen beschreiben den Reichtum des Mikrobioms.

- »Alpha-Diversität« meint die innerhalb eines Individuums vorhandene Vielfalt. Sie wird oft gemessen als Anzahl verschiedener Spezies (Species Richness) oder über Indizes, die auch die Verteilung berücksichtigen.
- »Beta-Diversität« hingegen vergleicht die Unterschiede zwischen einzelnen Individuen oder Gruppen. Dieser Index drückt aus, wie stark das Mikrobiom von Lebensstil und Umwelt geprägt ist. Personen mit ähnlicher Ernährung oder aus derselben Region weisen mehr Ähnlichkeit bei der mikrobiellen Zusammensetzung auf als Personen mit unterschiedlichen Lebensweisen.

Bildlich gesprochen: Alpha-Diversität misst die Vielfalt im eigenen Garten, Beta-Diversität den Unterschied zwischen benachbarten Grüns. Für die Gesundheit wird meist eine hohe Alpha-Diversität als positiv angesehen; sie spiegelt ein stabiles, belastbares Ökosystem mit vielen Funktionen wider. Eine geringe Vielfalt wurde zum Beispiel bei Diabetes, Adipositas und chronisch-entzündlichen Darmerkrankungen beobachtet. Allerdings ist Diversität nicht allein ausschlaggebend. Es kommt auch darauf an, dass bestimmte Schlüsselarten vorhanden sind wie etwa Faecalibacterium prausnitzii – einer der wichtigsten Buttersäureproduzenten im Darm. Der Keim aus dem Stamm der Firmicutes nährt nicht nur die Zellen der Darmschleimhaut, er hemmt auch Entzündungen und stärkt die Integrität der Darmbarriere. Ein Mangel an Faecalibacterium prausnitzii wurde unter anderem bei chronisch-entzündlichen Darmerkrankungen, Diabetes und Adipositas beobachtet.[262]

» Wechselwirkungen zwischen Ernährung, körperfremden Stoffen (Xenobiotika), dem Darmmikrobiom und dem menschlichen Körper

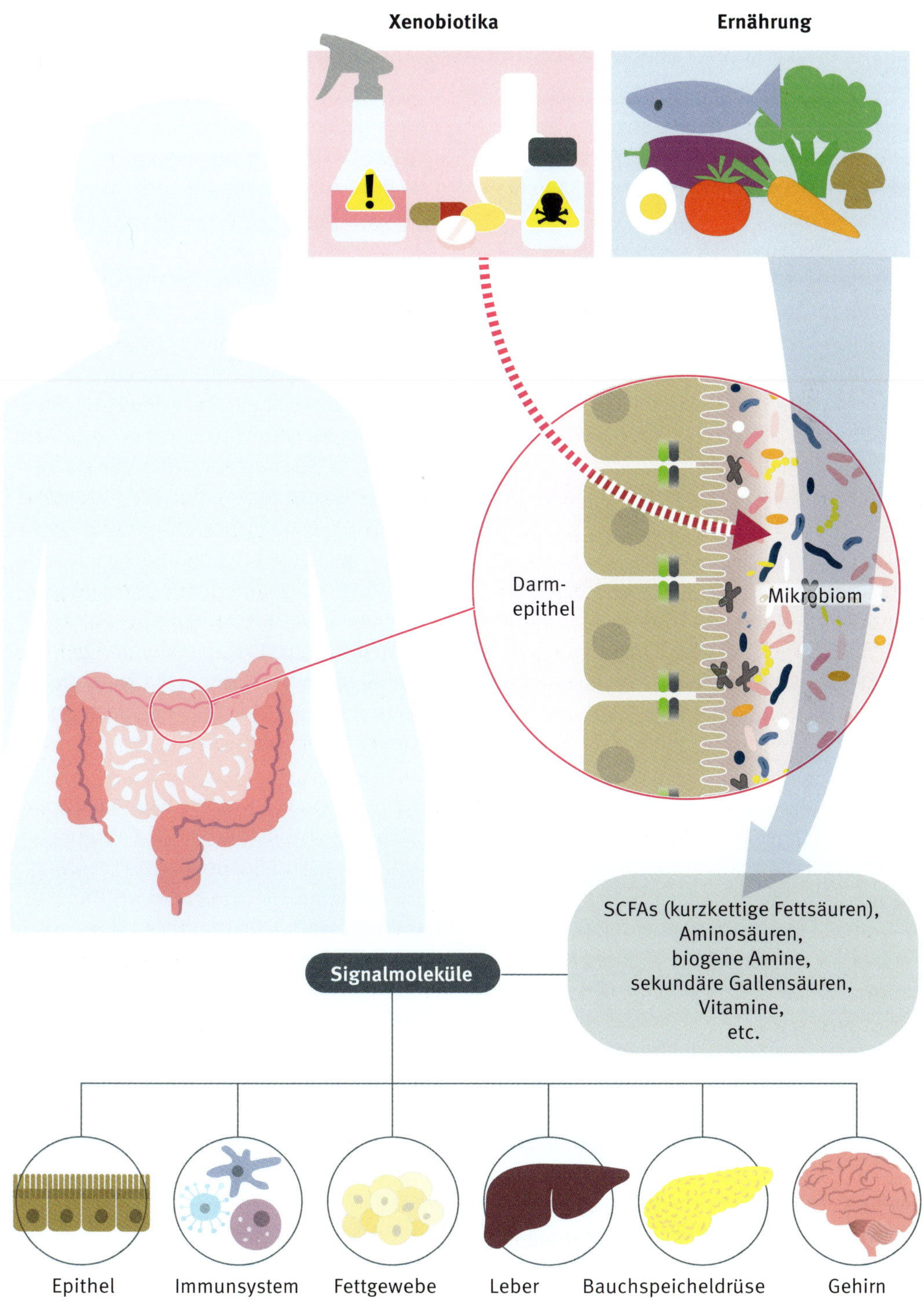
Xenobiotika
Ernährung
Darm-
epithel
Mikrobiom
SCFAs (kurzkettige Fettsäuren),
Aminosäuren,
biogene Amine,
sekundäre Gallensäuren,
Vitamine,
etc.
Signalmoleküle
Epithel
Immunsystem
Fettgewebe
Leber
Bauchspeicheldrüse
Gehirn

Im Lauf des Lebens verändert sich die Zusammensetzung der Darmbewohner auf charakteristische Weise.

- Direkt nach der Geburt ist die intestinale Mikrobiota relativ einfach strukturiert. Es dominieren wenige Gattungen und – bei gestillten Babys – ein hoher Anteil von Bifidobakterien.
- In den ersten 6–12 Monaten steigt die Diversität, wenn mit Beikost neue Substrate für Mikroben dazukommen. Um den ersten Geburtstag sind bereits Gattungen wie Akkermansia, Bacteroides und Veillonella nachweisbar. Nach dem Abstillen nimmt der Anteil von Actinobacteria (Bifidobakterien) deutlich ab. Stattdessen werden Firmicutes zur dominanten Gruppe im Kleinkindalter.
- Etwa ab drei Jahren ähnelt das Mikrobiom in Zusammensetzung und Funktion dem von Erwachsenen – es ist quasi ein Set Point erreicht. Trotzdem bleibt das Mikrobiom lebenslang formbar, besonders durch Ernährung.

Im Erwachsenenalter erweist sich die persönliche Mikrobiom-Zusammensetzung als relativ stabil, zeigt aber im höheren Alter charakteristische Verschiebungen. Der Firmicutes-Bacteroidetes-Quotient (F/B), der im mittleren Erwachsenenalter meist über 1 liegt, wird im hohen Alter oft wieder kleiner als 1. Beispielsweise geht bei Menschen über 65 Jahren die Fülle von nützlichen Bifidobakterien und Butyratbildnern wie etwa dem Faecalibacterium eher zurück, während potenziell problematische Proteobacteria wie E. coli zunehmen. Diese Dysbalance kann zu erhöhter Darmpermeabilität und zu systemischer Entzündung beitragen. Eine altersbedingte Dysbiose in Form von mehr gramnegativen LPS-produzierenden Keimen und weniger butyratbildenden Kommensalen befeuert die dauerhafte Immunaktivierung. Dadurch entstehen erhöhte Spiegel von Interleukin-6, Tumornekrosefaktor-alpha (TNF-α) und C-reaktivem Protein: Eiweißstoffen, die der Körper bei Entzündungen produziert.

Junger Darm trotz hohen Alters

Interessant sind Ergebnisse aus Hundertjährigen-Studien, die zeigen, dass Centenarians ein Mikrobiom-Profil besitzen, das denen von jungen Erwachsenen ähnelt: Wie eine Veröffentlichung im Fachjournal *Nature Aging* beschreibt, zeigte das intestinale Mikrobiom bei superalten Menschen eine gleichmäßigere Verteilung der Artenvielfalt (Evenness) sowie mehr nützliche Bacteroidetes. Zugleich treten potenziell schädliche Pathobionten bei den Hundertjährigen seltener auf.[263] Der Artikel stammte von Forschern der Lanzhou University und der Guangxi Academy of Sciences in China, die das Darmmikrobiom von 1575 Personen im Alter von 20–117 Jahren untersuchten.

Bei einer weiteren Analyse nahmen die chinesischen Wissenschaftler die Centenarian-spezifischen Funktionen des Mikrobioms unter die Lupe. Die winzigen Darmbewohner dieser Hochbetagten tragen Gene zur Produktion von kurzkettigen Fettsäuren, Vitamin K2 und Riboflavin – alles Substanzen, die Entzündungen bremsen, die Darmbarriere stärken, oxidativen Stress abschwächen sowie Knochen und Herzmuskel schützen.

Die spanische Altersrekordlerin Maria Branyas Morera, die bis zu ihrem Tod 2024 mit 117 Jahren als älteste Frau Europas galt, trug laut Medienberichten ein »mikrobielles Porträt wie bei einem Kind«. Auffallend war vor allem die hohe Zahl von Bifidobakterien, wie der Genetiker Manel Esteller vom Institut Josep Carreras in Barcelona herausfand. Der Arzt untersuchte die alte Dame im Alter von 115 auf die unterschiedlichsten gesundheitlichen Parameter. Als mitverantwortlich für die jugendliche Darmflora gelten drei Joghurtportionen täglich, mediterrane Ernährung, Bewegung und soziales Netzwerk.[264]

In einer Untersuchung der Universität Kopenhagen an 176 gesunden Hundertjährigen aus Japan wiesen die getesteten Centenarians eine besonders vielfältige und spezifische Zusammensetzung von Darmbakterien und bakteriellen Viren auf.[265]

Hundertjährige besitzen oft ein eigensinniges, aber vitales Mikrobiom, das ihnen auch in den letzten Lebensjahren noch eine erstaunliche Widerstandsfähigkeit und niedrige Entzündungswerte garantiert.[266] Diese Tatsache unterstützt die These, dass eine antientzündliche Mikrobiom-Signatur zur gesunden Langlebigkeit beiträgt. Wie in diesem Buch bereits mehrfach erwähnt, fördern chronische Entzündungen Alterungsprozesse. Centenarians, deren Darmflora hohe antiinflammatorische Marker aufweist – hohes Faecalibacterium, viel Butyrat –, sind entsprechend meist auch klinisch fitter. Daher zielen Longevity-Interventionen darauf ab, die inflammatorische Last zu senken.

Die Darmbakterien sind hier ein weiterer Hebel: Durch Mikrobiom-geleitete Strategien wie die Erhöhung butyratbildender Bakterien mithilfe von Präbiotika oder die Reduktion von LPS-tragenden Keimen durch Diätänderung lässt sich das Inflammaging abschwächen. Füttert man alte Mäuse mit entzündungshemmenden probiotischen Stämmen oder mit Medikamenten, die das entzündungsfördernde Protein Tumornekrosefaktor-alpha (TNF-α) blockieren, verbessert sich ihre Darmdichte und die Lebensdauer steigt leicht an. Therapeutisch bedeutet das: Maßnahmen, die das Mikrobiom mithilfe von Ballaststoffen oder Probiotika verbessern, sind vielversprechende Ansätze, um die entzündliche Last im Alter zu senken und somit gesunde Langlebigkeit zu fördern.

Ein weiterer Punkt ist die Heterogenität im Alter. Nicht alle älteren Menschen weisen dasselbe Muster auf. Gesunde, zu Hause lebende 90-Jährige haben beispielsweise oft eine höhere Vielfalt als pflegebedürftige 70-Jährige.[267] Das zeigt, dass Umweltfaktoren wie die Ernährung in Pflegeheimen oder Medikamenteneinnahme einen großen Einfluss haben und altersassoziierte Mikrobiom-Änderungen verstärken können.

Neben dem Alter spielen auch Geschlecht und Herkunft eine Rolle für die Zusammensetzung der Mikrobiota. Beispielsweise haben Frauen prämenopausal oft höhere Anteile von Akkermansia und Bifidobacterium, was mit Östrogeneffekten in Verbindung gebracht wird. Die weiblichen Sexualhormone begünstigen tendenziell probiotische Spezies. Männer zeigen häufiger bakterielle Profile mit höheren Bacteroides-Anteilen, was vermutlich auf eine höhere Proteinaufnahme zurückgeht. Insgesamt überlagern jedoch Faktoren wie Ernährung, BMI und Lebensstil die Geschlechtsunterschiede – sodass im Alltag individuelle Variationen größer sind als der pauschale Unterschied zwischen Mann und Frau.

Letztlich bildet sich das individuelle Mikrobiom im Zusammenspiel vieler Einzelfaktoren heraus. Dies bedeutet, dass wir durch Änderung von Ernährung und Gewohnheiten die Mikrobiomzusammensetzung – und damit die Gesundheit im Alter – steuern können. Auf den folgenden Seiten erfahren Sie, wie Sie das Darmmikrobiom nutzen, um das biologische Altern zu bremsen. Dieses Ökosystem ist plastisch und formbar. Durch gezielte Ernährung, regelmäßige Bewegung, Stressmanagement und vor allem durch die kontrollierte Gabe klinisch erprobter multispezifischer Probiotika lässt sich das Mikrobiom positiv beeinflussen. Auch präbiotische Nahrungsergänzungen unterstützen diese Entwicklung und eröffnen neue Perspektiven für die Gesundheitsförderung.[268]

Vom Teller zum Darm: Wie Ernährung das Mikrobiom formt

Von der ersten Mahlzeit an gilt: Unsere Nahrung moduliert die Zusammensetzung der Darmbewohner – kurzfristig wie langfristig. Die Analyse von Mikrobiom-Daten von mehr als 1100 Menschen aus den USA und Großbritannien fand heraus, dass 10–15 % der Variabilität in der Mikrobiom-Zusammensetzung durch gesunde Ernährungsgewohnheiten erklärbar sind.[269] Welche Kost das günstigste Bakterienprofil für gesundes Altern erzeugt, ist kein Geheimnis: Ein Ernährungsmuster mit hohem Pflanzenanteil, fermentierten Lebensmitteln sowie moderatem Protein aus überwiegend pflanzlichen Quellen und gesunden Fetten bringt ein artenreiches, in sich austariertes Mikrobiom hervor – und beugt auf diese Weise altersbedingten Erkrankungen vor. Hier die wichtigsten Komponenten im Detail.

Ballaststoffe

Ballaststoffe sind das Lieblingsgericht für die nützlichen Darmbakterien. Die nicht resorbierbaren Pflanzenfasern aus Obst, Gemüse, Vollkornprodukten, Hülsenfrüchten und Nüssen dienen den Mikroben als Energiequelle. Beim bakteriellen Abbau im Dickdarm entstehen als Abfallprodukte Butyrat (Buttersäure), Propionat (Propionsäure) und Acetat (Essigsäure). Diese kurzkettigen Fettsäuren (SCFAs) sind für den Körper von großer Bedeutung.

Butyrat ist der bevorzugte Energielieferant für die Darmepithelzellen. Es nährt die Darmschleimhaut und stärkt deren Barrierefunktion. Zudem hemmt Buttersäure über Signalwege die Freisetzung proinflammatorischer Zytokine. Propionat hilft, den Glukosestoffwechsel zu regulieren, indem es die Zuckerfreisetzung im Körper verlangsamt. Acetat, die mengenmäßig häufigste SCFA, kann bis ins Blut zirkulieren und unter anderem das Verhältnis günstiger und ungünstiger Blutfette zugunsten der Herzgesundheit verschieben.

Ein hoher Ballaststoffkonsum reduziert das Risiko für koronare Herzkrankheit, Schlaganfall, Typ-2-Diabetes und Darmkrebs je nach Erkrankung um 16–24 %. Die Gesamtsterblichkeit sinkt um 15–30 %, verglichen mit sehr niedrigem Konsum, zeigen die Daten einer WHO-Studie unter Leitung des neuseeländischen Ernährungswissenschaftlers Jim Mann. In die Untersuchung flossen Daten aus 243 prospektiven Beobachtungsstudien und 58 klinischen Studien ein.[270]

Präbiotika

Besonders gut fermentierbare Ballaststoffe werden als Präbiotika bezeichnet. Zu den bekanntesten Substraten aus dieser Riege zählen Inulin, Fructooligosaccharide (FOS), Galactooligosaccharide (GOS) und resistente Stärke. Diese unverdaulichen Pflanzenfasern fördern selektiv das Wachstum von wertvollen Mikroben im Darm, darunter Faecalibacterium prausnitzii, Bifidobacterium oder Akkermansia muciniphila.

Präbiotika findet man in eher ausgefallenen Wurzelgemüsen wie Topinambur oder Pastinake, aber auch in Haferflocken, Spargel, Roggenbrot, Lauchgemüse und Hülsenfrüchten.

Resistente Stärke

Retrogradierte Stärke ist ein weiterer Ballaststofftyp, der den Enzymen im Dünndarm entgeht und im Dickdarm von der Flora abgebaut wird. Resistente Stärke findet sich hauptsächlich in pflanzlichen, stärkehaltigen Lebensmitteln wie Kartoffeln, Reis, Hülsenfrüchten oder Getreide, vor allem wenn diese kalt verzehrt werden – die retrogradierte Stärke entsteht beim Abkühlen.

Lebensmittel, die besonders viele präbiotische Ballaststoffe enthalten

Lebensmittel	Präbiotische Ballaststoffe
Chicorée	Inulin
Topinambur	Inulin
Artischocken	Inulin
Spargel	Inulin
Zwiebeln	Inulin, Fructooligosaccharide (FOS)
Knoblauch	FOS
Haferflocken	Beta-Glucane
Roggen	Inulin
Gerste	Beta-Glucane
Hülsenfrüchte	Galacto-Oligosaccharide (GOS)

Proteine

Ein hoher Eiweißkonsum kann das Darmmikrobiom negativ beeinflussen, vor allem wenn gleichzeitig Ballaststoffe in der Ernährung fehlen. Die proteinreiche Kost führt zu einer Zunahme von Proteolyten im Darm – Bakterien, die Aminosäuren vergären. Dabei entstehen Stoffwechselprodukte wie Ammoniak, p-Cresol, Phenole, Indole und Trimethylamin. Einige dieser chemischen Verbindungen können je nach Konzentration Entzündungen fördern und Entgiftungskapazitäten strapazieren. Trimethylamin wird außerdem in der Leber zu dem Stoffwechselprodukt TMAO umgebaut, einem potenziellen Gefäßgift, das mit Arteriosklerose assoziiert ist.

Tierisches Protein, vor allem rotes Fleisch, liefert oft auch mehr L-Carnitin und Cholin, welche von Darmbakterien in Trimethylamin umgewandelt werden – somit kann sehr fleischreiche Kost das TMAO-bildende Keimspektrum fördern.

Pflanzliche Proteine aus Hülsenfrüchten, Soja oder Nüssen kommen hingegen im Paket mit Ballaststoffen und sekundären Pflanzenstoffen, was günstiger ist für die Mikrobiota. Zudem erzeugt eine vorwiegend pflanzliche Proteinversorgung weniger Fäulnisprodukte, da die begleitenden Ballaststoffe die Fermentation dominieren.

Fette

Gesättigte Fettsäuren vor allem aus rotem Fleisch, Butter oder Palmöl werden mit einer Zunahme von gramnegativen Bakterien in Verbindung gebracht, die in der äußeren Zellwand Lipopolysaccharide (LPS) besitzen, also endotoxische, entzündungsfördernde Moleküle. Tiermodelle zeigen, dass eine High-Fat-Diet mit 60 % vor allem gesättigten Fetten die Darmflora in Richtung Endotoxin-produzierender Proteobakterien verschiebt und Inflammation fördert. Bei Mäusen ließ eine hochfettreiche Kost den Fäkal-LPS-Spiegel steigen und verursachte metabolische Endotoxinämie. Omega-3-Fette hingegen unterstützen eine entzündungsarme Mikrobiota.

Sekundäre Pflanzenstoffe

Mit ihren Polyphenolen liefern Beeren, Tee, Kakao, Rotwein oder Oliven dem Darm weitere Unterstützung. Die als Antioxidantien bekannten Verbindungen werden im Dünndarm nur teilweise absorbiert; der Großteil gelangt in den Dickdarm und wird von der Mikrobiota metabolisiert. Ein Beispiel: Darmbakterien bauen die Grüntee-Katechine (EGCG) zu kleineren Phenolen ab, die antiinflammatorisch wirken. Große Kohortenstudien zeigen: Je mehr polyphenolreiche Kost, desto günstiger das Mikrobiom und desto geringere Entzündungsmarker. Gleichzeitig hemmen die sekundären Pflanzenstoffe das Wachstum von pathogenen Clostridien. Resveratrol, ein Polyphenol aus Weintrauben, aber auch Beeren, wurde in Tierstudien mit einer Zunahme der Bakterienart Akkermansia in Verbindung gebracht, was zu besseren Stoffwechselparametern führte.

Probiotika

Fermentierte Produkte wie Naturjoghurt, Kefir und Sauerkraut sind reich an lebenden Mikroorganismen, besonders von Gattungen wie Lactobacillus und Bifidobacterium. Regelmäßig konsumiert, bereichern diese bakteriellen Neuzugänge die Darmflora und stärken die Barrierefunktion des Darms. Auf diese Weise verbessern solche Lebensmittel das Immunsystem und helfen, pathogenes Wachstum zu kontrollieren. In einer viel beachteten Interventionsstudie der Stanford University mit 36 Probanden steigerte eine fermentierte Ernährung über zehn Wochen die mikrobielle Diversität signifikant; gleichzeitig gingen Entzündungsmarker zurück.[271]

Ein hohe mikrobiologische Vielfalt findet sich in traditionell fermentierten Produkten wie etwa rohem Sauerkraut, unpasteurisiertem Kombucha und Hefeteigbrot. Hausgemachtes Sauerkraut etwa kann Dutzende Lactobacillus-Stämme enthalten. Moderne kommerzielle Fermente wie Naturjoghurt nutzen oft wenige gezielt zugesetzte Starter (z. B. Lactobacillus bulgaricus und Streptococcus thermophilus). Traditionelle Fermente bringen daher vermutlich eine größere Vielfalt lebender Bakterien in den Darm. Oft durchwandern die mitverzehrten Bakterien den Darm nur vorübergehend, das heißt, sie persistieren nicht dauerhaft, sofern die probiotikareiche Ernährung nicht beibehalten wird.

Bei Patienten mit speziellen Krankheitsbildern, die mit einer Dysbiose assoziiert sind (z. B. Reizdarmsyndrom, Divertikelkrankheit), oder bei Antibiotika-Therapien reichen fermentierte Lebensmittel in der Regel nicht aus, um eine Besserung zu erzielen. Hier hat sich der Griff zu ausgewählten Bakterienstämme und Stammkombinationen aus der Apotheke bewährt. Als wissenschaftlich geprüfte Probiotika haben diese Keime eine spezifische Wirkung in der entsprechenden Patientengruppe unter Beweis gestellt. Beispielsweise zeigte eine randomisierte Studie mit älteren Erwachsenen, dass ein Multi-Stamm-Probiotikum mit Lactobacillus und Bifidobacterium über acht Wochen die intestinale Permeabilität reduzierte und inflammatorische Zytokine senkte.[272]

Einzelstudien deuten darauf hin, dass bestimmte Bifidobacterium-longum-Stämme neuroprotektive Eigenschaften entfalten und altersbedingten kognitiven Abbau verlangsamen können.[273] Die klinische Wirksamkeit ist stark abhängig vom verwendeten Stamm, der Dosierung, der Einnahmedauer und der individuellen Ausgangslage des Darmmikrobioms.

Gut zu wissen: Probiotika in Pulverform, die in Satchets verpackt sind und in einem Glas Wasser aufgelöst werden, erreichen den Darm in größerer Zahl als Keime, die in Kapselform geschluckt werden.

Intermittierendes Fasten

Intervallfasten wirkt sich nicht nur auf Gewicht und Stoffwechsel positiv aus, sondern auch auf das Mikrobiom. Tierstudien und erste Humanstudien deuten darauf hin, dass Essen nach der 16:8-Methode oder der 5:2-Methode (Seite 77) die Vielfalt der Darmflora erhöht. In einer Untersuchung wiesen normalgewichtige Erwachsene nach einem Monat Zeitfenster-Essen einen Anstieg der Alpha-Diversität auf. Während der Fastenphase vermehrt sich offenbar auch Akkermansia muciniphila, da mangels Nahrung vermehrt Darmschleim abgebaut wird – das fördert die Muzin-Erneuerung und -Barriere.

IF scheint zudem die täglichen Schwankungen der Mikrobiom-Zusammensetzung (die eng mit dem zirkadianen Rhythmus verknüpft sind) zu synchronisieren. Bei einer Nahrungszufuhr rund um die Uhr geraten die periodischen Schwankungen in der Aktivität der mikrobiellen Gemeinschaft durcheinander; ein definiertes Fasten über Nacht hingegen ermöglicht dem Darmmikrobiom eine Art Reset und Müllentsorgung (vergleichbar der nächtlichen Autophagie in Zellen).

Vermeidung Mikrobiom-schädlicher Ernährungsmuster

Wie Vergleiche mit Naturvölkern nahelegen, führt die moderne westliche Lebensweise dazu, dass die Artenvielfalt im Darm sinkt. Die Biodiversität bei den Yanomami-Indianern im Amazonasgebiet von Venezuela beispielsweise ist um 40–60 % größer als bei Teilen der städtischen Bevölkerung der USA.[274] Schuld daran ist vor allem die typisch westliche Ernährung mit ihrem hohen Anteil von gesättigten Fetten, Zucker, verarbeiteten Lebensmitteln und Emulgatoren. Sie kann das Mikrobiom nachhaltig verändern – und zwar hin zu einer Dysbiose, also einem Ungleichgewicht mit potenziell negativen Folgen.[275] Insbesondere wird die Vermehrung entzündungsfördernder Keime wie etwa Enterobacteriaceae und die Abnahme protektiver Arten beobachtet. Der Grund: In Fertigprodukten liegen Nährstoffe wie Zucker und Stärke in leicht zugänglicher Form vor. Die Kohlenhydrate werden bereits im Dünndarm weitgehend resorbiert, sodass die Bakterien im Dickdarm leer ausgehen. Es fehlen die Ballaststoffe und zahlreiche Pflanzeninhaltsstoffe, aus denen die Bakterien nützliche Stoffwechselprodukte herstellen. Hinzu kommt, dass industriell verarbeiteten Lebensmittel häufig Substanzen beigemischt werden, die die Herstellung erleichtern und die Haltbarkeit verlängern. Bekannt geworden ist in diesem Zusammenhang besonders der Emulgator Carboxymethylzellulose, der als E466 in Süßspeisen, Speiseeis, Mayonnaise und ähnlichen Produkten enthalten ist und zu Veränderungen des Mikrobioms und Darmentzündungen führen kann.[276]

Extreme Einflüsse auf das intestinale Ökosystem

Die Zusammensetzung und Vielfalt der Darmflora wird nicht ausschließlich durch Ernährungsgewohnheiten, sondern auch durch weitere Lebensstilfaktoren wie Stress, Sport, Schlafqualität sowie bestimmte Medikamente wesentlich mitbestimmt.

Sport: Körperliche Aktivität stärkt die Schleimschicht im Darm, senkt Entzündungsmediatoren und setzt Myokine frei, die mit dem Darm-Immunsystem kommunizieren. All diese Faktoren modulieren das Mikrobiom positiv: In mehreren Studien konnte gezeigt werden, dass regelmäßiger Sport – insbesondere Ausdauertraining – die Diversität und den Anteil antientzündlicher Bakterienarten erhöht.[277] In Tierstudien verlängerte freiwilliges Laufradtraining die Lebensspanne von Mäusen und erhielt die Darmflora länger jugendlich divers.[278] Interessanterweise wurde bei Hochleistungssportlern eine starke Präsenz von Veillonella festgestellt – einem Bakterium, das Milchsäure in Propionat umwandelt, welches wiederum die Ausdauerleistung steigern kann.[279] Auch Akkermansia muciniphila, ein Bakterium mit nachgewiesenen positiven Effekten auf metabolische Gesundheit und Barrierefunktion, wird durch körperliche Aktivität gefördert.

Stress: Psychischer Stress beeinflusst die Darm-Hirn-Achse und führt zu Veränderungen in der mikrobiellen Zusammensetzung – meist hin zu einer reduzierten Vielfalt und erhöhten Permeabilität. Chronischer Stress kann die Vermehrung proinflammatorischer Keime wie Escherichia coli begünstigen.[280] Maßnahmen wie Meditation, Achtsamkeit, Atemtraining oder Verhaltenstherapie haben das Potenzial, diesen Kreislauf positiv zu beeinflussen.

Schlaf: Zirkadiane Rhythmen beeinflussen auch das Mikrobiom. Schlechter oder unregelmäßiger Schlaf stört nicht nur das Immunsystem, sondern verändert auch die mikrobielle Zusammensetzung im Darm – mit potenziell nachteiligen Effekten auf Stoffwechsel und Entzündungsgeschehen.[281]

Antibiotika: Antibiotika stören das Darmmikrobiom massiv. Die Vielfalt der Mikroben sinkt, opportunistische Keime können überhandnehmen. Besonders wiederholte Antibiotikagaben im Erwachsenenalter sind mit langfristigen Schäden an der mikrobiellen Besiedlung verbunden.

Messen: Was bringen Mikrobiom-Analysen?

Einblicke in die Welt des Darmmikrobioms liefert eine mikrobielle Stuhlanalyse. (Das Endprodukt der Verdauung besteht zu 25–50 % aus Bakterien.) Bei diesem Test handelt es sich um eine molekulargenetische Untersuchung, die Aufschluss gibt über die Vielfalt und das Verhältnis der verschiedenen Bakterienarten im Darm. Mithilfe der relativ neuen Verfahren lassen sich nicht nur einzelne Keime nachweisen, sondern ganze mikrobielle Ökosysteme erfassen – mit weitreichender Relevanz:

- Dysbiosen können differenziert erfasst werden. Das hilft bei der Entscheidung, in welche Richtung die Neubesiedlung gehen soll.
- Ein Mangel an Schlüsselkeimen wie Faecalibacterium prausnitzii (antiinflammatorisch, Butyratbildner) gilt heute als früher Marker für eine Silent Inflammation, die Ursache vieler chronischer Erkrankungen – nicht nur im Darm.
- Pathobionten wie Klebsiella, Clostridium difficile oder übermäßige Besiedelung durch den Pilz Candida albicans können gezielt identifiziert und durch eine Therapie mit ihren bakteriellen Gegenspielern bekämpft werden.
- Ein Mangel an Butyratbildnern kann sowohl über die Ernährung optimiert werden als auch durch gezielte Milieuveränderung mit optimalen entzündungshemmenden Bakterien wie Bifidobacterium lactis und Enterococcus lactis.
- Bei erhöhter Histaminbelastung können histaminabbauende Stämme (z. B. Lactobacillus plantarum, Bifidobacterium infantis) sowie eine gezielte Eliminationsdiät therapeutisch sinnvoll sein.

Kommerzielle Heimsets zur Bestimmung der Darmflora werden von unterschiedlichen Firmen angeboten. Je nach Umfang der Analyse reichen die Preise von etwa 130 bis 200 Euro, jeweils inklusive Test-Kits, Auswertung und individueller Ernährungsempfehlungen. Ein solcher Stuhltest kann hilfreich sein bei wiederholten, unerklärlichen Verdauungsproblemen (z. B. Bauchschmerzen, Blähungen, Reizdarmsyndrom), Stoffwechselstörungen wie Adipositas oder bei Nahrungsmittelunverträglichkeiten.

Praxisprogramm für ein junges Mikrobiom

Die gute Nachricht vorweg: Von allen Longevity-Maßnahmen in diesem Buch wirkt keine so schnell wie dieses Praxis-Programm für ein vielfältiges und jüngeres Darmmikrobiom. Der Grund: Die intestinalen Bakterien weisen kurze Generationszeiten auf, vermehren sich rasant und passen sich damit rasch an neue Bedingungen an. Binnen weniger Tage bis Wochen verändern gesundheitliche Verbesserungen das Ökosystem im Darm messbar. Ernährungsumstellungen zeigen besonders rasche Erfolge; Bewegung, Stressreduktion und Schlafverbesserung benötigen mehrere Wochen bis wenige Monate Zeit, um Zusammensetzung und Aktivität des Mikrobioms zu optimieren.

Wer sein Mikrobiom gezielt in Richtung einer langlebigkeitsfördernden Zusammensetzung beeinflussen will, sollte vor allem auf die folgenden Maßnahmen setzen:

- Greifen Sie täglich zu ballaststoffreichen, pflanzenbasierten Lebensmitteln. Insgesamt werden mindestens 25–30 g Ballaststoffe pro Tag empfohlen; mehr bringt zusätzlichen Nutzen. Setzen Sie Präbiotika-Lieferanten unter den Ballaststoffen ganz oben auf die Liste. Ziel sind mindestens 25 verschiedene Pflanzensorten pro Woche.
- Integrieren Sie neben bunten Obst- und Gemüsesorten auch Kräuter, grünen Tee oder kleine Mengen dunkle Schokolade in den Speiseplan. So füttern Sie die Mikrobiota mit einem breiten Spektrum von Polyphenol-Substraten.
- Steigern Sie die Ballaststoffzufuhr langsam. Ein rein pflanzliches Mikrobiom produziert mehr Methan, was Blähungen ver-

ursachen kann. Beginnt man etwa mit 5 g Inulin pro Tag und erhöht sukzessive auf 10–15 g, gewöhnt sich die Flora an das Substrat und Symptome nehmen ab.

- Essen Sie täglich 1–2 Portionen fermentierte Speisen (Naturjoghurt, Kefir, rohes Sauerkraut, Miso, Kimchi), um das Mikrobiom zu bereichern. Unpasteurisierte Fermente (z. B. Sauerkraut aus dem Bioladen oder selbst gemacht, ungefilterter Apfelessig) enthalten noch lebende Bakterien. Pasteurisierte Produkte wie das übliche Sauerkraut aus der Dose haben nur noch die Postbiotika, aber kaum lebende Kulturen.
- Veganer entbehren gewisse Mikroben-Substrate wie Joghurt oder Käse. Um an probiotische Kulturen zu kommen, sollten sie auf fermentierte Lebensmittel wie Kombucha und Kimchi setzen. Bei streng pflanzlicher Kost kann es zu einem Mangel an Vitamin B_{12} kommen, auch ein niedriger Omega-3-Status ist möglich – beides führt Dysbalancen. Hier ist der Griff zu Supplementen sinnvoll.
- Moderates, regelmäßiges Training (etwa 150 Minuten Ausdauer plus zweimal Kräftigung pro Woche) scheint die besten Effekte für die Darmflora zu bringen. Sehr intensives Training wie etwa ein Marathon kann kurzfristig sogar eine Darmdysbiose auslösen.
- Setzen Sie Antibiotika umsichtig ein. Sind solche Medikamente nötig, können probiotische Präparate (z. B. mit Laktobazillen, Bifidobakterien) helfen, die Darmflora im Gleichgewicht zu halten. Wichtig ist, Probiotika zeitlich versetzt zum Antibiotikum einzunehmen, etwa mit zwei Stunden Abstand, damit die Arznei das Probiotikum nicht zerstört. Am besten schon am ersten Tag der Antibiotikatherapie damit beginnen.

Kinder im Dreck spielen lassen

Wichtig für ein gesundes Mikrobiom ist nicht zuletzt die Vielfalt der vorhandenen Bakterien. Es gilt die Devise: je diverser desto gesünder. Was umgekehrt bedeutet: Übertriebene Hygiene ist eher schädlich. Kinderärzte raten Eltern schon seit Langem, ihren Nachwuchs nicht ständig mit dem Sagrotanlappen hinterherzuwischen. Stattdessen sollten sie die Kinder einfach mehr im Dreck spielen lassen. Dabei nehmen sie Keime auf, die ihr Mikrobiom bereichern.

Mehr Küssen

Für Erwachsene gibt es ebenfalls eine ebenso einfache wie angenehme Maßnahme, für mehr Vielfalt im Mikrobiom zu sorgen: Küssen! Bei einem intensiven Zungenkuss wechseln mindestens 80 Millionen Bakterien den Besitzer. Was für eine wundervolle Möglichkeit, unser Mikrobiom zu bereichern. Und dabei ist Küssen noch nicht einmal der einzige Weg, Körperflüssigkeiten miteinander auszutauschen.

Sport

Bewegung ist kein Allheilmittel. Aber nahe dran.

Körperliche Aktivität hält vital – diese Erkenntnis überrascht im 21. Jahrhundert niemanden mehr. Die Nachricht, dass Biken, Tanzen oder Tennisspielen der Gesundheit dient, ist etwa so revolutionär wie der Rat, bei Regen besser einen Schirm mitzunehmen. Dennoch unterschätzen selbst viele Experten das lebensverlängernde Potenzial von Bewegung. Körperliche Aktivität ist vermutlich das stärkste Medikament in der Anti-Aging-Apotheke: sowohl auf zellulärer Ebene als auch in puncto Gesamtlebenszeit und gesunder Lebenszeit. Ein aktives Dasein kann die Existenz um bis zu ein Jahrzehnt verlängern.[282] Bereits eine kleine Dosis dieser Longevity-Pille zeigt erstaunliche Erfolge. Weibliche Bewegungsmuffel, die sich zu einem lediglich zehnminütigen, flotten Spaziergang täglich aufraffen, verlängern ihr Leben im Durchschnitt um 0,9 Jahre. Männliche Netflix-Leergucker holen auf dieselbe Weise 1,4 Jahre heraus.[283]

Wer sich intensiver ins Zeug legt, profitiert noch mehr von Muskelarbeit. Menschen, die für mehrere Stunden pro Woche in die Laufschuhe schlüpfen oder auf ihr Gravelbike steigen, gewinnen laut den meisten Beobachtungsstudien drei bis vier zusätzliche Lebensjahre hinzu.

Der Anti-Aging-Effekt von Leibesübungen lässt sich noch weiter steigern: indem das Training gemeinsam mit anderen Aktiven betrieben wird. Verschiedene Beobachtungsstudien legen nahe, dass Mannschaftssport oder Paarsport mit längeren Lebensspannen verknüpft ist als Einzelsportarten – selbst bei vergleichbarer körperlicher Intensität. Den größten Zugewinn für die eigene Existenz erzielen offenbar Tennisspieler. Wer auf den Spuren von Alexander Zverev wandelt, lebt im Vergleich zu Inaktiven bis zu 9,7 Jahre länger. Badmintonspieler kommen auf ein Plus von 6,2 Extrajahren, Fußballspieler auf 4,2 Jahre. Diese Zahlen lieferte 2018 die viel zitierte Copenhagen City Heart Study, eine Untersuchung, für die Forscher die Gesundheit von Tausenden Frauen und Männern aus Kopenhagen über Jahrzehnte verfolgen. Für Radfahrer, Schwimmer und Jogger liegt der Zugewinn zwischen drei und vier Jahren.[284]

Im Vergleich zu solo betriebenen Aktivitäten wie etwa Langlauf entfaltet Gemeinschaftssport zusätzliche protektive Effekte. Das soziale Miteinander reduziert Stress, fördert die emotionale Resilienz und stärkt die soziale Bindung – psychologische Faktoren, die eine synergetische Wirkung mit den kardiometabolischen Gesundheitsvorteilen eingehen. Es gibt allerdings eine Einschränkung: gut möglich, dass der Überlebensvorteil von Tennisspielern zum Teil auch damit zusammenhängt, dass die Anhänger des weißen Sports über mehr Ressourcen verfügen wie etwa Geld und Freizeit. In epidemiologischen Studien können solche Faktoren die Resultate verzerren.

Sport ist kein Allheilmittel, aber nahe dran. Wie nur wenige nicht pharmakologische Interventionen entfaltet Bewegung nachweislich eine breite, systemübergreifende Wirkung. Körperliche Ertüchtigung stärkt das Immunsystem, kräftigt die Knochen, vergrößert die Lungenkapazität, fördert die Neurogenese, hält Entzündungsbotenstoffe in Schach und hilft bei der Gewichtskontrolle. Auch die Psyche profitiert: Wer einen aktiven Lebensstil pflegt, fühlt sich besser, denkt klarer und meistert Herausforderungen mit mehr Gelassenheit. Sport und Bewegung sind fester Bestandteil der Depressionstherapie in Kliniken und ambulanten Program-

GLOSSAR

Aerobes Training: Ausdauersport, der bei geringer Belastung durchgeführt wird. Ziel ist es, die Leistungsfähigkeit des Herz-Kreislauf-Systems zu verbessern.
Anaerobes Training: eine Form des Trainings, die sich durch kurze und intensive Anstrengungen auszeichnet (z. B. Kraftübungen, HIIT, Laufsprints).
Ausdauer: die Fähigkeit, über längere Zeit hinweg eine körperliche Leistung aufrechtzuerhalten, ohne zu ermüden.
Ausdauertraining: gezieltes Training zur Verbesserung der Kondition und der Herz-Kreislauf-Leistung, z. B. durch Laufen, Radfahren oder Nordic Walking. Die Belastung findet meist in einem niedrigen bis moderaten Intensitätsbereich statt.
Bewegung: jede Form körperlicher Aktivität, vom Spazierengehen bis zum Fensterputzen.
HIIT-Training (High Intensity Interval Training): eine Trainingsmethode, bei der sich kurze, sehr intensive Belastungsphasen mit aktiven oder passiven Erholungsphasen abwechseln. Ziel ist es, in kurzer Zeit maximale Trainingsreize für Kraft, Ausdauer und Fettverbrennung zu setzen.
Kraft: die Fähigkeit des Körpers, Widerstände zu überwinden oder ihnen standzuhalten.
Krafttraining: gezieltes Training zur Kräftigung der Muskulatur mithilfe von Gewichten, Geräten oder dem eigenen Körpergewicht.
Sport: geplante, strukturierte körperliche Betätigung mit Leistungsanspruch, oft nach festen Regeln.

men. Die physiologischen Anpassungsprozesse sind eng miteinander verknüpft und betreffen nahezu alle zentralen Organsysteme. Auf diese Weise führt Körpertraining dazu, dass altersassoziierte Krankheiten entweder gar nicht oder Jahre später auftreten. Sport verlängert also nicht nur die Lebensspanne, sondern auch die gesund verbrachten Lebensjahre.

Am stärksten und deutlichsten profitieren Herz-Kreislauf-Gesundheit sowie Atmungssystem von körperlicher Mobilmachung. Aus diesem Grund sollen die wichtigsten kardiorespiratorischen Effekte hier im Detail vorgestellt werden.

Aerobes Training ...

- verbessert die Gefäßelastizität, vor allem durch eine gesteigerte Produktion von Stickstoffmonoxid (NO) im Endothel, das eine zentrale Rolle bei der Regulation der Durchblutung spielt. Die Gefäßwände werden flexibler, der Blutdruck sinkt. Regelmäßiger Kardiosport senkt bei Menschen mit Hypertonie den systolischen Blutdruck im Durchschnitt um etwa 8 mmHg.[285]
- lässt das Herz ökonomischer arbeiten. Die Ruheherzfrequenz sinkt durch regelmäßiges Ausdauertraining um etwa 5–10 Schläge pro Minute, was für eine verbesserte Effizienz des Herzens spricht.[286]
- erhöht das HDL-Cholesterin. Sport lässt die gefäßschützende Fraktion des Gesamtcholesterins um 5–10% ansteigen, so Martin Halle, Ärztlicher Direktor des Zentrums für Prävention und Sportmedizin an der TU München.[287]
- stärkt die Fähigkeit des Körpers, Glukose aus dem Blut aufzunehmen. Ein strukturiertes Ausdauertraining senkt den HbA1c-Wert um bis zu 1,1%.[288]
- hilft beim Abnehmen. Gezielte Bewegungs- oder Sportinterventionen führen bei Menschen mit Übergewicht und Adipositas zu einer Gewichtsreduktion von durchschnittlich 1,5–3,5 kg.[289]

In einem Satz zusammengefasst: Praktisch alle wichtigen Risikofaktoren für Herz-Kreislauf-Erkrankungen werden durch physische Aktivität günstig beeinflusst. Das kardiovaskuläre System von sportlichen Menschen altert langsamer, weshalb fitte Frauen und Männer seltener an koronarer Herzkrankheit, Schlaganfall und Herzinsuffizienz erkranken. Um in den Genuss elastischer Gefäße und eines gesunden Herzens zu kommen, ist es noch nicht einmal nötig, stundenlang durch den Stadtwald zu hetzen. Schon insgesamt 10–19 Laufkilometer pro Woche senken das Risiko für kardiovaskulären Tod um etwa 45% und die Gesamtsterblichkeit – das heißt: alle Todesursachen zusammengenommen – um etwa 30% im Vergleich zu Nichtläufern.[290] Dieses Wochenpensum schaffen die meisten Menschen mit weniger als einer Viertelstunde Aufwand pro Tag.

Sport und Hormesis

Diese multisystemische Gesundheitswirkung ist ein Grund, warum regelmäßiges Wandern, Schwimmen oder Fußballspielen die Vitalität bewahrt. Daneben gibt es noch einen weiteren Grund, der laut dem amerikanischen Genetiker David Sinclair, einem der meistzitierten Altersforscher, sogar noch bedeutsamer ist.[291] Bei körperlicher Ertüchtigung aktiviert der Organismus wichtige Regulatoren der Langlebigkeit. Die Autophagie wird angeregt, der Aktivität der Sirtuine steigt, die Telomerase nimmt zu. Ähnlich wie es beim Fasten passiert, mobilisieren die milden Strapazen, die beispielsweise damit verbunden sind, einem Tennisball hinterherzujagen, die Abwehrmechanismen der Zellen. Das erhöht deren Fähigkeit zur Anpassung an Stress und führt dazu, dass sich Altersprozesse verzögern. Eine Schlüsselrolle spielen die in diesem Praxisratgeber bereits mehrfach erwähnten Sirtuine. Diese Gruppe von Enzymen hilft dem Körper, sich an Belastungen anzupassen, indem sie die DNA-Reparatur fördert und das Epigenom stabilisiert.

Das geschieht über mehrere zentrale Signalwege und molekulare Mechanismen:

- Der kurzfristige Energiemangel im Muskel führt zu einem Anstieg des zellulären NAD-Spiegels. NAD+ ist ein essenzieller Cofaktor für die Aktivierung von Sirtuinen, insbesondere von Sirt1 und Sirt3.
- Sport setzt die AMP-aktivierte Proteinkinase (AMPK) in Gang, ein Enzym, das wie ein Energiesensor in den Zellen wirkt. AMPK wirkt synergistisch mit dem NAD+-Signalweg und aktiviert Gene, die zur Herstellung von Sirtuin-Proteinen führen.
- AMPK hemmt überdies die Aktivität von mTOR, einem Schlüsselenzym für anabole Prozesse. Die Abschaltung von mTOR reduziert die Zellteilung und das Zellwachstum, während Autophagie und Zellschutz angekurbelt werden.
- Bewegung aktiviert den Transkriptionsfaktor PGC-1-alpha, einen entscheidenden Schalter im Energiestoffwechsel. Das Eiweiß hilft der Zelle dabei, neue Mitochondrien zu bilden und die vorhandenen Mitochondrien besser arbeiten zu lassen – so wird die Energieproduktion in den Zellen verbessert.

Ähnlich wie Kalorienrestriktion oder auch proteinarme Ernährung löst Sport im Körper eine hormetische Reaktion aus. Der Begriff Hormesis (vom griech. Wort für »Anstoß«, »Anregung«) beschreibt die positive Wirkung von kontrollierten Stressreizen auf den Organismus, die den Körper leistungsfähiger machen. Der Ausdruck wurde in den 1940er-Jahren von den US-Wissenschaftlern Chester Southam und John Ehrlich geprägt, als sie feststellten, dass geringe Mengen eines giftigen Extrakts aus dem nordamerikanischen Riesen-Thuja-Baum das Wachstum von Pilzen stimulierten, während eine höhere Dosis die Entwicklung bremste.[292]

Besonders ausgeprägt ist der hormetische Effekt von Sport auf die Telomere, einen wichtigen Marker für das biologische Alter. Je länger die Schutzkappen an den Enden der Chromosomen sind, desto jünger die Zelle. Mit jeder Zellteilung und mit zunehmendem Alter verkürzen sich diese DNA-Segmente, bis sie eine kritische Länge erreichen und die von ihnen geschützten Gene geschädigt werden können. Hört die Zelle auf, sich zu teilen, altert das Gewebe. Körpertraining ist laut einer im *European Heart Journal* veröffentlichten Studie der Universität Leipzig nicht bloß in der Lage, diesen Prozess zu bremsen – die Leibesertüchtigung dreht ihn sogar ein Stück weit um. Regelmäßiges Ausdauer- oder Intervalltraining über mindestens 45 Minuten an drei Tagen pro Woche verlängert die Telomere in den Blutzellen von zuvor unsportlichen Teilnehmern binnen weniger Monate um bis zu 3,5 %.[293] Krafttraining zeigte diesen Effekt nicht: Bei den Probanden, die mit Gewichten arbeiteten, blieb die Telomerlänge ebenso unverändert wie in der Kontrollgruppe.

Betrachtet man die Telomere als Maßstab, ist Kardiotraining in puncto Zellverjüngung dem Gewichtestemmen überlegen. Dafür spricht auch eine weitere Studie, die Forscher am Universitätsklinikum des Saarlandes in Homburg mit 267 Master-Athleten machten: also mit Sportlern über 50 Jahre, die jahrzehntelang Triathlon, Marathon oder andere intensive Ausdauerworkouts betrieben haben. Die Halbprofis, die direkt vor Studienbeginn höchstens unregelmäßig trainierten, wurden von den Forschern in vier Gruppen aufgeteilt und durch unterschiedliche Workout-Programme geschickt. Nach sechs Monaten wiesen alle Probanden – auch diejenigen mit Krafttraining – jüngere Zellen auf. Am meisten allerdings profitierten die Ausdauersportler: Ihre Telomere verlängerten sich um sagenhafte 15–20 %.[294]

Der Verjüngungseffekt, den aerobes Training auf die Zellen ausübt, ist so enorm, dass er im Tierversuch sogar die schädlichen Auswirkungen von Fastfood kompensiert. Diesen Schluss erlaubt ein Experiment von Nathan LeBrasseur, einem Altersforscher der Mayo Clinic in Rochester im US-Bundesstaat Minnesota. Der Wissenschaftler fütterte Labormäuse mit einer Diät, die einen hohen Anteil von gesättigten Fettsäuren, Cholesterin und Zucker enthielt. Die Nager ernährten sich quasi von Big-Mac-Menüs mit Cola. Zuvor waren die Vierbeiner genetisch so verändert worden, dass seneszente Zellen durch einen speziellen fluoreszierenden Marker sichtbar gemacht werden können. Nach vier Monaten Fastfood-Diät zeigte sich bei den Tieren ein intensives grünes Leuchten: ein Hinweis auf eine deutlich erhöhte Anzahl alternder, funktionsgestörter Zellen im Vergleich zu normal ernährten Artgenossen. Bemerkenswert war jedoch: Die Mäuse, die Zugang zu einem Laufrad hatten, wiesen trotz schlechter Ernährung erheblich weniger seneszente Zellen auf. Das Aktivsein hatte die negativen Effekte von Fastfood abgeschwächt – entweder, indem es die Bildung solcher Zellen verhinderte, oder indem es bereits entstandene seneszente Zellen beseitigte.[295]

Anstrengung schaltet Gene ein, die uns auf der Ebene der Zellen verjüngen. Und auch wenn bereits ein flotter Spaziergang täglich messbare Effekte auf die Langlebigkeit zeigt, so gilt doch: Erst wenn die körperliche Belastung merklich ansteigt, kommen die Longevity-Prozesse so richtig in Gang. Klettern Puls und Atemfrequenz beim Sport in die Höhe – Kennzeichen: das flüssige Reden beim Joggen fällt schwer –, wird die maximale Zahl von Erbfaktoren aktiviert, die mit Zellreparatur und Stoffwechselgesundheit verknüpft sind. Das klappt bei älteren Menschen sogar noch besser als bei jüngeren. Laut der Mayo Clinic fällt die genetische Antwort auf intensives Training im fortgeschrittenen Alter besonders stark aus.[296]

Was die Länge der Telomere betrifft, hält Ausdauersport die Zellen besser jung als Krafttraining. Das bedeutet allerdings nicht, dass Muskelpflege unwichtig wäre. Im Gegenteil: In puncto Longevity spielt Körperkraft eine nahezu gleichwertige Rolle wie die kardiorespiratorische Fitness. Regelmäßiges Training mit Gewichten oder Bodyweight-Übungen, also solche mit dem eigenen Körper, verbessern die Knochenmineraldichte, schützen vor Haltungsschäden und fördern die motorische Autonomie. Gerade in hohem Alter werden starke Muskeln zunehmend zur Lebensversicherung. Als natürliches Stützkorsett für Knochen und Gelenke bewahren sie Senioren vor Stürzen, einer unterschätzten Ursache für Tod und Behinderung. Hinfallen ist die häufigste nicht natürliche Todesursache, rund 21 000 Menschen in Deutschland sterben jährlich auf diese Weise – doppelt so viele wie durch Suizide.[297] Eine Kombination aus Kraft- und Gleichgewichtsübungen verbessert Mobilität und Balance.

Myokine: die Apotheke unserer Muskeln

Über die mechanische Funktion hinaus tragen Muskeln zu Gesamtgesundheit und Langlebigkeit bei. Auf das Jahr 2007 datiert die Entdeckung, dass diese Aktivposten über eigene Botenstoffe mit anderen Organen kommunizieren und deren Gesundheit positiv beeinflussen. Einem Team um Bente Pederson, die Direktorin am Zentrum für Bewegungsforschung in Kopenhagen, gelang es erstmals, diese hormonähnlichen Substanzen zu identifizieren, die bei Muskelkontraktionen ins Blut abgegeben werden. Die Proteine stärken zum Beispiel die Immunabwehr, regen den Fettabbau an, wirken entzündungshemmend und fördern sogar die Neubildung von Nervenzellen. Pedersen prägten für diese Stoffgruppe den Begriff »Myokine«, abgeleitet von den griechischen Wörtern für »Muskel« (mys) und »Bewegung« (kinesis). Ein zentrales Ergebnis ihrer Forschung war der Nachweis, dass der Botenstoff Interleukin-6 nicht nur von Immunzellen, sondern auch von Muskelzellen gebildet wird.[298] Mittlerweile haben Experten mehr als 650 dieser hormonähnlichen Botenstoffe identifiziert; die biologischen Funktionen der meisten Myokine sind jedoch noch nicht beschrieben.[299]

Die Entdeckung der Myokine hat grundlegend verändert, wie Muskeln wahrgenommen werden. Die Zugmaschinen, die Fortbewegung ermöglichen, indem sie durch Kontraktion Knochen über Sehnen bewegen, bilden das massemäßig größte Organ des Menschen. Als solches beeinflussen sie Stoffwechsel, Immunfunktion und Entzündungsprozesse. Eine zentrale Rolle spielen Krafttrainingsreize auch für Glukoseaufnahme und Insulinsensitivität. Muskeln entziehen dem Blut Glukose, um Energie zu gewinnen. Insbesondere Krafttraining kann die Insulinsensitivität verbessern, da mehr Muskeln mehr Energie verbrauchen und somit mehr Glukose verstoffwechseln.

Myokin	Hauptfunktion	Besonderheiten
Interleukin-6 (IL-6)	Entzündungsregulation, Glukoseaufnahme, Fettabbau	duale Wirkung: entzündungsfördernd und -hemmend je nach Kontext
BDNF	Nervenwachstum, Neuroprotektion, Insulinsensitivität	fördert geistige Gesundheit und Lernfähigkeit
Irisin	Umwandlung von weißem in braunes Fett, Thermogenese	reduziert möglicherweise Alzheimer-Plaque
IL-15	Muskelwachstum, Fettstoffwechsel	besitzt auch immunstimulierende Effekte
Follistatin	fördert Muskelwachstum und -regeneration	potenzieller Therapieansatz bei Muskelschwund

Werden Muskeln gefordert, verwandeln sie sich in körpereigene Apotheken. Dabei nimmt die Bedeutung von Kraftübungen mit den Lebensjahren kontinuierlich zu. Rund um den 30. Geburtstag beginnt ein physiologischer Umbau von Muskulatur in Fettgewebe, der sich ab dem siebten Lebensjahrzehnt beschleunigt. Pro Jahr schwinden auf diese Weise 0,3–1,3 % der Muskulatur. Das bedeutet: Ohne passende Interventionen hat ein 80-jähriger Mensch rund 30–50 % der Muskelmasse verloren, die er in jungen Jahren besaß. Altern beginnt nicht zuletzt in unserem Muskelkorsett – deshalb müssen Strategien für ein langes und gesundes Leben auch die intensive Pflege von M. quadriceps femoris oder M. latissimus dorsi mit einbeziehen.

Noch schneller als die Dicke der Muskeln schwindet ihre Kraft. Das liegt unter anderem daran, dass mit den Jahren vor allem die schneller zuckenden Typ-2-Fasern verloren gehen, die explosive, kraftvolle Bewegungen auslösen. Die Typ-1-Muskelfasern hingegen bleiben vergleichsweise lange erhalten. Diese langsam kontrahierenden und ermüdungsresistenten Stränge sind vor allem für Ausdauerleistungen konzipiert. Sie gewinnen ihre Energie primär über den aeroben Stoffwechsel, also mit Hilfe von Sauerstoff und unter Verbrauch von Fett und Glykogen. Dieser selektive Abbau beeinflusst die Maximalkraft stärker als die verbleibende Muskelgröße. Zugleich verändert sich die Muskelqualität: Mit steigendem Lebensalter lagert sich mehr Fett und Bindegewebe in die Bewegungsmotoren ein. Auch die Steuerung der Muskulatur durch das Nervensystem verschlechtert sich. Nervenzellen, die die Muskeln aktivieren, gehen verloren und die Feuerungsfrequenz der Nervenimpulse sinkt.

Sarkopenie: die unterschätzte Gefahr

Baut die Muskelgesundheit schneller ab als normal, spricht man Sarkopenie. Der Begriff wurde in den 1980er-Jahren von dem US-Mediziner Irwin Rosenberg geprägt. »Sarkopenie« setzt sich aus den griechischen Wörtern »[sarx]« (Fleisch) und »penia« (Mangel) zusammen. Ein Mensch mit Sarkopenie besitzt wenig Energie, fühlt sich schwach und hat Probleme, das Gleichgewicht zu halten. Etwa 7 % der Über-64-Jährigen in Deutschland leiden an der Krankheit, die Shakespeare – ein kluger Beobachter des Alterns – als »verschrumpfte Lenden« bezeichnete.[301] Bei den Über-80-Jährigen sind bis zu 50 % betroffen.[302] Personen mit verkümmerten Muskeln sind gebrechlicher und schlechter in der Lage, einen eigenen Haushalt zu führen. Neben Alzheimerdemenz ist Sarkopenie einer der häufigsten Gründe dafür, dass ältere Menschen ins Pflegeheim kommen. Nicht selten geraten Betroffene in einen Teufelskreis: Sie spüren, dass körperliche Aktivitäten mühsamer werden, ziehen sich auf das Sofa zurück – und schenken damit noch mehr Kraft und Beweglichkeit her.

Neben einem Widerstandstraining, das vor allem auf die großen Muskelgruppen abzielt, spielt die Ernährung eine Schlüsselrolle in der Prävention von Sarkopenie. Frauen und Männer über 65 Jahre benötigen rund ein Viertel mehr Eiweiß als jüngere, um die Muskelproteinsynthese zu stimulieren. Die empfohlene Tagesdosis an Protein für Ältere liegt laut der Deutschen Gesellschaft für Ernährung bei etwa 1 g pro kg Körpergewicht.[303] Für körperlich aktive Senioren empfiehlt die Europäische Geriatriegesellschaft EuGMS eine höhere tägliche Proteinzufuhr von mindestens 1,2 g pro kg Körpergewicht.[308] Experten raten, die Eiweißaufnahme gleichmäßig auf die drei Hauptmahlzeiten zu verteilen, wobei jede Mahlzeit mindestens 25 g Protein liefern sollte. Gut verwertbares, vollständiges Eiweiß steckt beispielsweise in fettarmen Quark, Hartkäse, Joghurt und Milch, aber auch in magerem Fleisch, Fisch und Geflügel. Im Vergleich zu Fleisch- und Fischproteinen sind Eiweiße aus Milchprodukten und Eiern im Körper bis zu 20 % besser verwertbar.[304] Eiweiß aus Hülsenfrüchten – kombiniert mit Getreide oder Kartoffeln – bietet eine Alternative zu Eiweiß aus tierischen Lebensmitten.[305] Vor allem Linsen und Sojabohnen sind, ähnlich wie Molke, Käse oder Eier, reich an Leucin: Diese essenzielle Aminosäure stimuliert den Muskelaufbau laut Studien besonders gut.[306]

Die Ursachen für das Altern der Skelettmuskulatur sind vielfältig. Die Produktion von Testosteron, Östrogen und Wachstumshormonen nimmt im Lauf der Zeit ab. Dadurch sinkt die Muskelproteinsynthese, also die Fähigkeit der Kraftsparkassen, neue Eiweiße zu bilden. Das führt zu einem geringeren Muskelaufbau und einer schlechteren Regeneration. Weil die Zahl der Nervenzellen, die die Zugmaschinen steuern, zurückgeht, lassen Power und Koordination nach. Die Mitochondrien in den Muskelzellen arbeiten mit der Zeit weniger effizient, was zu einer geringeren Energieversorgung der Muskeln führt. Chronische, niedriggradige Entzündungen sowie DNA-Schäden am Erbgut der Muskelzellen kosten zusätzlich Kraft.

Beschleunigt wird die Muskelalterung durch fehlende Bewegung. Erhalten die Skelettmuskeln zu wenig Reize, verkümmern sie. Wie schnell Beinmuskeln erschlaffen, demonstrierte ein Experiment des Center for Healthy Aging an der Universität Kopenhagen. Die Studie untersuchte, wie sich zwei Wochen Immobilisation auf Muskelkraft bei jüngeren und älteren Männern auswirken. Dazu stellten die Forscher eine Extremität der Probanden per Knieschiene ruhig. Die Freiwilligen sollten sich auf Krücken weitgehend normal bewegen, aber den lahmgelegten Fuß nicht belasten. Nach 14 Tagen maßen die Forscher die Kraft im stillgelegten Bein: Die zwischen 20 und 27 alten Probanden hatten im Schnitt 485 g an Muskelmasse sowie bis zu einem Drittel der Leistungsfähigkeit verloren. »Ihre Kraft entsprach der von Männern, die 40 bis 50 Jahre älter waren als sie«, sagt Andreas Vigelsø, der die Studie leitete.[307] Bei den Teilnehmern, die zwischen 60 und 75 Jahren alt waren, nahm die Muskelmasse im Schnitt um 250 g und die Beinkraft um etwa ein Viertel ab. Selbst nach sechs Wochen Fahrradergometer-Training war die ursprüngliche Power nicht vollständig wiederhergestellt.[308]

Gänzlich stoppen kann niemand den schleichenden Kraftverlust – er ist Teil des natürlichen Alterungsprozesses. Doch ein Großteil des Muskelschwunds lässt sich verhindern oder teilweise sogar rückgängig machen. Körperkraft kann in jeder Lebensphase trainiert werden. Selbst bei 80-Jährigen ist der Bizeps noch formbar. Sogar Bewohner eines Pflegeheims sind in der Lage, ihre Beinstreckkraft binnen weniger Wochen um bis zu 200 % zu steigern.[309] Der Weg dazu führt über systematische Kraftübungen. Das gezielte Arbeiten gegen Widerstände stärkt die muskuloskelettale Leistungsfähigkeit. Und je trainierter die Muskeln, desto größer die langfristigen gesundheitlichen Vorteile – von festeren Knochen und gesünderer Haltung bis hin zu einem robusteren Immunsystem und einer erhöhten Insulinsensitivität. Diese Benefits schließen auch einen Zugewinn an Lebensjahren ein: Ein fester Händedruck beispielsweise ist eng verknüpft mit einer niedrigen Mortalität, wie die internationale Pure-Studie (Prospective Urban Rural Epidemiology Study) mit fast 143 000 Teilnehmern aus 17 Ländern ergab. Als Prädiktor für die Gesamt- und kardiovaskuläre Sterblichkeit war die mit einem Dynamometer gemessene Handkraft – die einen ausgezeichneten Gradmesser für die Gesamtstärke darstellt – sogar präziser als der systolische Blutdruck. Muskelmasse und Muskelkraft bilden körperliche Reserven und biologische Alterung präziser ab als viele andere Marker.

So viel Bewegung ist nötig

21 Minuten moderate Anstrengung täglich, 150 Minuten in der Woche. So viel Bewegung sieht die WHO als Mindestmaß bei Erwachsenen vor, um Krankheiten vorzubeugen. Dabei ist nicht das gemütliche Spazieren gemeint, sondern eher forsches Gehen, das den Puls steigen lässt. Menschen, die lieber durchgehend anstrengend trainieren, rät die Gesundheitsorganisation zu wöchentlich wenigstens 75 Minuten Aktivität mit hoher Intensität, bei der man aus der Puste kommt: etwa Tanzen, Joggen oder Tennisspielen. Zusätzliche gesundheitliche Vorteile bringt ein moderates Krafttraining, bei dem an zwei bis drei Tagen pro Woche die wichtigsten Muskelgruppen trainiert werden.[310] Ab 65 kommt noch ein weiterer Programmpunkt hinzu: Gleichgewichtsübungen zur Sturzprävention.

Empfohlene körperliche Aktivität für Erwachsene und Ältere

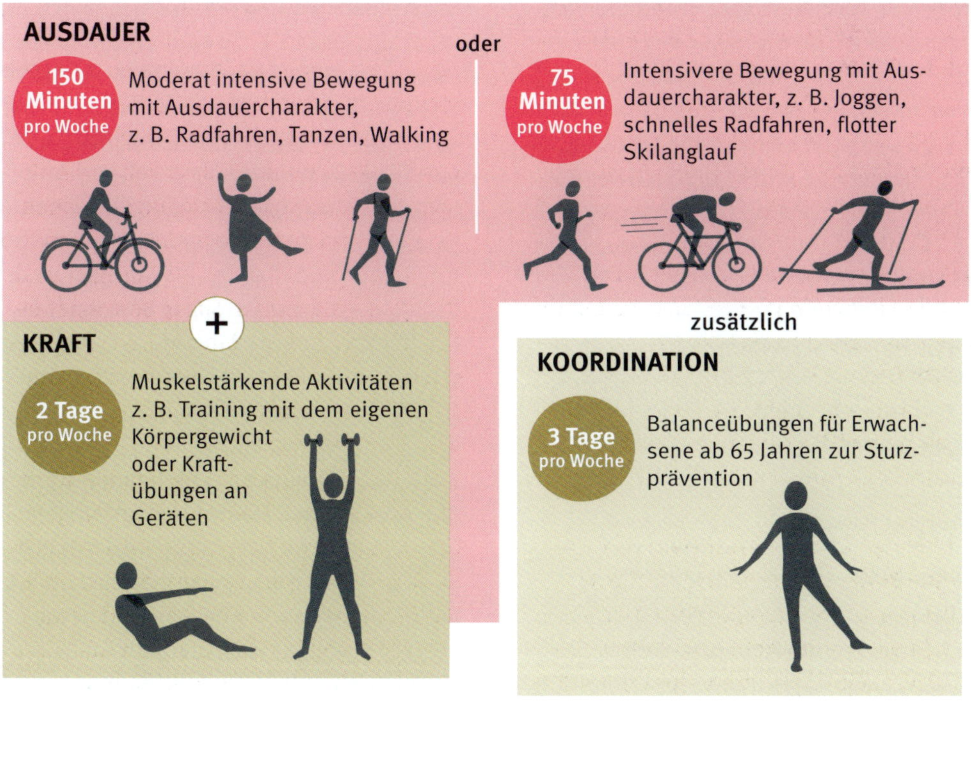

Das Programm lässt sich auch mit einem vollen Kalender vereinbaren – und gelingt doch nur einer Minderheit. Weniger als vier von zehn Bundesbürgern erreichen nach eigenen Angaben die kombinierten Bewegungsempfehlungen aus Ausdauertraining und Muskelpflege.[311] Wie in vielen Industrieländern hat das Ausmaß der körperlichen Aktivität in Deutschland in den letzten Jahrzehnten deutlich abgenommen. Mit dem Vormarsch von Büroarbeitsplätzen, Automatisierung und digitalen Medien hat sich der Alltag grundlegend verändert. Körperlich fordernde Tätigkeiten gingen zurück, der Großteil der Zeit wird im Sitzen verbracht: im Durchschnitt 554 Minuten täglich, also über neun Stunden pro Werktag.[312]

Der Check-up beim Arzt: Wie fit bin ich?

Körperliche Fitness ist eine entscheidende Voraussetzung, um die gesunde Lebensspanne zu verlängern. Doch was bedeutet das eigentlich genau? Die sogenannte kardiorespiratorische oder aerobe Leistungsfähigkeit beschreibt, wie erfolgreich der Körper Sauerstoff in die Muskeln transportiert und wie effizient die Muskeln diesen Sauerstoff aufnehmen, damit wir längere Strecken laufen, Rad fahren oder schwimmen können. Es geht also darum, wie gut Herz,

Trainingszustand	VO_2max-Wert (ml/kg/min)
Unsportliche Personen	25–35
Normale Sportler	35–50
Leistungsathleten	50–70+
Spitzenathleten (Ausdauer)	70–90+

Lunge und Kreislaufsystem zusammenarbeiten, um den Organismus mit der notwendigen Puste zu versorgen. Der Alltagsbegriff dafür lautet: Kondition. Als Maß zur Bestimmung der kardiovaskulären Fitness gilt die VO_2max, also das maximale (max) Volumen (V) an Sauerstoff (O_2), das eine Person aufnehmen kann. Der Wert wird in Milliliter Sauerstoff pro Minute pro Kilogramm Körpergewicht angegeben (ml/min/kg). Mehrere Faktoren beeinflussen die VO_2max: Lungenfunktion, Sauerstofftransport im Blut, Herzleistung und die Fähigkeit der Muskulatur, Sauerstoff zu verwerten. Kardiosport steigerte den Wert in einer Interventionsstudie bei untrainierten Männern binnen weniger Wochen um 8–15 %.[313] Keine Überraschung: Laut einer 2018 im *Journal of the American Medical Association* (JAMA) veröffentlichten Studie korreliert ein höherer VO_2max mit einer geringeren Mortalität.[314]

Sportmediziner und Kardiologen bieten in ihrer Praxis Tests auf die kardiorespiratorische Fitness an. Der Wert wird per Atemgasanalyse bestimmt, während man auf dem Laufband oder Fahrradergometer an der körperlichen Belastungsgrenze sportelt. Eine bequeme, wenn auch weniger exakte Alternative bieten Fitnessuhren mit VO_2max-Schätzung. Mit einer Genauigkeit von 95 % weichen die besten Modelle nur geringfügig von denen Ergebnissen einer Spiroergometrie ab.[315] Eine VO_2max von 40 beispielsweise bedeutet, dass der Körper maximal 40 ml Sauerstoff pro Minute und Kilogramm Körpergewicht in die Arbeitsmuskulatur transportiert und verwertet. Dieser Wert entspricht dem eines durchschnittlich trainierten, 40 Jahre alten Mannes. Die höchsten Ergebnisse erzielen Spitzenathleten in Ausdauersportarten wie Langstreckenlauf oder Skilanglauf. Die Mehrheit der besten Fahrer der Tour de

France hat einen VO_2max-Wert von um die 80. Der VO_2max des slowenischen Radrennfahrers und Tour-de-France-Gewinners Tadej Pogačar liegt knapp unter 90.[316]

Das Muskelsystem

Muskeln sind die Motoren jeder aktiven Bewegung. Der Mensch besitzt etwa 650 dieser Mobilmacher, sie bilden rund 40 % des Körpergewichts. Ihre Hauptaufgaben sind das Ingangsetzen des Skeletts, die Aufrechterhaltung der Körperhaltung, die Stabilisierung der Gelenke sowie die Erzeugung von Wärme durch Muskelzittern und Grundumsatz. Das Muskelsystem besteht aus drei verschiedenen Muskeltypen: Skelettmuskulatur, Herzmuskulatur und glatter Muskulatur. Letztere kommt in den Wänden von inneren Organen wie Magen, Darm und Blutgefäßen vor und arbeitet unwillkürlich, indem sie beispielsweise die Peristaltik im Verdauungstrakt steuert. Wer von Muckies spricht, meint gewöhnlich die quergestreiften Exemplare, die die Skelettmuskulatur bilden.

Sie setzen sich aus hierarchisch angeordneten Struktureinheiten zusammen:

- Mehrere Muskelfaserbündel bilden zusammen einen Skelettmuskel.
- Jedes Faserbündel enthält zylindrische Muskelfasern, die die eigentlichen Muskelzellen darstellen. Diese können mehrere Zentimeter lang und bis zu 100 Mikrometer dick sein.
- Muskelfasern bestehen aus Myofibrillen – den Funktionseinheiten der Muskelzelle.
- Die Myofibrillen sind aus hintereinandergeschalteten Sarkomeren aufgebaut, der kleinsten funktionellen Einheit des Muskels. Hier findet die eigentliche Kontraktion statt.
- Sarkomere bestehen aus den Filamenten Aktin und Myosin, deren Zusammenspiel die Muskelkontraktion ermöglicht. Unter Filamenten versteht man fadenförmige Stränge aus Protein.
- Zusätzlich sind alle Strukturen von Bindegewebe (Faszien, Perimysium, Epimysium) umgeben, das Stabilität verleiht und die Kraftübertragung unterstützt.

Physiologisch betrachtet, basiert die Muskelkontraktion auf dem Gleitfilamentmechanismus. Dabei gleiten Aktin und Myosin unter Energieverbrauch (ATP) aneinander vorbei, was zu einer Verkürzung der Muskelfaser und damit zur Kontraktion führt. Die Steuerung dieses Vorgangs erfolgt über das zentrale Nervensystem. Ein elektrischer Impuls (Aktionspotenzial) gelangt über die motorische Endplatte zur Muskelfaser und löst die Kontraktion aus. Die Muskelkraft hängt dabei von der Anzahl der gleichzeitig aktivierten Muskelfasern und deren Trainingszustand ab. Neben der Bewegung ist die Muskulatur auch ein wichtiger Speicher für Proteine und Glykogen. Auf diese Weise trägt sie zur Stabilisierung des Blutzuckerspiegels bei und beeinflusst den Energiehaushalt des Körpers maßgeblich. Störungen des Muskelsystems, wie Muskeldystrophien oder Myopathien, können zu erheblichen Einschränkungen der Bewegungsfähigkeit führen.

Sport und Gehirnalterung: Laufen gegen das Vergessen

Bewegung hält nicht nur Herz oder Knochen jung, sondern auch das Gehirn. Menschen, die regelmäßig Sport treiben, stärken ihre kognitiven Fähigkeiten und schützen sich vor degenerativem Gedächtnisverlust. Aerobes Training verbessert bei älteren Erwachsenen die Leistungsfähigkeit des Oberstübchens sogar besser als Memoryübungen, wobei die Kombination aus beidem den besten Erfolg zeigt.[317] Laut einer Auswertung von 80 Einzelstudien durch Forscher der Universität Basel und der japanischen Universität Tsukuba steigern sowohl Ausdauertraining als auch Krafttraining oder eine Mischung von beiden die mentalen Leistungen.[318] Als am wirksamsten jedoch erweisen sich laut dieser Analyse Bewegungsarten, die nicht nur körperliche Fitness erfordern, sondern auch komplexe Bewegungsabläufe und Interaktionen mit Mitspielern verlangen: also beispielsweise Tanzen, Tennis, Tischtennis, Handball, Taekwondo, Badminton oder Basketball. »Sich im Sport koordinativ zu fordern, scheint sogar wichtiger zu sein als der Gesamtumfang der sportlichen Aktivität«, erklärt Sportwissenschaftler Sebastian Ludyga, der Erstautor der Studie.[319] Am besten für die grauen Zellen sind also ganzheitliche Workouts, die gleichzeitig körperliche, kognitive und soziale Reize setzen. Sie fördern die Neuroplastizität noch effektiver als Schwimmen, Radfahren oder Joggen, deren zyklische Bewegungen eher automatisierte Abläufe erfordern.

Dass Sport das normale Altersvergessen bremst, ist das eine. Doch wie steht es um die Prävention von Morbus Alzheimer und andere Demenzformen? Können Wanderstöcke, Laufschuhe und Tischtennisschläger auch die schleichende Zerstörung der Nervenzellen im Gehirn hemmen? Die gute Nachricht: Ja, auch das kann funktionieren. Laut der britischen Alzheimer's Society senkt Sport das Demenzrisiko um bis zu 20 %. Das geht aus einer Analyse von 58 Studien hervor.[320] Andere Untersuchungen sehen sogar noch größere Effekte. In einer Metaanalyse des University College London von 16 prospektiven Studien mit knapp 164 000 Teilnehmer, die sich zu Studienbeginn geistig fit zeigten, war das Risiko, allgemein an Demenz zu erkranken, bei Menschen mit dem höchsten Aktivitätsniveau um 28 % niedriger als bei denen mit niedrigsten Bewegungsgrad. Für Morbus Alzheimer – die bei weitem häufigste Form der Demenz – lag die Risikoreduktion sogar bei 45 %.[321] Laut einer italienischen Studienauswertung mit einer Nachbeobachtungszeit von bis zu 12 Jahren liegt die Schutzwirkung vor kognitivem Abbau bei hohem Aktivitätsniveau bei 38 %. Selbst moderate Bewegung zeigt laut dieser Analyse einen bemerkenswerten Effekt: Sie reduziert das Demenzrisiko um 35 %.[322] Und sogar wenn das Gedächtnis bereits krankheitsbedingte Lücken aufweist, lohnt es sich noch, in die Turnschuhe zu schlüpfen. Aerobes Training trägt selbst bei Alzheimerpatienten dazu bei, die mentalen Fähigkeiten zu verbessern.[323] Die American Academy of Neurology hat in ihre Leitlinien zur Behandlung von leichten kognitiven Störungen (MCI) ausdrücklich die Empfehlung aufgenommen, regelmäßige körperliche Aktivität in den Alltag zu integrieren. Die Fachgesellschaft weist auch darauf hin, dass es derzeit keine Wirkstoffe gibt, die die Progression einer MCI aufhalten könnten. Sport ist somit das Mittel der Wahl.

Körperlich aktive Menschen schützen sich wirksam vor Neuronenschwund. Das liegt daran, dass Bewegung die Hirngesundheit über verschiedene biologische, psychische und funktionelle Prozesse fördert:

- Sport fördert die Sauerstoff- und Nährstoffversorgung der Hirnareale, was die Funktion und den Erhalt von Nervenzellen unterstützt. Bereits ein Spaziergang erhöht die Durchblutung des Gehirns laut dem Kölner Sportwissenschaftler Ingo Froböse um 30 %.[324]

- Insbesondere Ausdauertraining und hochintensives Intervalltraining regen im Hippocampus die Neurogenese an, die Bildung neuer Nervenzellen. Bei älteren Erwachsenen, die ein Jahr lang aerob trainieren, vergrößert sich die Gehirnregion, die als Tor zum Gedächtnis gilt, um etwa 2 %.[325] Damit wird der altersbedingte Volumenverlust des Hippocampus um ein bis zwei Jahre rückgängig gemacht.
- Sport reduziert psychischen Stress, Ängste und Depressionen, die als eigenständige Risikofaktoren für Demenz gelten. Laut einer großen Metaanalyse der University of South Australia in Adelaide bessert körperliche Aktivität die Symptome von Depressionen durchschnittlich um 43 %, Angstzustände um 42 % und allgemeine Stresssymptome um 66 %. Leibesübungen mit moderater und hoher Intensität sind besonders wirksam.[326]
- Verschiedene Studien deuten darauf hin, dass Sport den Abtransport von Beta-Amyloid und Tau-Proteinen begünstigt, deren Ablagerungen typisch für Alzheimer sind. Verantwortlich dafür sind vermutlich die Reduktion von Entzündungsprozessen sowie die verbesserte Durchblutung und Aktivierung des glymphatischen Systems, das für den Abtransport von toxischen Substanzen aus dem ZNS sorgt.[327]
- Eine gute kardiorespiratorische Verfassung senkt das Risiko für Bluthochdruck, Adipositas, Hypercholesterinämie und Diabetes – allesamt Faktoren, die Demenz fördern. In einer Längsschnittstudie mit Daten der UK-Biobank konnten fitte Menschen das Eintreten der Gehirnerkrankung im Vergleich zu weniger sportlichen Zeitgenossen um durchschnittlich 1½ Jahre verzögern. Besonders Menschen mit einer genetischen Veranlagung für Morbus Alzheimer wie etwa ApoE4-Träger profitierten von aerobem Training im mittleren Alter.[328]

Was die optimale Sportdosis für die Gehirnverjüngung betrifft, so gelten dieselben beiden Maximen wie für das zelluläre Anti-Aging: Wenig ist besser als nichts. Und: Viel hilft viel. Quer durch die Studienlandschaft zeigt sich, dass die körperlich aktivsten Menschen in der Regel die höchsten Leistungen in den kognitiven Tests erzielen und das geringste Risiko aufweisen, an einer Demenz zu erkranken. Ein Beispiel von vielen: In einem systematischen Review, für das australische Wissenschaftler verschiedene Arten von Körpertraining verglichen, nahmen die mentalen Fähigkeiten von Über-50-Jährigen signifikant zu, wenn die Workouts mit mäßiger bis hoher Intensität 45–60 Minuten durchgeführt wurden. Die Effekte waren umso größer, je häufiger pro Woche trainiert wurde. Die Wissenschaftler verglichen unterschiedliche Arten von Bewegung: Ausdauersport, Krafttraining, Widerstandübungen, Tai-Chi sowie Yoga. Mit Ausnahme von Yoga konnten alle Workouts die mentalen Leistungen steigern.[329]

Nervennahrung aus dem Muskel

Unter Sportlern hatte Laktat lange Zeit keinen guten Ruf. Als Abfallprodukt des Stoffwechsels stand das Salz der Milchsäure im Ruf, hinter Muskelermüdung und Muskelkater zu stecken. Neuere Erkenntnisse aus den vergangenen Jahren zeigen, dass die Substanz eine wichtige Rolle als Energielieferant für die grauen Zellen spielt. Im Tierversuch steigt der Laktatspiegel im Hippocampus bei Lernprozessen deutlich an. Blockiert man den

Der richtige Sport für die grauen Zellen

Sportart	Trainierte Denkprozesse	Mechanismus
Tanzen (Paartanz, Ballett, Hip-Hop)	Rhythmusgefühl, Sequenzierung, Gedächtnis, duale Aufmerksamkeit	Bewegung im Takt, oft mit Partner, erfordert kognitive und soziale Koordination
Tennis/Tischtennis	Aufmerksamkeitswechsel, Verarbeitungsgeschwindigkeit, visuell-motorische Koordination	Schnell wechselnde Spielsituationen bei hoher Geschwindigkeit fördern kognitive Flexibilität.
Fußball	Aufmerksamkeitskontrolle, Arbeitsgedächtnis, Reaktionsgeschwindigkeit, Entscheidungsfindung	Ständig wechselnde Spielsituationen erfordern Antizipation, Raumwahrnehmung & schnelle Entscheidungen.
Basketball	exekutive Funktionen (Inhibition, kognitive Flexibilität), visuell-räumliche Fähigkeiten	Komplexe Spielsituationen, Passverhalten, Taktik und Bewegung im Raum trainieren hohe kognitive Flexibilität.
Handball	mehrfache Aufmerksamkeitsquellen, Entscheidungsverhalten, Antizipation	Kombination aus Technik, Teamspiel, Raumkontrolle & ständiger Zielanpassung.
Kampfsportarten (z. B. Judo, Karate)	Inhibition, Reaktionskontrolle, emotionale Regulation	gegnerisches Verhalten muss kontrolliert, nicht impulsiv beantwortet werden; taktil-visuelle Integration.
Klettern (Sportklettern, Bouldern)	Planung, Problemlösen, Konzentration, motorisches Lernen	Jede Route ist ein motorisches und kognitives Problem, das mit Strategie gelöst wird.
Eiskunstlauf/ Gerätturnen	motorische Planung, visuell-räumliche Orientierung, Sequenzierung	Komplexe Bewegungsabfolgen bei hoher Präzision erfordern Planung, Körperbeherrschung & mentale Visualisierung.
Reiten	Körperbewusstsein, Impulskontrolle, Empathie, Aufmerksamkeit	Reiter müssen nonverbale Signale geben und das Verhalten des Pferdes interpretieren – fördert Sensomotorik & Affektkontrolle.

Laktattransport zu den Neuronen, wird das Ablegen von neuen Informationen im Langzeitgedächtnis erschwert. Auf diese Weise unterstützt Laktat das Abspeichern von Erinnerungen und fördert die kognitive Leistungsfähigkeit.[330] Bei männlichen Sprintern nimmt mit der Laktatkonzentration im Blut die Aufmerksamkeit zu.[331] Auch bei älteren Frauen führt ein Training an der anaeroben Schwelle zu besseren kognitiven Funktionen.[332] Als wichtiges Substrat für den Gehirnstoffwechsel scheint Laktat sogar neurodegenerative Krankheiten wie Morbus Parkinson[333] und Multiple Sklerose[334] zu lindern.

Ganz offenbar ist Milchsäure mitverantwortlich für die Benefits von intensiven Bewegungen für das Gedächtnis. Damit der Körper beim Sport den »Gehirndünger« Laktat ausschüttet, muss er allerdings kurzfristig in einem Bereich gelangen, in dem die Muskulatur mehr Energie benötigt, als mit Sauerstoff (aerob) bereitgestellt werden kann. Die Laktatbildung setzt nämlich erst ein, wenn die Sauerstoffversorgung der Muskeln nicht mehr ausreicht, um den Energiebedarf aerob zu decken – typischerweise bei Belastungen über 80 % der maximalen Leistungsfähigkeit:

- Die Laktatausschüttung ist am höchsten bei intensiven, aber nicht ultrakurzen Anstrengungen, die etwa 20–60 Sekunden anhalten (z. B. 200- oder 400-Meter-Sprints im Laufen oder beim Radfahren). Bei Belastungen unter 15 Sekunden entsteht kaum Laktat, hier dominiert der anaerob-alaktazide Energiestoffwechsel (ATP-Kreatinphosphat-System).
- Längere Pausen (etwa 1–8 Minuten) ermöglichen, dass das Laktat teilweise abgebaut wird, und erlauben eine neue Belastung mit hoher Intensität.
- Sportler, die solche knackigen Sprints nicht gewohnt sind, führen diese Intervalle am besten etwas weniger intensiv aus. Die Laktatausschüttung ist dabei nicht ganz so groß. Dafür sollte die Pause mit 1–2 Minuten etwas kürzer sein.
- Im Kraftsport wird Laktat besonders bei kurzen, explosiven Übungen gebildet, bei denen viele große Muskelgruppen gleichzeitig arbeiten: also etwa bei Kniebeugen, Ausfallschritten oder Kreuzheben mit der Langhantel.

Der Longevity-Trainingsplan in drei Stufen

Für ein längeres, gesundes Leben ist die Kombination aus drei Aktivitätsformen wichtig: Alltagsbewegungen, Ausdauersport und Kraftübungen. Die täglichen Bewegungshäppchen fördern die Grundfitness, Ausdauertraining kräftigt Herz und Lungen, und Krafttraining sorgt für starke Muskeln und Knochen, was Alterungsprozesse verlangsamt. Das Longevity-Programm auf den nächsten Seiten hilft Sport-Einsteigern, aber auch Fortgeschrittenen, sich in allen drei Bereichen deutlich zu verbessern. Beginnen Sie mit Stufe 1, für die Sie sich lediglich im Alltag gegen die Bequemlichkeit entscheiden müssen. In Stufe 2 geht es um mehr Ausdauer. In Stufe 3 gewinnen Sie Kraft hinzu.

Stufe 1: Jeder Schritt zählt

Basisaktivitäten wie etwa Gehen, Treppensteigen oder Hausarbeit sind meist von geringer Intensität, tragen aber wesentlich dazu bei, den Energieverbrauch zu erhöhen und Bewegungsmangel vorzubeugen. Sie helfen sogar, Alterserkrankungen zu vermeiden. Dabei gilt: Jeder Schritt zählt. Pro Tag 1000 Schritte zusätzlich zu gehen, ist mit einem um 15 % geringeren Risiko verbunden, vorzeitig an einer beliebigen Ursache zu sterben. Bereits 2300 Schritte verringern das Risiko für Herz-Kreislauf-Erkrankungen.[335] Die Schutzwirkung ist dabei dosisabhängig: Je mehr man zu Fuß geht, umso besser. Die optimale Schrittzahl für Erwachsene liegt laut aktuellen Studien zwischen 6000 und 10 000 Schritten am Tag.

Zählen Sie Ihre Schritte mit Fitnesstracker, Smartwatch oder den auf dem Smartphone integrierten Schrittzähler-Apps. Errechnen Sie Ihren Tagesschnitt und erhöhen Sie das Tagespensum Woche für Woche um je 1000 Schritte, bis Sie zwischen 6000 und 10 000 Schritte erreicht haben.

Unterbrechen Sie längere Sitzzeiten: Gehen Sie beim Telefonieren herum, deponieren Sie wichtige Utensilien ein paar Schritte vom Schreibtisch entfernt, machen Sie zwischendurch Gymnastik. Parken Sie Ihr Auto immer ein bisschen weiter weg vom Ziel und gehen Sie den Rest zu Fuß. Ignorieren Sie Rolltreppe und Lift und nehmen Sie stattdessen konsequent die Treppe.

Stufe 2: Die Ausdauer verbessern

Ausdauersport bezeichnet Bewegungsformen, bei denen große Muskelgruppen über einen längeren Zeitraum beansprucht werden, z. B. Laufen, Radfahren oder Schwimmen. Diese Disziplinen erfordern, dass die Aktivität über eine längere Zeit ausgeführt wird: mindestens 20 Minuten, noch besser 45–60 Minuten. Die Intensität bleibt über die Dauer der Aktivität konstant und eher moderat, sodass der Körper über einen längeren Zeitraum Energie aus den Ausdauerreserven Glykogen und Fett nutzen kann.

Diese Sportarten sind geeignet: z. B. Laufen, Biken, Schwimmen oder Cardio-Sport im Fitnessstudio auf Laufband, Crosstrainer, Ergometer oder Rudertrainer.

Empfohlenes Pensum: Einsteiger absolvieren zwei Einheiten Ausdauertraining pro Woche à 20–30 Minuten. Ambitionierte Freizeitsportler trainieren zwei- bis dreimal pro Woche 45 Minuten oder mehr.

Intensität für Anfänger: Sportnovizen trainieren im Bereich der Grundlagenausdauer 1 (GA1), um sich eine gute Basis zu verschaffen. Die GA1 liegt in der Regel bei 60–75 % der maximalen Herzfrequenz. Die Faustregel für die maximale Herzfrequenz (HFmax) beträgt: 220 minus Lebensalter. Ein Läufer, der regelmäßig mit einer Geschwindigkeit läuft, bei der er sich problemlos unterhalten kann, trainiert in der GA1. Wenn Sie Ihre Trainingseinheiten intensivieren wollen, steigern Sie Umfang und Häufigkeit zuerst. Eine Temposteigerung ist in den ersten zwei, drei Monaten nicht hilfreich.

Intensität für Fortgeschrittene: Ambitionierte Freizeitsportler wechseln zwischen GA1- und GA2-Einheiten. Bei GA2 beträgt die Ziel-Herzfrequenz 75–85 % der HFmax. Diese Intensitätsstufe ist ein gutes Stück anstrengender als GA1. Kennzeichen: Man kann beim Sport noch sprechen, aber nur mehr in kurzen Sätzen. GA2 ist der Bereich für gezieltes Leistungstraining: Es geht nicht mehr nur um lockeres Grundlagentraining, sondern um eine gezielte Verbesserung der Ausdauerleistungsfähigkeit. Wichtig: GA2-Einheiten sind anstrengend – der Körper benötigt im Anschluss an das Training mehr Regenerationszeit als bei GA1.

Beispiel für eine 60-Minuten-Einheit für Fortgeschrittene:

- 10 Min. GA1 (Einlaufen)
  – lockeres Tempo, circa 60–70 % HFmax
- 4 × 5 Min. GA2, dazwischen je 3 Min. GA1 zur Erholung
  – zügiges Tempo, 75–85 % HFmax in den GA2-Phasen
  – langsames Tempo in den GA1-Pausen, aktiv bleiben
- 10 Min. GA1 (Auslaufen)
  – wieder locker zur Regeneration
- = Gesamtzeit: 60 Min.
  – GA2-Gesamtzeit: 20 Min.
  – GA1-Gesamtzeit: 40 Min.

Stufe 3: Mehr Kraft gewinnen

Um Muskeln aufzubauen, muss man sie reizen – in der richtigen Dosis. Ist der Reiz zu gering, stellt sich keine Anpassungserscheinung ein. Ist der Reiz permanent zu hoch, drohen Zerrungen, Sehnenreizungen oder andere Überlastungserscheinungen. Anfänger im Krafttraining erzielen schon mit moderater Intensität gute Erfolge. Sie sind im Fitnessstudio am besten an Kraftmaschinen aufgehoben, hier wird die Bewegung vom Gerät vorgegeben. Fortgeschrittene richten ihr Training nach dem Prinzip des progressiven Belastungsreizes aus: Höhere Widerstände oder mehr Sätze ermöglichen weitere Fortschritte. Dank ihrer Bewegungserfahrung können sie auch an Kabelzügen und mit freien Gewichten trainieren, die eine bessere Koordinationsfähigkeit verlangen.

Empfohlenes Pensum: Machen Sie zusätzlich zu Stufe 2 zweimal pro Woche 30 Minuten Widerstandstraining. Als Anfänger trainieren Sie am besten im Fitnessstudio oder in einem Physiozentrum. Zertifizierte Präventionskurse werden von den Krankenkassen bezuschusst.

Intensität: abhängig vom Leistungslevel. Während ein Einsteiger schon mit 50 % des Maximalgewichts viel erreichen kann, sollten trainierte Sportler mit 70–80 % des Maximalgewichts arbeiten. Das Maximalgewicht – auch Maximalkraft (MK) – ist das Gewicht, das Sie nur einmal bewegen können, ohne Wiederholung.

Der Ablauf: pro Übung zwei bis drei Sätze. Jeder Satz wird bis zur relativen Muskelerschöpfung ausgeführt – die letzten ein, zwei Wiederholungen eines Satzes sollten relativ schwerfallen. Zwischen den Sätzen 1–2 Minuten Pause einlegen. Wichtig: zuerst die großen Muskelgruppen trainieren, also Bauch, Rücken, Gesäß und Beine. Danach die kleineren Muskeln wie Schultern und Arme.

Schlaf

Wer nicht schläft, sündigt. Körper und Geist sind auf die Nachtruhe angewiesen.

Leicht und erfrischt fühlt sich der Körper an. Die Muskulatur ist entspannt, der Geist klar, die Batterien sind aufgeladen. Wo, bitte schön, ist der nächste Wald zum Bäumeausreißen …? Wer morgens derart ausgeruht erwacht, der fühlt intuitiv, welche Macht der Schlaf über Wohlbefinden und Gesundheit hat. Dieser Eindruck täuscht nicht: Die nächtliche Auszeit verschafft Körper und Geist einen wichtigen regelmäßigen Neustart. Im Tiefschlaf sezerniert die Hirnanhangsdrüse anabole Hormone wie Somatotropin. Das Wachstumshormon fördert die Zellneubildung, die Muskelproteinsynthese sowie die Regeneration von Haut, Leber und anderen Organen. Bei Männern findet zudem der Großteil der Testosteronausschüttung nachts statt. Bereits eine Woche mit weniger als fünf Stunden Schlaf lässt den Spiegel des Sexualhormons bei jungen, gesunden Kerlen auf das Niveau von 10–15 Jahre älteren Geschlechtsgenossen abfallen.[336]

Auch das Immunsystem nutzt die Nacht. Während des Schlafs werden T-Zellen aktiviert und die Produktion von Zytokinen wird verstärkt. In jüngster Zeit wiesen Forscher der Ludwig-Maximilians-Universität in München nach, dass ausreichend Bettruhe die Fähigkeit dieser Abwehrhelfer fördert, aus dem Blut in die Lymphknoten einzuwandern – also in die Filterstationen, die Krankheitserreger und Fremdkörper aus der Lymphe entfernen und unschädlich machen.[337] Zudem unterstützt Schlaf die Produktion spezifischer Antikörper, die sich an Krankheitserreger im Blut binden und diese zur Zerstörung markieren oder direkt neutralisieren. Auf diese Weise stärkt die Nachtruhe während eines akuten Infekts die Arbeit des Immunsystems und fördert zugleich die Ausbildung des immunologischen Gedächtnisses, damit der Körper künftig effizienter auf erneute Begegnungen mit denselben Viren oder Bakterien reagieren kann.

Im Schlaf schließen sich also die Abwehrreihen: Wenn Sie regelmäßig mindestens sieben Stunden schlummern, wappnen Sie sich effektiv gegen Infektionen. Das fanden Forscher der University of California in San Francisco heraus, nachdem sie 164 Erwachsene mit Erkältungsviren infiziert und isoliert hatten. Probanden mit weniger als sechs Stunden Schlaf hatten ein mehr als 4-fach höheres Risiko, in den folgenden Tagen an einer Erkältung zu erkranken, verglichen mit denen, die mindestens sieben Stunden schliefen.[338] Auch Impfungen wirken dank guter Nachtruhe besser. Menschen, die eine Hepatitis-A-Immunisierung erhalten und in der folgenden Nacht ausreichend schlafen, bilden fast doppelt so viele Immunglobuline wie diejenigen, die 24 Stunden lang wach bleiben mussten.[339]

Leidet die Immunabwehr durch eine kurze Bettzeit, haben Viren, Bakterien oder andere pathogene Mikroorganismen leichtes Spiel. Auf Dauer scheint chronischer Schlafmangel – und insbesondere die Verschiebung des zirkadianen Rhythmus – sogar die Vermehrung von Tumorzellen zu begünstigen. Krankenschwestern, die 30 Jahre lang die späten Schichten in ihrer Klinik besetzen, tragen ein um rund 50 % erhöhtes Risiko, an einem Mammakarzinom zu erkranken.[340] Die Internationale Agentur für Krebsforschung stuft Schichtarbeit, die die biologischen Uhren des Körpers verstellt, inzwischen als wahrscheinlich krebserregend ein (»probably carcinogenic to humans«). Die genauen pathogenetischen Mechanismen hinter diesem Phänomen sind noch unklar. Eine mögliche Erklärung bildet der Umstand, dass Schlafmangel und nächtliche Beleuchtung die Synthese von Melatonin in der Zirbeldrüse unterdrücken. Das Hormon reguliert den Schlaf-Wach-Zyklus und wird fast ausschließlich nachts produziert. Ohne diesen Botenstoff fehlt dem Körper ein wichtiges Antioxidans, das mit seinen entzündungshemmenden und immunmodulierenden Eigenschaften potenziell gegen Krebszellen wirkt.

Der gesunde Schlaf

Gesunder Schlaf zeichnet sich durch eine Einschlafdauer von maximal 30 Minuten, eine nächtliche Wachzeit von insgesamt nicht mehr als 45 Minuten sowie etwa 15 % Tief- und 20–25 % Traumschlaf aus. Das ideale Schlaffenster öffnet sich zwischen 22 und 23 Uhr sowie 6 Uhr; in dieser Zeit erreicht die Schlafqualität das Maximum. Bis zum 21. Lebensjahr sind etwa 9 Stunden Schlaf optimal, danach reduziert sich die ideale Schlafdauer auf 8,5 Stunden und ab dem 30. Lebensjahr auf 7,5–8 Stunden. Kurzschläfer (weniger als 6 Stunden) und Langschläfer (9–10 Stunden) bilden die Ausnahme. Die Mindestschlafdauer, um am nächsten Tag leistungsfähig zu bleiben, beträgt 6 Stunden. Verpasster Schlaf lässt sich am Wochenende nachholen, jedoch nicht über längere Zeiträume hinweg. Vorschlafen ist nur für eine Nacht möglich, etwa durch ein Nickerchen von 1½ Stunden oder ein kurzes Schläfchen von 3½–4 Stunden. Ein akutes Schlafdefizit (weniger als 6 Stunden) beeinträchtigt insbesondere Gedächtnis, Konzentration und Reaktionszeit. Langfristiger Schlafmangel erhöht das Risiko für Alzheimer, Herz-Kreislauf-Erkrankungen, Diabetes, Infektionen und Krebs.[341]

Gesunder Schlaf stärkt demnach sogar die Krebsabwehr. Doch was können Pflegekräfte, Flugpersonal oder Polizisten tun, die um gesundheitsgefährdende Arbeitszeiten oft nicht herumkommen? Ihnen scheint die Supplementierung mit Melatonin zu helfen. Laut einer im Fachjournal *Occupational and Environmental Medicine* veröffentlichten placebokontrollierten Studie wirkt die Gabe des Schlafhormons den krankmachenden Folgen von Nachtschicht entgegen, indem es die Reparaturfähigkeit von Erbgutschäden stärkt. Für die Untersuchung nahmen Schichtarbeiter nach dem Heimkommen vor dem Tagesschlaf 3 mg Melatonin ein.[342]

Nachts laufen Immunsystem und Zellerneuerung auf Hochtouren. Zugleich dimmt der Körper andere Prozesse systematisch herunter. Der arterielle Blutdruck sinkt im Vergleich zu Wachsein um mindestens 10 %, die Herzfrequenz geht um etwa 20 % zurück: Beides entlastet das kardiovaskuläre System.[343] Die Muskulatur entspannt sich, die Atmung wird flacher, die Körpertemperatur fällt leicht ab, der Grundumsatz sinkt. Der Organismus kommt zur Ruhe und sammelt Kraft für den kommenden Tag. Weil die wiederaufgeladenen Batterien tagsüber die Bewegungsaktivität fördern – und damit den Kalorienverbrauch –, trägt die nächtliche Auszeit sogar zur Gewichtskontrolle bei. Pro zusätzlicher Schlafstunde liegt der BMI um 0,46 kg/m² niedriger.[344]

Die wichtigsten Erholungsvorgänge des Körpers laufen vor allem im Tiefschlaf ab. Diese Phase, auch als Non-REM-Schlaf-Stadium 3 (NREM 3) oder »Slow Wave Sleep« (SWS) bezeichnet, überwiegt bei ungestörtem Schlaf insbesondere in der ersten Nachthälfte. Im weiteren Verlauf der Nacht werden die Tiefschlafphasen kürzer

Die Phasen unseres Schlafes

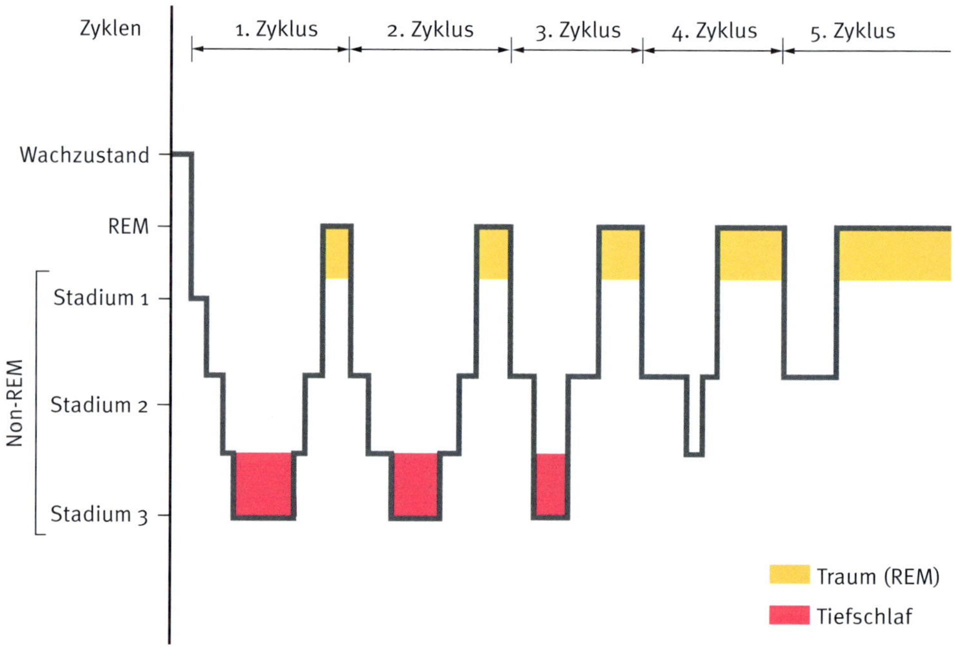

Meißner C. Das Ernährungs-Programm für gesunde Gefäße. 1. Aufl. Stuttgart: TRIAS 2023

und seltener. Dafür häufen sich Etappen mit leichterem Schlaf sowie mit REM-Traumschlaf. Charakteristisch für den Tiefschlaf ist die vorherrschende Aktivität langsamer Hirnwellen im EEG – sogenannter Delta-Wellen mit einer Frequenz von etwa 0,2–4 Hertz. Sie entstehen dadurch, dass große Gruppen von Nervenzellen in der Hirnrinde synchron etwa einmal pro Sekunde oszillieren. Die ausgeprägten Delta-Wellen spiegeln eine besonders geringe neuronale Aktivierung wider. Sie sind eng mit den maximalen Erholungsprozessen im Gehirn und Körper verknüpft.

Es liegt auf der Hand, dass diese Regenerationsprozesse das Potenzial haben, sowohl Lebens- als auch die Gesundheitsspanne nachhaltig zu verlängern. Tatsächlich erhöht die nächtliche Anti-Aging-Kur die Lebenserwartung deutlich. Das zeigte eine groß angelegte prospektive Kohortenstudie der Harvard-Universität mit über 170 000 Teilnehmern. Männer mit hoher Schlafqualität leben im Durchschnitt 4,7 Jahre, Frauen etwa 2,5 Jahre länger als Vergleichspersonen mit schlechten Schlafgewohnheiten.[345] Warum Männern von gutem Schlaf mehr profitieren, ist nicht klar.

Die fünf entscheidenden Faktoren sind laut Harvard-Universität:

- Die ideale Schlafdauer beträgt 7–8 Stunden.
- Einschlafschwierigkeiten treten nicht mehr als zweimal pro Woche auf.
- Durchschlafstörungen treten nicht mehr als zweimal pro Woche auf.
- Es werden keine Schlafmittel eingenommen.
- Die Schläfer fühlen sich an mindestens fünf Tagen pro Woche nach dem Schlafen ausgeruht.

Die Untersuchung bestätigte, dass gute Schläfer ein geringeres Risiko haben, an Herz-Kreislauf-Erkrankungen (minus 21 %), Krebs (minus 19 %) oder an anderen Ursachen wie Infektionen, Demenz und Morbus Parkinson (minus 40 %) zu sterben. In anderen Worten: Schlaf ist kein Luxus, sondern eine biologische Notwendigkeit für ein langes, gesundes Leben. Die Ergebnisse der Studie demonstrieren aber auch: Gelegentliche Ein- oder Durchschlafstörungen stellen kein Gesundheitsrisiko dar. Sie sind vielmehr normale Anpassungsreaktionen des Organismus, etwa auf ein spätes Abendessen oder einen stressigen Tag im Büro. Auch durchwachte Nächte hat jeder schon mal erlebt: Der Körper gleicht das Schlafdefizit in den meisten Fällen rasch wieder aus. Klinisch relevant und potenziell lebensverkürzend wird schlechter Schlaf erst dann, wenn er über einen längeren Zeitraum anhält und Leistungsfähigkeit oder Lebensqualität spürbar mindert.

Fatales Bindeglied zwischen Insomnie und Erkrankungen wie beispielsweise Bluthochdruck, Herzinfarkt, Adipositas oder Diabetes mellitus ist der Sympathikus. Als Antreiber für Herzfrequenz, Blutdruck oder Schweißproduktion bereitet dieser Nervenstrang den Körper auf Stresssituationen vor.[346] Im physiologischen Schlaf pausiert dieses Steuerungssystem üblicherweise. Nachts regiert der Gegenspieler des Sympathikus, der Parasympathikus. Dieser Ruhenerv steuert Körperfunktionen, die dem Wiederaufbau von Energiereserven dienen. Chronischer schlechter Schlaf drängt allerdings das parasympathische Nervensystem zurück und aktiviert den Sympathikus. Die Folge: Stresshormone wie Adrenalin und Noradrenalin fluten den Körper, die Blutgefäße verengen sich, das Herz schlägt schneller. Langfristig schadet die Überaktivität dieses Steuerungssystems nicht nur der kardiovaskulären Gesundheit, sondern auch Stoffwechsel, Immunsystem und der psychischen Stabilität.

Unter Schlafmangel leidet nicht nur die eigene Gesundheit. Müdigkeit ist eine weithin unterschätzte Ursache für Autounfälle, aber auch für Industrie- und Verkehrskatastrophen. Schon 17 Stunden ohne Schlaf beeinträchtigen das Reaktionsvermögen wie 0,5 Promille Alkohol im Blut, 22 Stunden ohne Schlaf wie 1,0 Promille.[347] Schätzungsweise jeder vierte Unfall mit Todesfolge wird jährlich auf deutschen Autobahnen durch kurzes Einnicken verursacht, schätzt die Deutsche Gesellschaft für Schlafforschung und Schlafmedizin (DGSM).[348] Schichtarbeit und akute Müdigkeit gehörten zu den mitursächlichen Faktoren für die Reaktorkatastrophe von Tschernobyl im Jahr 1986 oder das Tankerunglück der Exxon Valdez von 1989.

Lernen im Schlaf

So bedeutsam die Nachtruhe für die Gesundheit des gesamten Körpers auch ist, für das Gehirn spielt der Erholungsschlaf eine ganz besonders zentrale Rolle. Der tiefe Schlummer ist essenziell für kognitive Prozesse, Gedächtnisbildung und emotionales Gleichgewicht. Denn selbst wenn die bewusste Wahrnehmung weitgehend ausgeschaltet ist, bleibt das Gehirn aktiv: Es verarbeitet Erlebtes und stabilisiert Erinnerungen, indem es Informationen vom Hippocampus in die Großhirnrinde transferiert – in die Datenbank des Langzeitgedächtnisses. Schon um 1900 erkannte der Göttinger Psychologe Georg Elias Müller, dass sich frisch erworbenes Wissen zunächst in einem »fragilen« Zwischenstadium befindet und nicht automatisch für ewig abgespeichert wird. Vielmehr gehen neu erlernte Inhalte durch ein komplexes System der Konsolidierung.

Von den vier Schlafstadien – dem leichten Non-REM-Schlaf (Stadium N1), dem stabileren Non-REM-Schlaf (N2), dem Tiefschlaf (N3) sowie dem REM-Schlaf – spielen die Letzten beiden eine zentrale Rolle für die Gedächtnisbildung. Besonders wichtig für das deklarative Gedächtnis ist der Tiefschlaf. Erlebnisse, Vokabeln oder Jahreszahlen werden in dieser Schlafphase abgespeichert. Prozedurale und emotionale Inhalte hingegen werden eher in der REM-Phase verarbeitet. Der Traumschlaf ist zuständig für das Erlernen neuer Bewegungsabläufe, etwa beim Sport oder Musizieren. Eine weitere enorm wichtige Funktion besteht darin, dass er hilft, Erinnerungserlebnisse von den negativen oder positiven Reaktionen zu entkoppeln, die mit dem Ereignis verbunden sind. Das führt dazu, dass wir uns einmal erlebte Dinge später vor das innere Auge holen können, ohne dass sie uns emotional über Gebühr beeinflussen.

Wie bedeutsam die nächtliche Auszeit für das Lernen ist, demonstriert eine 2023 im Wissenschaftsjournal *PNAS* veröffentlichte Untersuchung von US-Psychologen, die mehr als 600 Studenten über ihr gesamtes erstes Semester hinweg beobachteten. Die Studenten trugen Fitnesstracker, die das Schlafverhalten – insbesondere die Schlafdauer in der Nacht – präzise erfassten. Das Ergebnis: Je weniger Nachtschlaf, desto schlechter waren ihre Noten; jede fehlende Stunde Nachtruhe senkte den Zensurenschnitt um 0,07 Punkte auf einer vierstufigen Notenskala. Weder das Geschlecht, die Herkunft noch frühere Schulleistungen hatten einen vergleichbar starken Einfluss auf die Studienleistungen wie der Schlafumfang.[349] Aber auch ein kurzer Powernap zeigt schon Erfolge. Bereits ein

Nickerchen von einer Stunde nach dem Lernen verbessert die Gedächtnisleistung im Vergleich zu reiner Ruhezeit.[350]

Neben der Konsolidierung von Erinnerungen finden im Schlaf wichtige Reinigungsprozesse statt, die entscheidend sind für die neuronale Gesundheit im Alter. Über feine Drainagekanäle entlang der Blutgefäße befreit sich das zentrale Nervensystem von schädlichen Stoffwechselprodukten: Bis zu 60% der großen Proteine und gelösten Stoffe werden auf diese Weise entfernt, darunter Laktat, Beta-Amyloid und Tau-Proteine.[351] Die beiden Letztgenannten spielen bekanntlich eine entscheidende Rolle in der Pathogenese von Morbus Alzheimer. Erstmals beschrieben wurde das sogenannte glymphatische System 2012 von einem Team um die dänische Neurowissenschaftlerin Maiken Nedergaard an der University of Rochester im US-Bundesstaat New York. Mithilfe von Multiphotonenmikroskop und fluoreszierenden Markern gelang es den Forschern, die Bewegung der Gehirnflüssigkeit bei Mäusen in Echtzeit sichtbar machen. Auf diese Weise identifizierten sie perivaskuläre Kanäle, über die Liquor in die Zellzwischenräume eindringt und Abfallstoffe wegspült – darunter auch potenziell neurotoxische Substanzen. Dieser Prozess läuft vor allem im NREM-Schlaf ab, wenn sich das Volumen des Interstitiums vergrößert und so den Flüssigkeitsaustausch erleichtert. Das Prinzip ähnelt funktionell dem Lymphsystem des Körpers, wird jedoch von Gliazellen organisiert – daher die Bezeichnung »glymphatisch«.

Das Gehirn heilt sich im Schlaf sozusagen selbst. Fällt diese Ruhephase dauerhaft zu kurz aus, besonders im mittleren Lebensalter, steigt in Beobachtungsstudien das Risiko, später eine neurodegenerative Erkrankung zu entwickeln. Menschen, die mit 50, 60 und 70 Jahren über einen langen Zeitraum nur sechs Stunden oder weniger pro Nacht schlafen, erkranken um etwa 30% häufiger an Demenz.[352] Umgekehrt sind Insomnien auch eine häufige und belastende Begleiterscheinung einer manifesten Demenz. Die Schlafstörungen zeigen sich als Ein- und Durchschlafprobleme, verschobener Tag-Nacht-Rhythmus oder nächtliche Unruhe. Oft ist das Zeitgefühl der Betroffenen gestört; viele schlafen tagsüber viel und sind nachts wach oder unruhig.

Die wichtige Regel im Zusammenhang mit gesundem Schlaf lautet: Entscheidend für die langfristige Hirngesundheit und die körperliche Regeneration sind nicht die im Bett verbrachten Stunden, sondern vor allem die Qualität und Dauer des Tiefschlafs. Die Bedeutung des Nicht-REM-Schlafs Stadium 3 lässt sich auch daran erkennen, dass dessen Dauer vom Körper homöostatisch reguliert wird. Erkennt das Gehirn ein Defizit an Tiefschlaf, versucht es, diese Einbuße bei nächster Gelegenheit auszugleichen, auch zulasten leichterer Schlafstadien. Polysomnografische Untersuchungen zeigen, dass nach längerem Wachsein die Aktivität der Deltawellen während des darauffolgenden Schlafs zunimmt – ein Beleg, dass der Körper den Schlaf vertieft, um den nächtlichen Erholungseffekt zu intensivieren.

Bedauerlicherweise nimmt der Premiumschlaf mit steigendem Alter ab. Die Schlafarchitektur, das heißt die Verteilung der Schlafstadien, verändert sich über die Lebensspanne. Während jüngere Menschen bis zu 25% ihres Gesamtschlafs im Tiefschlaf verbringen, umfasst die tiefste Phase des Non-REM-Schlafs bei älteren Personen, insbesondere ab 60 Jahren, oft nur noch maximal

10–15 %. Ein Teil unserer körpereigenen Regeneration versiegt damit leider. Und selbst wenn die Dauer formal gleichbleibt, verliert der Tiefschlaf mit zunehmenden Lebensjahren an Intensität, weil die Aktivität der Deltawellen nachlässt. Die physiologische Erholsamkeit des Tiefschlafs hängt maßgeblich von diesen langwelligen elektrischen Aktivitäten ab, die im EEG den Tiefschlaf dominieren. Den Effekt spüren viele Menschen ab einem gewissen Zeitpunkt. Wird der Schlaf leichter und nehmen die Aufwachphasen zu, fühlt man sich morgens entsprechend weniger ausgeruht.

Der Weg zu guten Nächten

Dieser Rückgang ist Teil des biologischen Alterungsprozesses. Doch das muss nicht automatisch zu ausgedehnten Abstrichen bei der nächtlichen Longevity-Kur führen. Wer seine Schlafqualität mit dem richtigen Verhalten fördert, boostet zugleich auch das nächtliche Bad in Deltawellen. Der Schlüssel zur optimalen Nachtruhe liegt in einer Reihe von Veränderungen, die Schlafhygiene und Tagesstruktur betreffen, aber auch Ernährung sowie Bewegungsverhalten und Entspannungsmethoden. Ziel ist, Routinen zu schaffen, die dem natürlichen Bedürfnis des Körpers nach Erholung entsprechen und auf diese Weise das Einschlafen sowie das Durchschlafen fördern. Steigt die Schlafqualität insgesamt, steigen auch Intensität und Dauer des Tiefschlafs. Mit folgenden Strategien, die sich an den Leitlinien der Fachgesellschaft orientieren, holen Sie das meiste aus Ihrem Schlaf heraus:[353]

Regelmäßige Rhythmen: Halten Sie möglichst feste Schlafens- und Aufstehzeiten ein, auch am Wochenende und im Urlaub. Dadurch stabilisiert sich der natürliche Schlafzyklus, was den Anteil des erholsamen Tiefschlafs erhöht.

Optimale Schlafumgebung: Ein dunkles, ruhiges und gut belüftetes Schlafzimmer mit einer Temperatur von 16–18 Grad Celsius fördert die nächtliche Erholung. Hochwertige, an die individuellen Bedürfnisse angepasste Matratzen reduzieren Bewegungen im Schlaf und nächtliches Erwachen.

Rituale nutzen: Abendliche Gewohnheiten wie Lesen, Musikhören, leichte Dehnübungen oder Entspannungsübungen lassen den Tag sanft ausklingen und reduzieren Stresshormone.

Kein Powernap nach 16 Uhr: Längere Nickerchen am Nachmittag, besonders nach 16 Uhr, lieber vermeiden. Sie reduzieren den nächtlichen Schlafdruck.

Mehr Bewegung: Körperliche Aktivität – vorzugsweise im Tageslicht – stabilisiert die innere Uhr und fördert abends die Ausschüttung des Schlafhormons Melatonin. Das kann die Qualität des Tiefschlafs erhöhen.

Besser nochmals aufstehen: Wenn Sie nicht einschlafen können oder nachts längere Zeit wach liegen, stehen Sie besser nach etwa 20 Minuten auf und lesen ein Buch oder hören Musik, statt sich im Bett zu wälzen. Es ist sinnvoller, den Raum zu wechseln und entspannt ins Schlafzimmer zurückzukehren.

Stimulanzien meiden: Nicht nur Kaffee, auch der oft als Einschlafhilfe genutzte Alkohol kann den Tiefschlaf stören. Auch Nikotin wirkt anregend und beeinträchtigt die Schlafarchitektur. Spätes, üppiges oder schwer verdauliches Essen kurz vor dem

Schlafen verzögert das Einschlafen und kann die Tiefschlafphasen verringern.

Verzicht auf Bildschirmgeräte: Zwei bis drei Stunden vor dem Zubettgehen lieber keine elektronischen Geräte wie Smartphone, Computer oder TV-Gerät mehr betreiben. Das blaue Licht in den Displays hemmt die Produktion von Melatonin und erhöht die Ausschüttung von Kortisol.

Vor allem die sensiblen Schläfer sind gut beraten, optimale Bedingungen für ihre Bettstunden zu schaffen. Ein Drittel der Erwachsenen zählt laut Ingo Fietze, dem Leiter des Zentrums für Schlafmedizin der Charité in Berlin, zu dieser Gruppe.[354] Ihr Schlaf ist empfindlich wie bei anderen Menschen der Magen oder der Kopf. Ein fremdes Bett, ein unruhiger Partner, die anspringende Heizung oder eine üppige Abendmahlzeit – solche Reize können die Betroffenen mitunter stundenlang wach liegen lassen. Das Problem ist teilweise genetisch bedingt. Bei Frauen gehen einer Studie zufolge etwa 60 % der Schlafqualität auf Vererbung zurück; bei Männern sind es rund 40 %.[355] Stress, Lebensstil oder Schichtarbeit verstärken das genetische Risiko, schlecht zu schlafen, können es aber auch abschwächen. Als Faustregel gilt: Menschen, die angeben, jede Nacht zu träumen, zählen zu den sensibleren Typen. Sie kommen während der REM-Phasen häufig zu Bewusstsein, wenn die Aufwachschwelle niedrig ist und Träume am intensivsten erlebt werden. Menschen, die sich nicht an ihre Träume erinnern, verfügen über einen robusteren Schlaf. Deshalb erwachen sie nicht aus dem Traumschlaf in der zweiten Nachthälfte.[356]

So wichtig Schlafhygiene für die meisten Menschen auch ist, so kann doch eine allzu rigide Umsetzung in manchen Fällen die Nachtruhe sogar verschlechtern. Fixieren sich Patienten mit chronischer Insomnie übertrieben auf Präventionsstrategien, wird das Thema Schlaf zusätzlich emotional aufgeladen. Die erhöhte Selbstbeobachtung verstärkt dann bei den Betroffenen die schlafbezogenen Sorgen- und Grübelprozesse. Moderne verhaltenstherapeutische Ansätze, insbesondere die Akzeptanz- und Commitment-Therapie (ACT), setzen in solchen Fällen darauf, sich von der Fixierung auf das Thema Nachtruhe zu lösen. Patienten sollen trotz Schlafstörung beginnen, sich den Dingen zu widmen, die in ihrem Leben wichtig sind, anstatt ihr Dasein am Thema »Schlafen« auszurichten. Das Motto lautet: Nimm deinen Schlaf ernst, aber nicht zu ernst.
In empirischen Untersuchungen verhelfen Akzeptanzstrategien selbst Patienten mit schwerer, chronischer Insomnie zu besserer Lebensqualität.[357]

Therapien für besseren Schlaf

Oft lassen sich die Schlafbeschwerden auf körperliche oder psychische Erkrankung zurückführen. Zu den häufigsten Wachmachern zählen chronische Schmerzen, obstruktive Schlafapnoe, Restless-Legs-Syndrom (RLS) und Schilddrüsenüberfunktion, aber auch Depressionen und Angststörungen. Solche Erkrankungen können sowohl Auslöser oder Symptom als auch Verstärker von schlechtem Schlaf sein. Auch Phasen der hormonellen Umstellung wie etwa Pubertät oder Wechseljahre sind wichtige Faktoren. Unruhige Nächte sind zudem eine häufige Nebenwirkung von Arzneimitteln. Vor allem Medikamente, die auf das zentrale Nervensystem oder das Hormonsystem wirken, können das Einschlafen erschweren, die Schlafkontinuität stören oder den Nachtschlaf verkürzen. Indirekt sabotieren wassertreibende Mittel den Schlaf, da sie einen nächtlichen Harndrang auslösen. Mitunter lässt sich im Einzelnen auch gar nicht erklären, warum die individuelle Fähigkeit ein- und durchzuschlafen entweder vorübergehend oder chronisch gestört ist.

All diese Faktoren stören nicht nur die Schlafkontinuität, sie verschieben auch die Schlafarchitektur zulasten des Tiefschlafs. Und verkürzen auf diese Weise unsere Gesundheitsspanne. Umso wichtiger ist es, sich bei hartnäckigen Schlafstörungen rechtzeitig professionelle Hilfe zu suchen. Halten Ein- oder Durchschlafprobleme länger als vier Wochen an und sind derart ausgeprägt, dass tagsüber die Befindlichkeit leidet, sollte sich ein Arzt der Sache annehmen.[358] Unbehandelt droht sonst eine chronische Insomnie, eine eigenständige Erkrankung des Schlafes. Laut den gängigen Klassifikationen gilt die Diagnose, wenn diese Symptome mindestens dreimal pro Woche über einen Zeitraum von mindestens drei Monaten auftreten und mit einem ausgeprägten Leidensdruck oder mit Einschränkungen im Alltag verbunden sind. Ungefähr 10 % der Menschen in Deutschland kämpfen mit chronischen Ein- und Durchschlafstörungen.[359]

Erstaunlicherweise unterschätzen viele Betroffene, welche schädlichen Folgen Schlafmangel auf ihre eigene Leistungsfähigkeit hat. Weil das Gehirn nicht nur kognitive Kapazitäten einbüßt, sondern gleichzeitig auch die Fähigkeit, diese Defizite zu erkennen, leidet die Selbstwahrnehmung. Fehlende Konzentration, Gedächtnislücken und Stimmungsschwankungen werden auf Stress zurückgeführt, aber nicht auf die fehlende Auszeit. Falls Sie selbst an schlechtem Schlaf leiden, lautet die Botschaft deshalb: Bitte zögern Sie den Arztbesuch nicht hinaus. Das gilt erst recht, wenn Sie wegen anderer Krankheiten in Behandlung sind. Denn auch deren Therapieerfolg hängt maßgeblich davon ab, wie gut Ihre Nachtruhe ausfällt. Eine antidiabetische Therapie, eine Antibiotikabehandlung, eine Schmerztherapie oder eine Chemotherapie sind nur hinreichend erfolgreich, wenn man gut schläft.

Erster Ansprechpartner ist in der Regel der Hausarzt.[360] Bei Hinweisen auf spezielle Schlafstörungen wie beispielsweise Schlafapnoe oder RLS sowie bei unklaren Ursachen wird er eine Überweisung ins Schlaflabor oder an einen Facharzt veranlassen. Ist die Grunderkrankung erfolgreich behandelt, verbessert sich nicht nur die Nachtruhe, auch negative Langzeitfolgen lassen sich vermeiden. Finden beispielsweise Schnarcher mit Atmungsstörung dank einer Überdruck-Atmungstherapie (CPAP-Therapie) zu einer erholsamen Bettruhe zurück, verzögert sich das Auftreten von leichten kognitiven Störungen um bis zu 11 Jahre. Selbst bei Patienten, bei denen bereits eine Alzheimer-Erkrankung diagnostiziert wurde, verbessert sich mit dem Schlaf die mentale Fitness.[361]

Liegt keine organische Erkrankung vor, ist die kognitive Verhaltenstherapie für Insomnie (KVT-I) laut Leitlinien erste Wahl zur Behandlung von chronischen Schlafstörungen. In 4–12 Sitzungen lernen Teilnehmer, schädliche Gedanken und Verhaltensweisen rund um den Schlaf zu ändern und gesündere Schlafgewohnheiten zu stabilisieren. Die Gesprächstherapie ist nachgewiesen erfolgreich: Sie verkürzt die

Einschlafzeit im Durchschnitt um etwa 20–30 Minuten; zugleich verlängert sich die Gesamtschlafzeit um 30–60 Minuten.[362] Es gibt die Verhaltenstherapie auch in Form von digitalen Schlaftherapie-Apps für Smartphones oder Tablet. Die Apps basieren auf den Prinzipien der kognitiven Verhaltenstherapie für Insomnie (KVT-I) und werden vom Arzt verschrieben. Ihre Wirksamkeit wurde ebenfalls in verschiedenen randomisierten kontrollierten Studien nachgewiesen.[363]

Bringen Schlafhygiene und Verhaltenstherapie keine echte Besserung, sind auch Medikamente eine Option. Voraussetzung ist, dass die Schlafstörung einen hohen Leidensdruck verursacht und die Tagesbefindlichkeit deutlich einschränkt. Die verschreibungspflichtigen Schlafmittel umfassen verschiedene Wirkstoffklassen, darunter Benzodiazepine, Z-Präparate und neuere Substanzen wie Orexin-Rezeptorantagonisten. Hypnotika sollten niedrig dosiert für möglichst kurze Zeit und natürlich unter der Kontrolle eines Arztes eingesetzt werden – im besten Fall handelt es sich dabei um einen schlafmedizinisch ausgebildeten Behandler. In Ausnahmen kann eine Langzeittherapie sinnvoll sein. Doch auf Dauer ist die regelmäße Einnahme vor allem von Z-Substanzen und Benzodiazepinen mit Toleranzentwicklung, möglicher Abhängigkeit und anderen Gesundheitsgefahren verbunden. Zu diesen Risiken gehört großen Kohortenstudien zufolge auch ein kürzeres Leben. Bei Patienten, die bis zu 18 Dosen Schlafmitteln im Jahr nehmen, ist die Gefahr zu sterben dreieinhalbmal höher als in einer Kontrollgruppe ohne Schlafmittel. Bei mehr als 132 Dosen ist das Risiko sogar fünffach erhöht.[364] Dieser Negativeffekt geht zum Teil auf das Konto der Erkrankungen zurück, die zum Einsatz der Hypnotika führen – doch das Risiko, dass Schlafpillen auf Dauer das Dasein verkürzen, ist nicht wegzuleugnen.

Die Anatomie des Schlafs

Dafür, dass Einschlafen und Aufwachen meist wie selbstverständlich funktionieren, ist dieser Prozess bei genauem Hinsehen erstaunlich kompliziert. Eine Vielzahl von Nervengruppen und die von ihnen ausgeschütteten Hormone arbeiten im Gehirn wie die Mitglieder eines Orchesters zusammen, um die allnächtliche Generalüberholung für Körper und Geist zu organisieren. Taktgeber ist der Hypothalamus, das wichtigstes Steuerungszentrum des vegetativen Nervensystems. Er vermittelt zwischen den Systemen, die Schlaf und Wachsein steuern. Das anatomische Schlafsystem besteht aus neuronalen Strukturen, die überwiegend im Vorderhirn liegen. Es reguliert das Einschlafen, die Aufrechterhaltung des Schlafs und die Schlafqualität. Dafür nutzt es Müdemacher wie das Hormon Melatonin, den Neurotransmitter GABA, das Stoffwechselabbauprodukt Adenosin und den Botenstoff MCH (Melanin-konzentrierendes Hormon). Das Wachsystem umfasst ein Netzwerk von Zentren, die sich vor allem im Thalamus und Hirnstamm befinden. Es arbeitet mit Botenstoffen wie Orexin, Adrenalin, Noradrenalin, Serotonin, Dopamin, Acetylcholin und Histamin— diese Substanzen fördern die Wachheit, Aufmerksamkeit und die Aktivierung des Bewusstseins. Der Wechsel zwischen Ruhemodus und Aktivzustand wird zusätzlich vom sogenannten zirka-

Übersicht: Wichtige Hormone für Ihren Schlaf

Hormon	Funktion für den Schlaf	Ausschüttung – Wann?
Melatonin	Einleitung und Aufrechterhaltung des Schlafes (»Schlafhormon«), steuert die innere Uhr	wird im Dunkeln produziert, Produktionsbeginn meist zwischen 21 und 22 Uhr, Höhepunkt etwa zwischen 2 und 4 Uhr, Abfall in den Morgenstunden, tagsüber sehr niedrige Werte
Kortisol	reguliert Wachheit, steigert morgens Energie, Gegenspieler von Melatonin	höchste Werte frühmorgens (zwischen 5 und 8 Uhr; Peak um 7 Uhr), sinkt bis zum Abend auf einen Tiefpunkt, abends/nachts niedrig, damit Einschlafen möglich wird
Serotonin	Stimmung, Vorstufe für Melatonin	tagsüber vermehrte Ausschüttung durch Licht und Aktivität; nachts/nach Einbruch der Dunkelheit Umwandlung in Melatonin, Spiegel daher nachts niedriger
Somatotropin (Wachstumshormon)	Zellerneuerung und Regeneration, besonders im Tiefschlaf	Ausschüttung vor allem in den ersten Tiefschlafphasen der Nacht (ca. 23 bis 3 Uhr; in mehreren Episoden)
Östrogen/Progesteron (bei Frauen)	beeinflussen Schlafarchitektur im Verlauf des Zyklus	schwankend im Monatsverlauf; Östrogen günstig für Schlaf vor allem in der ersten Zyklusphase, Progesteron steigt nach Eisprung und kann schlafstörend wirken

dianen System beeinflusst: Die innere Uhr gibt den optimalen Zeitpunkt für Schlaf und Wachheit vor. Die Schlaf-Wach-Architektur des Gehirns ist so redundant angelegt, dass es seine Arbeit sogar aufrechterhält, wenn einzelne Zentren ausfallen. Erst die kombinierte Zerstörung mehrerer wichtiger Strukturen führt im Tierversuch beispielsweise zu Störungen der Wachheit.[365] Diese Stabilität ist einerseits wertvoll, weil sie unsere lebenswichtige Nachtruhe schützt. Sind Schlafstörungen allerdings einmal etabliert, wirken oft mehrere Systeme zusammen, was die erfolgreiche Behandlung einer chronischen Insomnie erschwert. Ein weiterer Grund, die in diesem Kapitel vorgestellten Regeln für guten Schlaf zu beachten!

Schlaf und Stress: Ganz entspannt zu besserer Nachtruhe

Das Herz schlägt ruhiger, die Atmung wird tiefer, die Muskeln relaxen, der Blutdruck sinkt – und die Augen fallen schließlich von selbst zu: Gezielte Anti-Stress-Übungen aktiveren den entspannenden Teil des Nervensystems und bahnen so den Weg zu besserer Nachtruhe. Wer seinen Schlaf optimieren will, findet keinen besseren Weg, als ein bewährtes Entspannungsverfahren zu erlernen: sei es Yoga, Meditation, Progressive Muskelentspannung (PME), Autogenes Training oder Atemübungen. Gerade wenn sich bei Ihnen abends das Gedankenkarussell dreht oder wenn Sie wegen seelischer Belastungen nicht in den Schlaf finden, profitieren Sie enorm von solchen Relaxtechniken. Denn Stress, der Schlafräuber Nummer eins[366], versetzt Ihren Körper in Alarmbereitschaft – die überhöhte Nervenerregung erschwert Ein- und Durchschlafen massiv. Die Entspannungsübungen hingegen aktivieren den Parasympathikus: also den Teil des autonomen Nervensystems, der Puls, Blutdruck und Muskeltonus senkt und damit innere Ruhe bringt.

Auch wer bereits an Insomnie leidet, profitiert von den Methoden. Achtsamkeitstraining wie Meditation oder MBSR (»Mindfulness-Based Stress Reduction«), eine westliche Variante der buddhistischen Meditation, lindern Schlafstörungen in Untersuchungen sogar besser als die klassischen Ratschläge zur Schlafhygiene.[367] Laut einer Studie an der Harvard Medical School reduziert MBSR nicht nur Stress, sondern es führt auch zu einer Zunahme der grauen Substanz im Hippocampus: Ein Zuwachs an diesen Nervenzellen unterstützt Schlafarchitektur und Tiefschlafphasen.[368]

Kurse zu Entspannungsverfahren werden zum Beispiel von Krankenkassen, Volkshochschulen oder physiotherapeutischen Praxen angeboten. Es gibt auch zahlreiche Apps und Online-Plattformen mit geführten Entspannungstrainings, z. B. für Meditation,

Entspannungsmethoden im Überblick

Methode	Wann und wo	Tipps für die Anwendung bei Insomnie
Yoga (Abend-Yoga)	1–2 Stunden vor dem Schlafengehen, im Schlafzimmer oder Wohnzimmer	leichte Dehnübungen und sanfte Bewegungen im Sitzen oder Liegen (z. B. Vorbeuge, sanftes Drehen, Rückendehnung); den Atem fließen lassen, keine belastenden Positionen; Dauer: mind. 10–20 Minuten
MBSR/Body-Scan	abends zur Schlafenszeit, im Bett oder auf der Yoga-Matte	im Liegen Körperteile systematisch von Kopf bis Fuß »durchscannen«, jede Partie bewusst wahrnehmen und entspannen; nicht bewerten. Dauer: ca. 10–20 Minuten
Meditation (Atemmeditation)	direkt vor dem Schlafengehen, im Bett oder auf einem Kissen	Augen schließen, auf den natürlichen Atem konzentrieren; nachspüren, wie sich Brust oder Bauch bei der Atmung bewegen; Gedanken wahrnehmen und weiterziehen lassen. Dauer: ca. 10–15 Minuten
Atemübungen	abends oder bei nächtlichem Aufwachen, im Bett	Beispiel: 4-7-8-Technik (4 Sek. einatmen, 7 Sek. halten, 8 Sek. ausatmen) oder bewusstes, ruhiges Atmen mit Hand auf dem Bauch; mehrmals wiederholen, bis sich Entspannung und Schläfrigkeit einstellen
Progressive Muskelentspannung (PMR)	täglich abends vor dem Zubettgehen, im Liegen	schrittweise Muskelgruppen (Füße, Beine, Hände, Arme, Gesicht etc.) für 5–10 Sekunden anspannen, dann 10–15 Sekunden entspannen. Gesamtdauer: 10–30 Minuten
Autogenes Training	abends vor dem Schlafen, im Bett oder in bequemer Liegeposition	Augen schließen, Körper wahrnehmen, Ruheformeln (z. B. »Ich bin ruhig und schwer«) gedanklich aufsagen und auf Körperempfindungen achten; Wiederholung mind. 3- bis 6-mal, Dauer: ca. 10–15 Minuten

Atemübungen oder Body Scan. Alle Methoden setzen eine gewissen Übungsbereitschaft voraus. Tipp: Auszeiten wie Urlaub, Kur oder Feiertage bieten eine gute Gelegenheit, die Techniken in Ruhe zu erlernen. Wer unter Insomnie leidet oder Schlafstörungen vorbeugen möchte, sollte die Übungen möglichst täglich und bevorzugt abends vor dem Zubettgehen durchführen. Es kann einige Wochen dauern, bis sich eine deutliche Verbesserung der Schlafqualität zeigt. Die Wirksamkeit steigt mit Übungspraxis und Routine.

Wearables: Das Schlaflabor für zu Hause

Wie gut ist meine Nachtruhe? Erreiche ich tatsächlich die nötigen vier bis sechs Tiefschlafphasen pro Nacht? Fitnessarmbänder, Schlaftracker-Ringe und Smartwatches können beim Selbstmanagement des Schlafs helfen. Die Geräte ersetzen keine medizinische Diagnostik bei Insomnie, erkennen aber wichtige Schlaftrends und Störfaktoren. Die meisten Hersteller haben in ihren Trackern eine Kombination von Sensoren eingebaut, die nächtliche Bewegungen, Herzfrequenz und Herzratenvariabilität messen. Ein Algorithmus schließt aus den Daten auf Schlafdauer und Schlafphasen. In Geräten der mittleren und oberen Preiskategorie (ab circa 100–150 Euro) finden sich zusätzliche Sensoren etwa zur Messung von Atemfrequenz und Blutsauerstoff oder zur Erkennung von Schlafapnoe-Ereignissen. Manche Hersteller bieten einen sogenannten Sleep-Score als Kennzahl für die Schlafqualität an.

Stress

Die moderne Lebenswelt fordert der Psyche viel ab. Ohne Gegenstrategie verschleißt der Organismus.

So seltsam es klingt: Ohne Stress gäbe es uns nicht. Erst der Reflex, der in kürzester Zeit alle Energien mobilisiert, ermöglichte der menschlichen Art das Überleben. Muskeln werden besser durchblutet, die Sinne geschärft, nicht unmittelbar nötige Funktionen wie Verdauung oder Schlafbedürfnis gedrosselt. In einer Welt voller realer Gefahren sicherte »Fight or Flight«die Existenz von Individuum und Art. Doch was mehr als zwei Millionen Jahre lang – von der homininen Frühzeit bis zur Sesshaftigkeit – die körperliche Unversehrtheit schützte, hat sich heute ins Gegenteil verkehrt. Der genetisch angelegte Notfallmechanismus ist aus dem Takt geraten, weil er auf akute, kurzzeitige Bedrohungen ausgelegt ist, nicht auf anhaltenden psychischen Druck, wie ihn moderne Lebens- und Arbeitswelten erzeugen.

Unser evolutionäres Stresssystem reagiert auf überbordende Mails, Meetings und Multitasking mit denselben physiologischen Programmen wie einst auf ein Raubtier im Unterholz.

Zwei Hauptpfade werden aktiviert, sobald das Gehirn einen Stressor wahrnimmt:

Schnelle Stressantwort (SAM-Achse): Binnen Sekunden feuert das sympathische Nervensystem und aktiviert die sympatho-adrenomedulläre Achse. Das Nebennierenmark schüttet die Stresshormone Adrenalin und Noradrenalin aus. Typische körperliche Veränderungen sind: beschleunigter Puls, erhöhter Blutdruck, schnellere Atmung, gespannte Muskulatur und Energiebereitstellung durch erhöhten Blutzucker.

Langsame Stressantwort (HPA-Achse): Etwas verzögert – innerhalb von Minuten – kommt die Hypothalamus-Hypophysen-Nebennierenrinden-Achse ins Spiel. Der Hypothalamus im Gehirn schüttet CRH (Corticotropin Releasing Hormone) aus, woraufhin die Hirnanhangsdrüse ACTH (Adrenocorticotropes Hormon) freisetzt. Das ACTH gelangt über die Blutbahn zur Nebennierenrinde, die daraufhin Kortisol produziert. Dieses zentrale Stresshormon erhöht den Blutzucker,

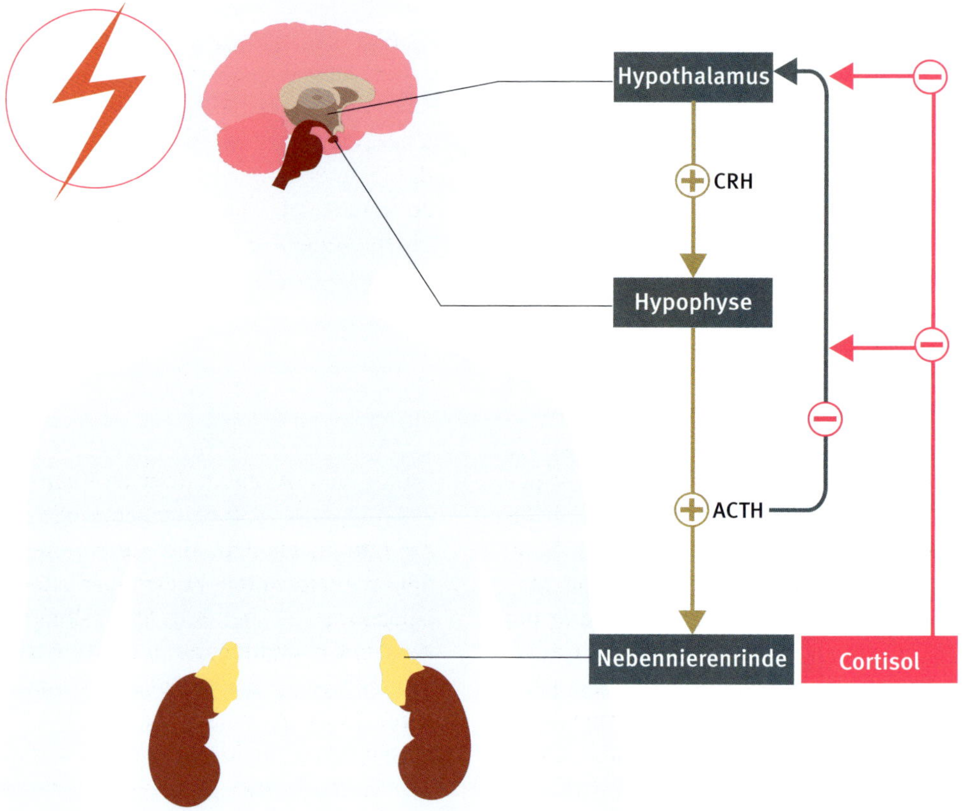
Hypothalamus
CRH
Hypophyse
ACTH
Nebennierenrinde
Cortisol

lähmt kurzzeitig das Immunsystem und hält die Energiebereitstellung aufrecht. Zudem unterdrückt Kortisol Funktionen wie Verdauung und Fortpflanzung.

Die Stressreaktion umfasst also hormonelle und nervale Komponenten. Klingt der Stressor ab, übernimmt der Parasympathikus wieder das Kommando. Seine Hauptaufgabe besteht darin, Körperfunktionen in Ruhe- und Erholungsphasen zu regulieren – etwa indem er die Verdauung fördert, den Herzschlag verlangsamt, die Atmung beruhigt und regenerative Prozesse aktiviert.

Ein gesunder Organismus wechselt flexibel zwischen Stressmodus und Entspannung wie ein automatischer Thermostat. Doch im modernen Leben kommen die Relaxphasen häufig zu kurz. Termindruck im Job, der Spagat zwischen Familie und Beruf sowie der Drang zur Selbstoptimierung: Unsere Leistungsgesellschaft fordert den Menschen viel ab. Jeder Vierte fühlt sich häufig unter Druck, so eine Umfrage der Techniker Krankenkasse. Als Hauptbelastungen zählen berufliche Anforderungen, hohe Selbstansprüche sowie die Angst um Angehörige.[369] Laut einer 2024 veröffentlichten Swiss-Life-Studie zerren auch die Angst vor Krieg und politischen Krisen an den Nerven.[370] In einer etwas älteren Metaanalyse von 288 Studien kamen Wissenschaftler der Standfort University und der Harvard Business School auf folgende Liste von Stressoren: Leistungsdruck, Überstunden, geringer sozialer Rückhalt, Gefühl der Ungerechtigkeit, Schichtarbeit, schlechte Vereinbarkeit von Beruf und Familie sowie Jobunsicherheit und Arbeitslosigkeit.[371]

« Die Stressachsen des Körpers

In anderen Worten: Es herrscht kein Mangel an Faktoren, die die Psyche belasten können.

Prägen belastende Umstände dauerhaft den Alltag, ohne dass die eigenen Ressourcen einen Ausgleich schaffen, kann dies das biologische Altern beschleunigen. Stress franst die Telomer-Enden unserer Chromosomen aus und treibt oxidative Zellschäden sowie Entzündungen an.

Wie chronischer Stress den Körper verschleißt

Telomerverkürzung (zelluläre Alterung): Mütter von chronisch kranken Kindern, die unter massivem Stress stehen, weisen in ihren Immunzellen deutlich kürzere Telomere auf als entspanntere Kontrollpersonen.[372] Umgekehrt erhöhen Anti-Stress-Interventionen wie etwa Meditation die Aktivität der Telomerase: So nennt sich das Enzym, das die Schutzkappen der Chromosomen wieder verlängern kann. Kürzere Telomere gelten als Marker für beschleunigte Zellalterung und sind mit einer verringerten Lebenserwartung verknüpft.

Oxidativer Stress und Entzündungen (»Inflammaging«): Psychische Anspannung versetzt den Körper in einen provisorischen Ausnahmezustand, in dem weniger in langfristigen Unterhalt investiert wird. Eine Folge ist die vermehrte Bildung freier Radikale. Gleichzeitig fährt der Organismus seine Reparatursysteme herunter. Das Ergebnis ist oxidativer Stress, der Zellen und Gewebe angreift. Diese Schäden tragen zu klassischen Alterserkrankungen wie Arteriosklerose, neurodegenerativen Krankheiten oder Krebs bei. Zudem fördert chronischer Stress Low-grade-Entzündungen, bei denen der Körper entzündungsfördernde Zytokine (z. B. Interleukin-6, CRP) ausschüttet. Man spricht hier von Inflammaging, weil diese unterschwellige Entzündung mit zunehmendem Alter ohnehin steigt und Alterungsprozesse antreibt – Stress verstärkt diesen Prozess zusätzlich. Menschen mit hohen Stressbelastungen wie etwa Pfleger von Demenzpatienten weisen entsprechend erhöhte Entzündungsmarker im Blut auf.[373]

Epigenetische Alterung: Bevölkerungsstudien zeigen, dass Menschen mit hoher Lebensstressbelastung (z. B. viele traumatische Erlebnisse, langanhaltende finanzielle Unsicherheit etc.) einen epigenetisch älteren Phänotyp besitzen als Gleichaltrige, die unter günstigeren Verhältnissen leben.[374] »Cumulative lifetime stress may accelerate epigenetic aging« – so bringt es eine vielzitierte Untersuchung aus dem Fachmagazin *Genome Biology* auf den Punkt. In anderen Worten: Anhand der chemischen Tags an unserer DNA kann man erkennen, ob jemand über seine Jahre hinaus gealtert ist, und Stress ist ein Treiber dafür. Mechanistisch liegt das vermutlich daran, dass Stresshormone, insbesondere Kortisol, tief in die Genregulation eingreifen. Sie binden an nahezu jeder Zelle an Glukokortikoid-Rezeptoren, die direkt in den Zellkern wandern und Genaktivitäten verändern. Langfristiger Stress kann so epigenetische Spuren hinterlassen, die die Funktionsfähigkeit von Zellen beeinträchtigen.

Immunseneszenz: Chronischer Stress beschleunigt die Alterung des Immunsystems. So finden sich bei stark gestressten Personen immunologische Profile, wie man sie sonst bei deutlich Älteren sieht. Typisch sind etwa ein Mangel an naiven T-Zellen, die wichtig sind, um auf neue Erreger zu reagieren, sowie ein Überschuss an speziellen T-Gedächtniszellen, die anzeigen, dass das Immunsystem sich zunehmend »verbraucht«. Das macht Menschen, die dauerhaft unter Anspannung stehen, anfälliger für Infekte.

Eine kontinuierliche Aktivierung der Stressachse wirkt wie ein permanenter Verschleißmechanismus auf den Organismus. Die Folgen zeigen sich in einem höheren Risiko für altersassoziierte Erkrankungen – von Herz-Kreislauf-Leiden über Typ-2-Diabetes bis hin zu Demenz. Zusätzlich fördert Stress ungünstige Verhaltensweisen wie Rauchen, Alkoholkonsum und Fastfood-Konsum, die ebenfalls Herz und Gefäße belasten. Im Stoffwechselbereich trägt chronischer Kortisolüberschuss zudem zu bauchbetonter Fettleibigkeit und Insulinresistenz bei – beides Komponenten des metabolischen Syndroms, das wiederum Alterserkrankungen fördert. Entsprechend nimmt die Sterblichkeit bei den Betroffenen zu. Laut einer großer dänischen Langzeituntersuchung mit mehr als 12 000 Probanden steigert eine hohe subjektive Stressbelastung bei Männern die Sterblichkeit um 30 % gegenüber entspannteren Geschlechtsgenossen.[375] Gestresste Männer tragen ein anderthalbmal so hohes Risiko für einen Herzinfarkt und verüben etwa sechsmal so oft Suizid.

Leider klappt es nicht immer, den Anforderungen des Alltags zu entkommen und potenziell schädlichen Stress zu vermeiden. Aber: Das Wissen um die Zusammenhänge zwischen verlängerter Sympathikusdominanz und Gesundheit bietet auch eine Chance. Denn es zeigt, dass wir mit Stressre-

» Wie sich Stress auf unsere Organe auswirkt

Was passiert bei akutem Stress?

GEHIRN
Aufmerksamkeit und Reaktionsgeschwindigkeit steigen. Denk- und Erinnerungsvermögen sind geschärft.

AUGEN
Die Pupillen weiten sich, um Bedrohungen besser zu erkennen

MUND
Der Speichelfluss lässt nach, der Mund wird trocken.

IMMUNSYSTEM
Die Killerzellen im Blut steigen an. Sinkt der Stresspegel, lässt die Immunabwehr nach.

HERZ
Der Puls wird schneller und der Blutdruck steigt.

LUNGE
Die Bronchien weiten sich und die Atmung wird schneller und flacher. So wird der Körper besser mit Sauerstoff versorgt.

NEBENNIEREN
Sie schütten das Stresshormon Cortisol aus, das den Körper in Alarmzustand versetzt und Energiereserven freisetzt.

DARM
Die Verdauung wird heruntergefahren, damit den Muskeln mehr Energie zur Verfügung steht.

BLUT und GEFÄSSE
Das Blut gerinnt schneller. Die Blutgefäße in Haut, Händen, Füße und im Verdauungstrakt verengen sich.

MUSKELN
Die Blutgefäße in den größeren Muskeln weiten sich; die Muskeln in Schulter, Nacken und Rücken sind angespannt.

HAUT
Durch die Anstrengung steigt die Körpertemperatur. Es kommt zu verstärktem Schwitzen, vor allem an Händen, Stirn und Achseln.

Wie reagiert der Körper auf permanenten Stress?

GEHIRN
Die Leistungsfähigkeit – Gedächtnis, Kreativität und Konzentration – nimmt ab. Der konstant hohe Kortisolspiegel schadet den Neuronen.
Die Produktion von Serotonin und Noradrenalin sinkt. Der Mangel an Neurotransmittern kann zu Gereiztheit, Erschöpfung und Depressionen führen.

AUGEN
Der Augeninnendruck kann zunehmen.
Die Entwicklung eines grünen Stars wird begünstigt.

OHREN
Das Risiko für Hörsturz oder Tinnitus erhöht sich.

IMMUNSYSTEM
Die körpereigene Abwehr wird geschwächt und der Körper damit anfälliger für Infektionskrankheiten wie Erkältungen, Bronchitis und Herpes. Tumorerkrankungen, rheumatoide Arthritis oder multiple Sklerose können einen schlechteren Verlauf nehmen.

HERZ und KREISLAUF
Langfristig drohen erhöhter Blutdruck und Puls.
Dadurch werden der Herzmuskel und die Wände der Arterien überlastet. Das Risiko für Arteriosklerose steigt.
Auch das Risiko für Herzinfarkt und Schlaganfall nimmt zu.

MAGEN und DARM
Die Schleimhäute werden schlechter durchblutet und anfälliger für Geschwüre.

MUSKULATUR
Die ständige Anspannung begünstigt hartnäckige Verspannungen. Kopf-, Nacken- und Rückenschmerzen werden begünstigt.

GESCHLECHTSORGANE
Das Risiko für Zyklusstörunge, Impotenz und Unfruchtbarkeit steigt.
Die Lust kann nachlassen.

duktion über einen mächtigen Hebel verfügen, das biologische Altern zu bremsen.

Programme und Therapien zur Stressreduktion

Stress beginnt im Kopf – und das ist im Prinzip eine gute Nachricht. Weil das Stressempfinden stark von der individuellen Wahrnehmung und Bewertung äußerer Faktoren abhängt, haben wir es zu einem großen Teil selbst in der Hand, ob uns bestimmte Reize Nerven kosten oder nicht. Methoden zur Stressreduktion bauen auf unterschiedliche Weise auf dieser Überlegung auf. Kognitive Techniken beispielsweise zielen darauf ab, den eigenen Umgang mit Stressoren zu verändern. Bei verhaltensbezogenen Ansätzen geht es darum, wie man sein Leben organisiert und sich verhält (z. B. Zeitmanagement, Grenzen setzen). Wichtig ist: Es gibt nicht die eine Entspannungsmethode für alle. Was dem einen hilft, mag beim anderen weniger resonieren. Oft ist eine Kombination ideal.

Mindfulness Based Stress Reduction (MBSR)

Dieses achtsamkeitsbasierte Stressreduktionsprogramm wurde 1979 von dem US-amerikanischen Molekularbiologen Jon Kabat-Zinn an der Universitätsklinik Massachusetts entwickelt. Über acht Wochen hinweg lernen Teilnehmer in Gruppenkursen, wie sie Meditation, sanfte Yoga-Übungen und Achtsamkeit im Alltag kultivieren. MBSR vermittelt die Fähigkeit, Stressauslöser mit mehr Gelassenheit und Akzeptanz zu begegnen. Studien zeigen eindrucksvolle Wirkungen: MBSR senkt nachweislich Stress, Angst und depressive Symptome (mittlere bis große Effektstärken) und verbessert das allgemeine Wohlbefinden.[376] Auch physiologische Benefits sind belegt – etwa niedrigerer Blutdruck, reduzierte Kortisolspiegel, gestärkte Immunfunktion und bessere Schlafqualität.[377] Interessanterweise lassen sich nach einem MBSR-Kurs sogar Gehirnveränderungen feststellen: Hirnregionen für Emotionsregulation und Aufmerksamkeit zeigen erhöhte Dichte und Aktivität.[378] Viele Kliniken, Volkshochschulen oder Gesundheitszentren bieten MBSR-Kurse an; auch Online-Formate existieren.

Progressive Muskelentspannung (PME) und Autogenes Training

Neben der achtsamkeitsbasierten Stressreduktion gibt es weitere klassische Entspannungsverfahren, die von Psychologen oder Physiotherapeuten vermittelt werden können. Dazu zählen vor allem die Progressive Muskelentspannung (PME) nach Jacobson und das Autogene Training. Bei der PME spannt man nacheinander einzelne Muskelgruppen an und relaxt sie anschließend wieder. Das schafft ein tiefes Körpergefühl und senkt muskuläre Spannungen – ideal bei Stressgeplagten, die zu Verspannungen neigen. Autogenes Training arbeitet mit autosuggestiven Formeln (»Mein Arm ist ganz schwer …«) und hilft dem Geist, in einen Ruhezustand zu gleiten. Beide Methoden sind seit Jahrzehnten wissenschaftlich belegt und können Stresssymptome wie innere Unruhe, Kopfschmerzen, Schlafstörungen effektiv lindern.[379]

Meditation

Über MBSR hinaus gibt es eine Vielzahl von Meditationstechniken, die stressreduzierend wirken. Ihre Ursprünge liegen vor allem in den Lehren Buddhas und in indischer

Philosophie. Weit verbreitet sind unter anderem Achtsamkeitsmeditation (im Jetzt verweilen, etwa durch Konzentration auf den Atem), Meta-Meditation (Kultivierung von Mitgefühl) oder Body-Scan (gedankliches Abtasten des Körpers). Allen Verfahren ist gemein, dass sie das Gedankenkarussell entschleunigen und den Parasympathikus aktivieren. Bereits 10–20 Minuten tägliche Meditation können einen Unterschied machen – man wird fokussierter, innerlich ruhiger und reagiert weniger heftig auf Stressreize. Neuropsychologisch erhöht regelmäßige Praxis die Herzratenvariabilität und senkt den basalen Kortisolspiegel.[380] Eine große Metaanalyse mit über 200 Studien, die von Psychologen der Harvard University und der McGill University durchgeführt wurde, fand signifikante Effekte von Achtsamkeitstraining auf die Reduktion von Stress bei Gesunden.[381] Auch Symptome von Angst und Burnout verbessern sich.[382] Meditation ist heute ein säkulares Mentaltraining und wird weltweit in Gesundheitsförderung, Unternehmen und Sport eingesetzt. Der Schlüsselfaktor ist Kontinuität: Tägliche kleine Dosen sind wirkungsvoller als sporadische lange Sitzungen.

Atemübungen (Pranayama & Co.)

Die systematische Anwendung von Atemtechniken beeinflusst nachgewiesenermaßen die Stressphysiologie. Ihre Ursprünge gehen auf die indische Yoga-Tradition zurück. Im Gegensatz zu anderen Methoden, die längerfristig auf den Organismus wirken, sendet das richtige Luftholen sofortige physiologische Signale an den Körper: Die ruhige, verlängerte Ausatmung stimuliert den Vagusnerv, was eine direkte Entspannungsantwort auslöst. Entsprechende Techniken gibt es viele: Bei der 4–7–8-Methode wird 4 Sekunden lang eingeatmet, die Luft 7 Sekunden lang gehalten und anschließend 8 Sekunden lang ausgeatmet. Noch simpler ist es, einfach das Ausatmen zu strecken, indem man 5 Sekunden ein- und 7 Sekunden ausatmet. Schon zwei 2–3 Minuten tiefer Bauchatmung senken den Puls und lassen den Blutdruck fallen. Auch im Arbeitsalltag kann man sog. Micro-Breaks zum Durchatmen nutzen: Augen schließen, Hand auf den Bauch legen und 10 tiefe Atemzüge nehmen – Sie werden merken, wie sich die innere Anspannung löst. Viele Entspannungsverfahren wie die Progressive Muskelentspannung oder Tai-Chi kombinieren Atemlenkung mit Bewegung.

Sport

Regelmäßiges Ausdauertraining (z. B. zügiges Gehen, Joggen, Radfahren, Schwimmen) senkt das Grundstressniveau im Körper auf mehrere Arten. Die moderate Bewegung führt dazu, dass überschüssiges Adrenalin abgebaut wird. Zugleich schüttet das Gehirn Endorphine und Endocannabinoide aus, die einen Gefühlszustand von Entspannung und Euphorie erzeugen. Überdies sinken entzündliche Zytokine im Blut, und die nächtliche Schlafqualität verbessert sich, was wiederum Stress abbaut. Groß angelegte Beobachtungsstudien belegen, dass aktive Menschen im Durchschnitt niedrigere Kortisolspiegel und eine resilientere Stressantwort aufweisen als Inaktive.[383] Schon dreimal 30 Minuten Sport pro Woche können spürbare Effekte erzielen. Sanfte Disziplinen wie Yoga, Tai-Chi oder Qigong kombinieren Bewegung mit Achtsamkeit und Atmung. Yoga zum Beispiel reduziert in Studien das im Speichel gemessene Kortisol.[384] Auch Krafttraining kann den Geist relaxen, da es Selbstwirksamkeit vermittelt und Endorphine freisetzt. Allerdings sollte bei starkem Stress auf ausreichende Erholung geachtet werden – hochintensives Training ohne Regeneration könnte sonst als zusätzlicher Stressor wirken.

Ernährung

Menschen, die viel Vollkorn, Meeresfrüchte, Obst, Gemüse und Hülsenfrüchte essen, berichten seltener von wahrgenommem Stress. Personen hingegen, die vorwiegend Fastfood oder Lebensmittel mit hohem glykämischem Index verzehren, zeigen höhere Stresswerte.[385] Der permanente Nachschub an Zucker und verarbeiteten Kohlenhydraten führt zu Schwankungen im Blutzuckerspiegel und versetzt den Körper in innere Unruhe. Neu ist das Feld der Psychobiotik: Hierbei nutzt man bestimmte Lebensmittel und Probiotika, um die Darmflora positiv zu beeinflussen, was sich wiederum günstig auf die Stimmung auswirkt. In einer Diätstudie der Uni Basel erhielten Probanden vier Wochen lang eine darmfreundliche Diät, die viele Ballaststoffe und fermentierte Lebensmittel wie Joghurt und Sauerkraut enthielt. Ergebnis: Die Werte auf einem Fragebogen zur Erfassung des subjektiven Stressempfindens (Perceived Stress Scale) sanken in der Diätgruppe um 32 %, verglichen mit 17 % in der Kontrollgruppe.[386] Die Forschung zeigt, dass Probiotika und eine ballaststoffreiche, fermentierte Ernährung die sogenannte Darm-Hirn-Achse positiv beeinflussen können, indem sie die Produktion wichtiger Neurotransmitter wie Serotonin und GABA fördern.

Mikronährstoffe

Magnesium wirkt entspannend auf Muskeln und Nerven, lindert Nervosität und kann die Entspannungsfähigkeit erhöhen. B-Vitamine (insbesondere B_6, B_{12} und Folsäure) sind wichtig für die Neurotransmitterbildung und die Stressregulation im Gehirn. Ein Mangel führt zu erhöhtem Stressempfinden. Omega-3-Fettsäuren fördern die Gehirnfunktion und können Entzündungen senken, was sich positiv auf die Stressresilienz auswirkt. Vitamin D spielt eine Rolle bei der Regulierung von Stimmung und Stressreaktionen. In einer randomisierten Studie an der Universität Leeds wurde gezeigt, dass eine Kombination aus Magnesium und B-Vitaminen, aber auch Rosenwurz (ein Adaptogen) und Grüntee-Extrakt die Erholung nach Stress verbessert und das subjektive Stressempfinden reduziert.[387]

Adaptogene

Diese biologisch aktiven Pflanzenstoffe wirken nicht als Stimulanzien, die kurzfristig Energie liefern, sondern sie helfen dem Körper, seine innere Balance wiederherzustellen. Zu den bekanntesten Adaptogenen gehören Ginseng (Panax ginseng), Rosenwurz (Rhodolia rosea), Ashwagandha (Schlafbeere) oder Heilpilze wie Reishi (Ganoderma lucidum.) Besonders der Extrakt aus den Blättern und Wurzeln der Schlafbeere wurde recht gut untersucht: Eine Metaanalyse aus dem Jahr 2021 fand, dass Ashwagandha-Präparate in mehreren klinischen Studien signifikant Stress- und Angstsymptome reduzierten und den Kortisolspiegel gegenüber Placebo um durchschnittlich 20–30 % senkten.[388] Wichtig ist jedoch, auf Qualität zu achten und ärztlichen Rat einzuholen, da Wechselwirkungen mit Medikamenten möglich sind. Weitere natürliche Mittel mit etwas Evidenz: Lavendelöl-Kapseln (gegen Angstgefühle), L-Theanin (grüner Tee-Extrakt, fördert Entspannung ohne Müdigkeit), Melisse und Passionsblume (in

Beruhigungstees). Für CBD (Cannabidiol) ist die klinische Evidenz bei Alltagsstress dünn.[389]

Gesprächstherapie

Kognitive Verhaltenstherapie (KVT) bei Stress zielt darauf ab, gedankliche Stressverstärker (z. B. perfektionistische Ansprüche, Grübeln, Katastrophisieren) aufzudecken und zu verändern. Indem man seine Einstellung zu Anforderungen ändert und realistischere Selbstgespräche führt, sinkt der subjektive Druck enorm. Die KVT ist häufig Teil einer Burnout-Prävention oder psychosomatischen Rehamaßnahme. Systematische Reviews und Metaanalysen zeigen, dass KVT bei Burnout und stressbedingten Problemen in drei bis vier Monaten mit etwa 15–20 Sitzungen zu einer deutlichen Reduktion von Erschöpfung, Zynismus und emotionalem Stress führen kann.[390]

Stress messen, gezielt entspannen

Stress äußert sich durch eine Vielzahl von Symptomen. Zu den körperlichen Anzeichen zählen Muskelverspannungen, Schlafstörungen, Kopf- und Rückenschmerzen, Magen-Darm-Beschwerden und eine erhöhte Infektanfälligkeit. Psychisch kann sich die kontinuierliche Aktivierung der Stressachse in Form von Erschöpfung, Gereiztheit, Konzentrationsproblemen, Niedergeschlagenheit und Leistungsabfall zeigen. Besonders bei chronischer Anspannung ist die Selbstwahrnehmung häufig so beeinträchtigt, dass solche Warnsignale lange Zeit ignoriert werden. In diesen Fällen hilft es, die eigene Stressbelastung mit geeigneten Tools zu messen.

Online-Selbsttest

Eine gute Selbsteinschätzung ermöglichen Online-Selbsttests, die sich auf die Häufigkeit und Intensität typischer Stresssymptome in den letzten Wochen fokussieren. Seriöse Fragebögen finden sich auf den Internetseiten von Kliniken oder Krankenkassen (Anhang, Seite 235).

Herzratenvariabilität

Die Herzfrequenzvariabilität (HRV) ist ein anerkannter Stressmarker. Sie beschreibt die winzigen Schwankungen der Zeitabstände zwischen einzelnen Herzschlägen: Ein gesundes Zentralorgan tickt nicht regelmäßig wie ein Metronom, sondern passt seine Schlagfolge minimal an innere und äußere Reize an. Die Zeitspanne zwischen den einzelnen Herzschlägen kann in Ruhe deutlich um über 100 Millisekunden variieren.[391] Damit verweist die HRV auf die Balance zwischen Sympathikus und Parasympathikus, die entscheidend ist für die Stressregulation. Sie zeigt, dass der Körper flexibel auf Belastungen und Entspannung reagieren kann – ein Zeichen für eine gute Balance des autonomen Nervensystems und damit für einen guten Erholungszustand. Während des Nachtschlafs ist die HRV am höchsten. Zum Morgen hin sinkt sie ab. Auch Alter, Geschlecht und Messmethodik haben Einfluss auf die HRV. Aussagekräftiger als die Einzelmessung ist die Veränderung der Werte über eine gewisse Zeit und mehrere Messungen:

HRV-Bestimmung beim Arzt: Die genaueste Methode zur Messung der HRV ist die Aufzeichnung eines Elektrokardiogramms (EKG).[392] Vor allem Internisten, Kardiologen, Sportärzte und Präventionsmediziner bieten diese Analyse an. Der Check-up dauert nur wenige Minuten; bei einem Langzeit-EKG beträgt der Messzeitraum 24 Stunden. Je nach Aufwand kostet die Untersuchung zwischen 50 und 200 Euro.[393] Als grober Richtwert für die Messwerte gilt: Der Normalbereich für gesunde Erwachsene liegt bei einer 24-Stunden-Langzeitmessung zwischen 30 und 70 Millisekunden (RMSSD) bzw. zwischen 50 und 100 Millisekunden (SDNN).[394] Sportlich aktiven Personen können auch deutlich höhere Werte erzielen. Der RMSSD-Parameter beschreibt vor allem die kurzfristige, parasympathische Regulation der Herzfrequenz. Die SDNN-Zahl hingegen erfasst die Gesamtvariabilität aller Herzschläge über den Messzeitraum und spiegelt so die allgemeine Anpassungsfähigkeit des Körpers über längere Zeiträume besser wider.

HRV-Messung mit Gesundheitstrackern: Viele Smartwatches und Fitnesstracker bieten die Funktion, den Stresslevel zu überwachen. Dazu nutzen sie optische Sensoren oder Beschleunigungsmesser. Die meisten Geräte greifen zur Berechnung der Herzratenvariabilität auf die parasympathisch orientierte RMSSD-Formel zurück, die sich besonders für die tägliche Erholungsbewertung eignet. Wer seine HRV über einen längeren Zeitraum beobachtet, kann verfolgen, welchen Einfluss der eigene Lebensstil auf das persönliche Stressniveau hat. Die Wearables messen allerdings zumeist die Pulsfrequenzvariabilität; bei gesunden Personen mit normalem Herzrhythmus korreliert diese mit der HRV. Dennoch sind die Werte weniger präzise als die HRV-Messung beim Arzt.[395]

Speicheltests

Eine Reihe von kommerziellen Anbietern (z. B. Cerascreen, Censa, Medivere) vertreiben Hormonspeicheltests für zu Hause, mit deren Hilfe Kunden den eigenen Stresslevel oder das Burnout-Risiko messen können. Die Selbsttest analysieren den Kortisolspiegel entweder per Einzelbestimmung (ab ca. 20 Euro) oder mit mehrfachen Proben im Tagesverlauf (ab ca. 70 Euro). Das Kortisol im Speichel repräsentiert den freien, biologisch aktiven Anteil des Hormons. Nach der Bestellung des Testkits geben Kunden den Speichel in ein Röhrchen, schicken das Kit an ein Labor und erhalten anschließend den Befund. Die Deutsche Gesellschaft für Endokrinologie weist darauf hin, dass bei vielen kommerziellen Hormon-Selbsttests nicht nachverfolgt werden kann, welche Qualität die Tests und somit auch die Ergebnisse besitzen.[396]

Stressmanagement im Berufsleben

Viele Menschen erleben den größten Stress bei der Arbeit. Deshalb ist es sinnvoll, dort direkt anzusetzen. Hier einige Ansätze, die sich in Unternehmen und im Homeoffice bewährt haben.

Arbeitsorganisation: Stress wird oft durch chaotisches Multitasking und fehlende Grenzen verstärkt. Hier hilft strukturiertes Selbstmanagement: Schreiben Sie morgens die drei wichtigsten Aufgaben des Tages auf (Priorisierung) und erlauben Sie sich, erst die erste zu Ende zu bringen, bevor Sie die nächste beginnen. Schalten Sie wenn möglich E-Mail-Pop-ups und unnötige Benachrichtigungen aus. Legen Sie lieber feste Zeiten fest, zu denen Sie E-Mails checken (z. B. dreimal am Tag). Teilen Sie Ihren Kollegen mit, zu welchen Zeiten Sie erreichbar sind, um Erwartungsdruck rauszunehmen. Nutzen Sie gegebenenfalls Techniken wie die

Pomodoro-Methode: Das System verwendet einen Kurzzeitwecker, um Arbeit in konzentrierte Intervalle und Pausenzeiten zu unterteilen. Man arbeitet 25 Minuten fokussiert, macht 5 Minuten Pause und nach vier Durchgängen einen längeren Break. Ein organisierter Workflow verringert das Gefühl von Überforderung und gibt Kontrolle zurück, was stressmindernd wirkt.

Soziale Unterstützung suchen: Tauschen Sie sich mit Vertrauenspersonen aus – das kann ein Kollege sein, dem es ähnlich geht, oder Ihr Partner daheim. Oft hilft es schon, sich den Ärger von der Seele zu reden und gemeinsam nach Lösungen zu schauen. Im Unternehmen können auch Workshops zu Stressmanagement angeregt werden – eventuell übernimmt der Arbeitgeber die Initiative, wenn Bedarf signalisiert wird. Einige Firmen bieten Coaching oder Employee-Assistance-Programme an, die Sie nutzen können, ohne dass es negativ ausgelegt wird.

Mikropausen einlegen: Anstatt stundenlang durchzuarbeiten, planen Sie alle 60–90 Minuten eine Mini-Pause (2–5 Minuten) ein. Nutzen Sie diese bewusst: Stehen Sie auf, strecken Sie sich, gehen Sie ein paar Schritte oder schauen Sie aus dem Fenster.

Nehmen Sie fünf tiefe Atemzüge: Solche Kurzpausen senken erwiesenermaßen die Stresshormone und erhöhen sogar die Produktivität danach. Tools: Es gibt PC-Software und Handy-Apps, die an solche Pausen erinnern (z. B. »Stretchly« oder einfache Timer). Auch einige Smartwatches vibrieren stündlich, um an Bewegung zu erinnern.

Atem- und Entspannungsanker: In stressigen Momenten – etwa vor einer Präsentation oder schwierigen E-Mail – können Sie kurz die 4–7–8-Atemtechnik oder progressive Muskelentspannung »light« (für 5 Sekunden Fäuste ballen, dann lösen) anwenden. Manche hängen sich ein kleines Post-it (»Atmen nicht vergessen«) als visuellen Anker an den Monitor. Sie können auch bestimmte Routinehandlungen mit Entspannung koppeln: z. B. jedes Mal, wenn Sie ans Telefon gehen, vorher einmal tief in den Bauch atmen. Oder bei jeder Tasse Tee kurz die Augen schließen und Schultern locker lassen. Solche »Mini-Rituale« kosten kaum Zeit und werden schnell zur zweiten Natur.

Stressmanagement in der Familie

Konflikte oder Belastungen in der Familie können bedeutende Stressoren sein; zugleich stellt die familiäre Verbundenheit eine wertvolle Ressource für die psychische Gesundheit dar.

Kommunikation in der Familie: Reden Sie mit Partner, Kindern oder Mitbewohnern offen über Ihre Stressbelastung. »Ich merke, ich bin in letzter Zeit oft gereizt, weil ich so gestresst bin. Ich arbeite daran, aber ich brauche auch eure Unterstützung.« So schaffen Sie Verständnis und können Aufgaben neu verteilen.

Familienrituale der Entspannung: Führen Sie gemeinsame Entspannungsroutinen ein, von denen alle profitieren. Etwa einen abendlichen Spaziergang nach dem Abendessen mit der ganzen Familie. Oder einen »digitalfreien Sonntag«, an dem Handy und Laptop aus bleiben und man bewusst etwas gemeinsam unternimmt (Brettspiel, Naturausflug, Kochen). Auch mit Kindern kann man einfache Achtsamkeitsübungen machen – z. B. zusammen eine »Phantasiereise« anhören oder beim Zubettgehen drei Dinge austauschen, für die man dankbar war. Das fördert Resilienz bei Jung und Alt.

Delegieren und Hilfe annehmen: Gerade in Familie und Haushalt gilt: Versuchen Sie nicht, alles allein zu stemmen. Bitten Sie Ihren Partner oder ältere Kinder, feste Aufgaben zu übernehmen (und lassen Sie sie es auf ihre Weise tun, Perfektionismus aufgeben!). Nutzen Sie externe Hilfen, wenn möglich: Vielleicht kann man im Freundeskreis Kinderbetreuung »poolen« (reihum kümmern sich Eltern abwechselnd um alle Kinder, so haben die anderen frei). Oder Sie engagieren eine Reinigungshilfe für den Haushalt, falls finanzierbar – das ist gut investiertes Geld in Stressprävention.

Eigene Auszeiten einplanen: Inmitten von Familienpflichten die eigenen Akkus aufzuladen, ist essenziell. Planen Sie feste Ich-Zeiten ein, und sei es nur 30 Minuten am Tag. Kommunizieren Sie diese zu Hause: »Von 20:00 bis 20:30 Uhr habe ich Me-Time, da nehme ich ein Bad/spaziere allein/meditiere, bitte nicht stören, außer es brennt.« Anfangs mag das ungewohnt sein, aber wenn Sie regelmäßig danach entspannter und fröhlicher sind, profitieren auch die anderen. Gönnen Sie sich auch mal größere Auszeiten, z. B. einen Wellness- oder Retreat-Tag alle paar Monate, an dem Sie wirklich rauskommen (ein Tag in der Therme, ein Meditationsworkshop, Wandern gehen – was immer Ihnen Kraft gibt).

Schlaf und Abendroutine: Unterschätzen Sie nicht die Macht guten Schlafs! Schlaf (Seite 142) ist die beste Medizin gegen Stress – in der Nacht werden Stresshormone abgebaut und das Gehirn erholt sich.

Digitale Helfer gegen Stress

Digitale Ansätze: Meditations-Apps wie Headspace, Calm oder 7 Mind bieten geführte Übungen für jeden Tag. Sie sind sozusagen der Coach in der Hosentasche, der einen ans Innehalten erinnert. Untersuchungen zeigen, dass solche Apps Stress wirksam reduzieren können. Für die 7-Mind-App etwa belegte eine Untersuchung, dass sieben Minuten tägliche Nutzung über 14 Tage signifikante Verbesserungen bei Erschöpfung, Arbeitszufriedenheit und Resilienz bewirken können. Sogar KI (Künstliche Intelligenz) hält Einzug: Chatbot-Therapeuten wie Woebot oder Kore simulieren einfache therapeutische Gespräche und geben Tipps bei Stress und Stimmungstiefs. KI-gestützte Programme könnten künftig personalisierte Stressanalysen liefern – z. B. anhand Ihrer Smartphone-Nutzungsdaten erkennen, wann Sie überlastet sind, und maßgeschneiderte Übungen vorschlagen.

Online-Coaching und E-Therapie: Gerade, wenn die Wartezeiten für Psychologen vor Ort lang sind, können Online-Angebote eine interimistische Hilfe sein. Es gibt internetbasierte Stressmanagement-Kurse (teils von Krankenkassen gefördert) und Apps mit Coach-Chat. Studien zeigen oft: Mit etwas Begleitung funktionieren diese Angebote recht gut. Falls Sie sich scheuen, direkt zu einem Therapeuten zu gehen, wäre ein onlinebasiertes Programm ein Anfang. Aber achten Sie auf seriöse Anbieter (idealerweise mit wissenschaftlicher Evaluation).

Die Blue Zones als Vorbild

Ein enger Kontakt zur Familie, der Plausch mit den Nachbarn, die regelmäßigen Treffen mit Freunden und Bekannten: Wo Nähe ist, flaut Stress ab. Ein funktionierendes soziales Netzwerk ist ein wichtiger Schlüssel zur psychischen Entlastung – und damit für ein längeres und gesundes Leben. Den Beweis liefern nicht zuletzt die sogenannten Blue Zones Okinawa (Japan), Sardinien (Italien), Nicoya (Costa Rica), Ikaria (Griechenland) und Loma Linda (USA). Was die Menschen in diesen begrenzten und homogenen geographischen Gebieten eint, geht weit über gesunde Ernährung oder tägliche Bewegung hinaus. In Interviews, Langzeitbeobachtungen und interdisziplinären Studien kristallisiert sich ein entscheidender Faktor heraus: Der außergewöhnliche soziale Zusammenhalt und das Gefühl, eingebettet zu sein in eine tragfähige Gemeinschaft, stellen einen zentralen Faktor für ein langes, gesundes Leben dar.[397]

Die Bewohner von Okinawa etwa schwören nicht nur auf Gemüse und Fisch, sondern vor allem auf ihr »Moai« – ein enges Netzwerk wechselseitiger Unterstützung, das häufig über Jahrzehnte hinweg besteht. Schon in Kindheitstagen werden solche Freundesgruppen gebildet, die ein Leben lang gemeinsam feiern und durch Krisenzeiten gehen.[398] Ähnlich im ländlichen Sardinien, wo generationenübergreifende Familienbande und dörfliche Rituale nicht nur den Tagesablauf strukturieren, sondern jedem Einzelnen einen festen Platz und eine klare Identität geben.[399] Auch auf Ikaria, dessen Bevölkerung für ihre Langlebigkeit und geringe Depressionsrate bekannt ist, gilt ein solidarisches Miteinander als Lebenselixier: Feste, spontane Nachbarschaftstreffen und gegenseitige Hilfe sind selbstverständlicher Alltag. Die Bewohner der Blue Zones berichten zudem häufig von einem ausgeprägten »Sinn des Lebens«, dem sogenannten »Ikigai« (Japan) oder »plan de vida« (Costa Rica) – ein Gefühl von Bedeutsamkeit, das Resilienz gegenüber Stress stärkt.

Selbst wenn die hohen Zahlen von Superalten in den Blue Zones womöglich zum Teil auf Datenfehlern oder Rentenbetrug beruhen, wie neuere Untersuchungen nahelegen, bleibt unbestritten: Einsamkeit verkürzt das Leben, Geselligkeit verlängert es. Die Forschung verknüpft soziale Einbindung mit unmittelbar messbaren biologischen Vorteilen. Der Kortisolspiegel, das zentrale Stresshormon, bleibt bei sozial eingebetteten Menschen meist niedriger, das Risiko für Herz-Kreislauf-Krankheiten und Depression sinkt.[400] Zugleich erhöht sich das Level von Oxytocin – dem sogenannten »Bindungshormon« – was Ruhe, Empathie und Resilienz fördert.[401] Auf lange Sicht bedeutet das: weniger Entzündungen, besseres Immunsystem und eine stärkere mentale Gesundheit. Regelmäßige Rituale – vom gemeinsamen Essen bis zum kollektiven Feiern – sind also nicht nur kulturelle Tradition, sondern lebensverlängernde Stresspuffer, die den biologischen Alterungsprozess bremsen. Die Fähigkeit, Stress gesund zu regulieren, ist untrennbar mit sozialem Rückhalt verknüpft.

Mit anderen Worten: Vereinsamung zählt zu den wichtigsten psychosozialen Verursachern für chronischen Stress und eine verkürzte Lebenserwartung. Einsamkeit, Alleinleben und ein Mangel an Sozialkontakten verkürzen die Lebenserwartung ähnlich wie das Rauchen von 15 Zigaretten täglich.[402] Auch eine 2023 in *Nature Human Behaviour* veröffentlichte große Metaanalyse mit 2,2 Millionen Teilnehmern schlägt in dieselbe Kerbe. Demnach erhöht soziale Isolation das Sterberisiko um etwa 32 %. Das Risiko, an einer Krebserkrankung zu sterben, erhöht sich bei sozial isolierten Menschen um 22 % und bei Einsamen um 9 %. Für Herz-Kreislauf-Erkrankungen lag das erhöhte Risiko durch soziale Isolation bei 34 %.[403]

Länger leben und die Jahre mit Lebensfreude füllen: Vermutlich gibt es keine besseren Longevity-Rezepte als Gemeinschaft, Tradition und gegenseitige Fürsorge. Doch was tun, wenn man Freundschaften und Familie lange Zeit vernachlässigt hat? Wie findet man aus der selbst erbauten Trutzburg der Abgeschiedenheit heraus? Einsamkeit löst sich zwar selten über Nacht, aber soziale Nähe lässt sich aktiv gestalten. Regelmäßige Gespräche mit Nachbarn, kurze Telefonate mit alten Freunden oder ein bewusstes »Wie geht's dir?« im Alltag schaffen erste Fäden, aus denen tragfähige Beziehungen wachsen können. Ein weiterer Schlüssel liegt im gemeinsamen Tun. Menschen knüpfen Bindungen am leichtesten, wenn sie eine Aufgabe oder Leidenschaft teilen. Kochkurse, Lesezirkel, Sportgruppen oder ehrenamtliches Engagement bieten nicht nur Anlass zum Gespräch, sondern auch ein Gefühl der Zugehörigkeit. Für den Einstieg lohnt ein Blick auf digitale Plattformen, die gezielt Begegnungen ermöglichen (Anhang, Seite 235). Auch klassische Vereinsstrukturen bleiben ein verlässlicher Anker: Sportvereine, Chöre, Gartenbauvereine oder Kulturinitiativen wie Volkshochschulen und Kulturzentren bringen Menschen mit ähnlichen Interessen zusammen. Diese sozialen Investitionen wirken wie natürliche Stressschutzmittel – ohne Kosten, aber mit großer Wirkung auf Gesundheit und Langlebigkeit.

Longevity und Hormone

Personalisierte Therapien halten die Botenstoffe zeitlebens in Balance.

Hormone sind die Dirigenten unsers Lebens. Die chemischen Botenstoffe beeinflussen fast jede Zelle, jedes Organ und jedes System in unserem Körper. Auf diese Weise steuern sie Stimmung, Energielevel, Stoffwechsel, Schlaf, Fortpflanzung und viele andere Körperfunktionen. Nicht zuletzt spielen die Signalgeber eine Schlüsselrolle für Gesundheit und Langlebigkeit. Auffällig ist dabei, wie sich bestimmte Hormonspiegel im Alter verändern:

- Wachstumshormon (GH) nimmt schon nach der Pubertät kontinuierlich ab.
- Östrogen und Progesteron fallen bei Frauen um das 50. Lebensjahr abrupt ab.
- Testosteron sinkt bei Männern ab dem 40. Lebensjahr im Schnitt um 1–2% pro Jahr.
- Melatonin wird im Alter deutlich weniger ausgeschüttet.

Unweigerlich stellt sich die Frage nach dem Kausalzusammenhang. Nimmt die Hormonsekretion ab, weil wir altern? Oder altern wir, weil die Hormonproduktion nachlässt? Die Antwort lautet: Beides trifft zu, denn es handelt sich um eine enge Wechselwirkung. Einerseits spiegeln die hormonellen Veränderungen das Altern wider: Der Körper produziert weniger Hormone, weil die Drüsen, die sie produzieren, mit der Zeit weniger effizient arbeiten. Andererseits tragen diese hormonellen Veränderungen ihrerseits dazu bei, dass typische körperliche Symptome und Funktionsstörungen des Alterns entstehen.

Für die Longevity-Medizin bedeutet das: Eine feinjustierte Balance der Hormone – weder ein Defizit noch exzessive Substitution – ist der Schlüssel zu einer gesunden Langlebigkeit. Eine solche »Hormonoptimierung« erfordert durchaus Expertise. Hormonersatztherapien benötigen erfahrene Therapeuten, engmaschiges Monitoring und laborchemische Verlaufskontrollen. Nicht zuletzt braucht es integrative personalisierte Ansätze. Denn Hormone lassen sich nicht nur durch Hormongaben anheben, auch Lifestyle-Interventionen wie Ernährung, körperliche Aktivität, Stressmanagement oder die Supplementierung von Mikronährstoffen haben Einfluss auf das Hormonsystem. Coaching ist also auch hier das Schlüsselwort. Lassen Sie uns im Folgenden die im Bereich Longevity wichtigsten Hormone näher beleuchten.

Östrogene

Mit den weiblichen Sexualhormonen zu beginnen, ist aus mehreren Gründen sinnvoll. Kein anderes Hormon erfährt einen so abrupten und massiven Abfall wie das Östrogen in den Wechseljahren. Innerhalb von ein bis zwei Jahren sinkt das Leithormon ß-Estradiol nach der Menopause auf weniger als 10% der vormaligen Werte. Während andere Hormondefizite oft nur unspezifische Beschwerden hervorrufen, führt dieser drastische Rückgang zu klar erkennbaren Symptomen: Hitzewallungen, Schlafstörungen und Stimmungsschwankungen prägen das klassische Bild des klimakterischen Syndroms. Organische Veränderungen kommen hinzu: Trockenheit von Haut- und Schleimhäuten (insbesondere Scheidentrockenheit), Verlust von Knochenmasse (was eine Osteoporose begünstigt), vermehrte Arteriosklerose (einschließlich der Zunahme von kardiovaskulären Erkrankungen), Begünstigung neurodegenerativer Prozesse (was das Demenzrisiko steigen lässt).

Schon lange vor dem Aufkommen der Longevity-Medizin, nämlich seit den 1960er-Jahren, wurde daher das Konzept einer Hormonersatztherapie (Hormone Replacement Therapy, HRT) entwickelt. Die Zufuhr fehlender Östrogene ließ die Beschwerden rasch verschwinden und machte die HRT in den 1980er- und 1990er-Jahren zu einer beliebten und erfolgreichen Therapie. Auch die sich in diesen Jahren entwickelnde Anti-Aging-Medizin entdeckte den Hormonersatz bei postmenopausalen Frauen als eine Art endokrinen Jungbrunnen.

Einen gravierenden Rückschlag brachte die Anfang der 2000er-Jahre in den USA veröffentlichte WHI-Studie (Womens Health Initiative). Diese bisher größte Untersuchung zur Hormonersatztherapie stellte manchen Nutzen der HRT in Frage – etwa den Schutz vor Herzinfarkt. Gleichzeitig zeigten sich deutlich einige mit dieser Therapie verbundene Risiken, darunter ein erhöhtes Thrombose- und Brustkrebsrisiko.[404] Für das Konzept des »hormonellen Jungbrunnens« war das ein herber Rückschlag. Weltweit brach der Umsatz der Hormonersatzpräparate um rund 50% ein.

Die WHI-Studie ist seitdem sehr gründlich analysiert worden, und man hat aus den Fehlern gelernt. Die Hormonersatztherapie im 21. Jahrhundert sieht völlig anders aus als die im ausgehenden 20. Jahrhundert. Die entscheidenden Änderungen sind:

Verwendung bioidentischer Hormone: In der WHI-Studie kamen konjugierte equine Östrogene (aus Stutenurin) sowie Medroxyprogesteronacetat als Gestagen zum Einsatz – Substanzen, die strukturell von körpereigenen Hormonen abweichen. Moderne HRT nutzt überwiegend 17β-Estradiol sowie mikronisiertes Progesteron. Diese Hormone sind chemisch mit den körpereigenen Hormonen identisch.

Gabe der Östrogene über die Haut: In der WHI-Studie wurden Östrogene in Tablettenform gegeben. Heute wird Estradiol bevorzugt transdermal angewendet, z.B. als

Pflaster oder Gel. Der Unterschied: Als Tabletten geschluckt, gehen Östrogene vom Darm erst einmal zur Leber. Dort induzieren sie die Bildung gerinnungsaktiver Substanzen. Transdermal gehen die Östrogene unter Umgehung der Leber direkt ins Blut. Das senkt das Thromboserisiko.

Personalisierte Therapien: In der WHI-Studie erhielten alle Frauen – unabhängig von Alter, menopausalem Status, Risikoprofil oder Symptomen – dasselbe Präparat in gleicher Dosierung. Das hat mit moderner Endokrinologie nichts zu tun. Moderne Hormonersatztherapien sind personalisiert und maßgeschneidert.

Die Anwendung in der Praxis

Während des normalen Zyklus unterliegt das Estradiol großen Schwankungen. Es steigt kontinuierlich während der ersten Zyklusphase (Follikelphase), erreicht einen Peak während des Eisprungs und sinkt dann wieder ab. Die zweite Zyklusphase (Gelbkörperphase) wird dann hauptsächlich vom Progesteron dominiert.

Dosis

Bei einer HRT wird angestrebt, niedrig normale E2-Spiegel zu erreichen, wie sie in der frühen Follikelphase sichtbar werden. Das entspricht Serumspiegeln zwischen 40 und 60 Pikogramm pro Milliliter (pg/ml). In der Praxis bewährt hat sich aber auch ein pragmatisches Vorgehen, das die klinischen Beschwerden zum entscheidenden Kriterium macht. So können insbesondere Frauen mit Hitzewallungen – dem Leitsymptom der Menopause – die tägliche Dosierung der Östrogengabe so lange steigern, bis die Hitzewallungen verschwinden. Dann ist die persönliche Optimaldosis erreicht. Brustspannen und Wassereinlagerungen sind dagegen ein Zeichen einer Östrogenüberdosierung. In diesen Fällen muss die Dosis reduziert werden. Bei der gängigen transdermalen Östrogengabe liegt die übliche Dosis bei zwei bis drei Hüben (die Menge Gel, die bei einem Pumpstoß aus dem Dosierspender kommt). Der beste Ort zum Auftragen ist die Innenseite von Unter- oder Oberarm, da hier die Haut am dünnsten ist und das Gel am schnellsten einzieht. Wichtig: Immer, wenn die Gebärmutter noch vorhanden ist, muss auch Progesteron (Seite 172) dazu gegeben werden.

Dauer

Hier gibt es unterschiedliche Empfehlungen. Einige Fachgesellschaften plädieren immer noch für »so kurz wie möglich«. Im Longevity-Bereich herrscht eher die Meinung vor: mindestens bis zum 60. Lebensjahr, eventuell auch noch länger. Warum sollte man eine Behandlung mit derart vielfältigen Vorteilen vorzeitig beenden? Diese betreffen nicht nur die Lebensqualität – weniger Schwitzen, erholsamer Schlaf, stabilere Stimmung. Neue Studien demonstrieren, dass die Behandlung bei frühzeitigem Beginn und richtiger Durchführung der bioidentischen HRT auch organpräventiv wirkt. So konnte die sogenannte ELITE-Studie an mehr als 4600 Patientinnen zeigen, dass insbesondere bei gefäßgesunden Frauen durch die Östrogengabe der Arterioskleroseprozess hinausgezögert wurde.[405] Eine 2024 veröffentlichte große chinesische Studie untersuchte mehr als 100 000 postmenopausale Frauen. Das Ergebnis: Die HRT-Anwenderinnen lebten im Durchschnitt 3,5 Jahre länger.[406] Es besteht inzwischen kein ernsthafter Zweifel mehr: Richtig dosiert, frühzeitig eingesetzt und individuell zugeschnitten, ist der Östrogenersatz definitiv eine Longevity-Therapie.

Hormone im Blut oder im Speichel messen?

Im Longevity-Bereich durchaus populär und von manchen Laboren auch stark propagiert ist die Messung von Hormonen (auch Geschlechtshormonen) im Speichel. Für die Patientin macht das die Probengewinnung natürlich leichter, da der Gang zur Blutentnahme in eine Arztpraxis entfällt. Vor allem aber werden Speichelteste mit dem Argument beworben, dass hierbei die freien und damit bioverfügbaren Hormone gemessen werden. Prinzipiell ist das richtig. Praktisch sind Speichelteste aber sehr störanfällig und es fehlen standardisierte Referenzwerte. Für die Praxis der Hormonersatztherapie sind Speichelteste daher wenig geeignet.
Eine Ausnahme sind die Teste auf das Stresshormon Kortisol. Hier lassen sich aus dem Speichel recht gute Werte ermitteln. Ein weiterer Vorteil: Beim Kortisol ist nicht so sehr der Einzelwert von Bedeutung, sondern vielmehr das Tagesprofil – also die Bestimmung des Kortisolwertes am Morgen, Mittag und Abend. Auch das lässt sich natürlich mit einem Speicheltest zu Hause einfacher umsetzen.

Alternativen zur HRT

Es gibt Frauen, bei denen eine Östrogentherapie nicht indiziert ist, zum Beispiel bei Zustand nach Brustkrebs. Andere lehnen Hormontherapien aus unterschiedlichen Gründen ab. Hier gibt es zum einen die Möglichkeit, mit Phytopräparaten Wechseljahresbeschwerden zu minimieren. Sogenannte Phytoöstrogene finden sich vor allem in Soja und Rotklee. Sie sind als Supplemente rezeptfrei erhältlich. Nennenswerte Wirkungen werden allerdings erst ab einer Dosierung von 100 mg erzielt. Da Phytoöstrogene eine leichte östrogene Wirkung erreichen, sind sie bei Brustkrebspatientinnen jedoch ebenfalls kontraindiziert. Anders sieht es bei der Traubensilberkerze (Cimicifuga racemosa) aus, die ihre Wirkung nicht über Östrogenrezeptoren entfaltet.

Da viele klimakterische Beschwerden sich im psycho-vegetativen Bereich abspielen, entfalten Entspannungstechniken wie Yoga, autogenes Training oder Achtsamkeitsmeditation häufig positive Wirkungen. Bezeichnungen wie »Hormon-Yoga« und Ähnliches sind dennoch irreführend. Die Östrogenspiegel selbst ändern sich durch solche Maßnahmen nicht. Es werden vielmehr die durch den Östrogenmangel hervorgerufenen Beschwerden gemindert. Und dies gilt lediglich für die vegetativen Beschwerden. Organische Veränderungen – von Scheidentrockenheit bis hin zur Osteoporose – werden nicht beeinflusst.

Progesteron

Neben dem Östrogen ist das Progesteron das zweitwichtigste Geschlechtshormon der Frau. Es wird vor allem in der zweiten Zyklusphase gebildet. Dann wandelt sich der ursprünglich östrogenproduzierende Follikel nach dem Eisprung zum Gelbkörper, was den Organismus auf eine Schwangerschaft vorbereitet. Progesteron wird deshalb auch als Gelbkörperhormon bezeichnet. Kommt es – was zumeist der Fall ist – nicht zu einer Schwangerschaft, sinken die Spiegel wieder ab, die Menstruation setzt ein und ein neuer Zyklus beginnt.

In vielen Bereichen ist Progesteron eine Art natürlicher Gegenspieler des Östrogens. So fördert Östrogen den Aufbau der Gebärmutterschleimhaut, während Progesteron eher antiproliferativ wirkt. Im Gehirn fördert Östrogen die Aufmerksamkeit (Vigilanz), während Progesteron eher einen beruhigenden Effekt hat. Die Auswirkungen des Progesteronverlustes sind dabei weniger abrupt spürbar als die des Östrogenmangels, da das Progesteron eher subtile modulatorische Funktionen hat. Für die Hormonersatztherapie gilt: Immer, wenn die Gebärmutter noch vorhanden ist, muss bei Östrogensubstitution auch Progesteron dazu gegeben werden. Andernfalls wird unter dem Östrogeneinfluss die Gebärmutterschleimhaut kontinuierlich stimuliert, was zu dysfunktionellen Blutungen und schlimmstenfalls zu einem Gebärmutterkörperkrebs (Endometriumkarzinom) führen kann.

Die Anwendung in der Praxis

Dauer

Progesteron lässt sich auf zwei Arten zuführen. Man kann es für 10–12 Tage verabreichen, nachdem zunächst ausschließlich das Östrogen gegeben wurde. Dann macht man eine Pause, in der die Periodenblutung stattfindet. Damit imitiert man ziemlich genau den normalen Zyklus, wie er vor der Menopause stattgefunden hat. Manche Anwenderinnen bevorzugen diese zyklische Substitution als besonders natürlich.

Auf der anderen Seite bleibt festzuhalten: Wenn Frauen nach den Wechseljahren eines nicht vermissen, dann ist es die monatliche Blutung. Diese steht ja auch nicht im Dienste der Gesundheit der Frau, auch wenn dies gelegentlich immer noch behauptet wird. Mit den Blutungen werden keine Gifte, Schlacken oder Sonstiges ausgeschieden. Der monatliche Zyklus dient lediglich der Herbeiführung einer Schwangerschaft, was ja nach der Menopause keine Rolle mehr spielt.

Die wesentlich einfachere und pragmatischere Lösung ist daher die »kontinuierliche Hormonersatztherapie«, bei der Östrogen und Progesteron durchgehend zusammen gegeben werden. Dadurch baut sich in der Gebärmutter erst gar keine Schleimhaut auf und somit kommt es auch nicht zu einer Blutung.

Dosis

Wichtig ist es auch hier, bioidentische Hormone zu verwenden. Früher kamen häufig synthetische Gestagene zum Einsatz, die das Brustkrebsrisiko erhöhten. Heute sollte ausschließlich das körpereigene Progesteron verwendet werden. Das gibt es in mikronisierter Form in Kapseln. Für die zyklische HRT gibt man daher 200 mg sequenziell abends an 12–14 Tagen in der zweiten Zyklushälfte. Bei der kontinuierlich kombinierten werden 100 mg Progesteron durchgehend verabreicht. Sollten darunter Blutungen auftreten, kann man auf 200 mg erhöhen.

Verabreichung

Da sich bei der Östrogentherapie aus guten Gründen die transdermale Verabreichung durchgesetzt hat, werden immer wieder Forderungen laut, auch Progesteron in Form von Gels zu verwenden. Aus zwei Gründen ist das nicht sinnvoll. Zum einen wird Progesteron durch die Haut nicht gut aufgenommen. Kontinuierlich ausreichend hohe Serumspiegel mit einem Progesteron-Gel zu erreichen, ist schwierig. Zum anderen hat die orale Gabe noch einen weiteren Vorteil: Progesteron wird in diesem Fall in der Leber zu Allopregnanolon weiter verstoffwechselt. Das bindet im Gehirn an die GABA-Rezeptoren und wirkt damit schlaffördernd und beruhigend, fast ein wenig wie körpereigenes Valium.[407] Da Schlafstörungen und innere Unruhe ein häufiges Problem in den Wechseljahren sind, ist das eine durchaus erwünschte Nebenwirkung von oral gegebenem Progesteron. Gleichzeitig bedeutet das auch, die Progesteron-Kapseln unbedingt abends einzunehmen.

Was uns zu einem weiteren Punkt führt. Gynäkologische Fachgesellschaften empfehlen teilweise immer noch, Progesteron nur dann zu geben, wenn die Gebärmutter noch vorhanden ist. Wenn sie entfernt wurde, was bei etwa 20–30 % aller Frauen nach den Wechseljahren der Fall ist, sollte nur Östrogen substituiert werden. Dahinter steckt das Konzept, dass Progesteron hauptsächlich ein Schutzfaktor für die Gebärmutterschleimhaut ist. Es ist aber viel mehr als das. Wie wir gesehen haben, entfaltet es im Gehirn vielfältige positive Wirkungen. Es beugt auch einer Osteoporose vor.[408]

Ich empfehle daher auch meinen hysterektomierten Patientinnen die zusätzliche Einnahme von Progesteron. Manche, vor allem diejenigen, bei denen Schlafstörungen im Vordergrund stehen, nehmen sogar nur Progesteron und verzichten auf die Östrogengabe.

Progesteron in der Perimenopause

Eine Lebensphase, in der Progesteron eine besonders wichtige Rolle spielt, stellt die Perimenopause dar. Die Wechseljahre bedeuten keineswegs, dass von einem Tag auf den anderen die Hormonproduktion eingestellt wird. Vielmehr beginnt die Funktion der Eierstöcke allmählich nachzulassen. Dies ruft eine Gegenreaktion der Hirnanhangsdrüse hervor, die vermehrt stimulierende Hormone (LH und FSH) ausschüttet. Die Folge ist in vielen Fällen eine hormonelle Achterbahnfahrt mit sogenannten anovulatorischen Zyklen. Das bedeutet: Der Follikel am Eierstock reift heran, es kommt aber zu keinem Eisprung. In dem Follikel werden aber – wie bereits geschildet – Östrogene gebildet. Bei einer solchen Follikelpersistenz können extrem hohe Östrogenspiegel von 200–300 Pikogramm pro Milliliter (pg/ml) und mehr erreicht werden. Umgekehrt fehlt das Progesteron, da dies ja erst nach dem Eisprung in dem dann gebildeten Gelbkörper produziert wird.

So paradox es klingen mag: Die Wechseljahre, die viele mit dem Versiegen der Östrogenproduktion gleichsetzen, beginnen häufig mit einer Östrogendominanz. In diesen Fällen ist die Zufuhr von Progesteron (am besten in einer Dosierung von 200 mg pro Tag über 12–14 Tage) besonders wichtig.[409]

Phytopräparate

Die Frage nach pflanzlichen Alternativen wird auch beim Progesteron häufig gestellt. Mönchspfefferpräparate (Vitex agnus-castus) können die Progesteron-Produktion in der Lutealphase fördern. Dies macht sie zu einem beliebten Therapeutikum beim prämenstruellen Syndrom (PMS). Nach der Menopause, wo es keine Lutealphase mehr gibt, sind diese Präparate allerdings wirkungslos.

Androgene

Ähnlich wie die Östrogene stellen auch die Androgene eine Gruppe von Hormonen dar. Der bekannteste Vertreter ist das Testosteron, sein potenter Metabolit ist das Dihydrotestosteron (DHT). Und dann gibt es noch einen schwächeren Vorläufer, das Androstendion, das vor allem in der Nebenniere gebildet wird. Testosteron ist das Leithormon für die männliche Sexualentwicklung. Es wirkt aber auch anabol auf Muskeln, stimuliert die Produktion von roten Blutkörperchen (Erythropoese) und beeinflusst Stimmung und Vitalität.

Hormonmangel bei Männern

Ältere Männer erfahren zwar nicht einen solch radikalen Umstellungsprozess wie Frauen, bei denen die Geschlechtshormone um das 50. Lebensjahr herum in kürzester Zeit fast zum Erliegen kommen. Dennoch erleben auch sie im Alter einen Hormonmangel. Etwa ab dem 40. Lebensjahr sinkt der Spiegel des Gesamttestosterons durchschnittlich um 1–2 % pro Jahr. Da das SHBG (Sexualhormon-bindendes Globulin) gleichzeitig ansteigt, nimmt das freie – also biologische wirksame – Testosteron sogar noch stärker ab.

Dass dies lange nicht wirklich ernst genommen wurde, sieht man schon an der Tatsache, dass sich bis heute kein einheitlicher Begriff für diese Veränderung durchgesetzt hat. Man spricht teilweise von der Andropause, dann wiederum vom seneszenten Hypogonadismus oder aber – vor allem als Akronym sehr klangvoll – vom »partiellen Androgendefizit des alternden Mannes« (PADAM). Die klinischen Symptome sind jedenfalls eindeutig: Libidoverlust, mangelnde Energie und depressive Verstimmungen sind typische Zeichen eines Testosteronmangels im Alter. Ähnlich wie beim Hormonmangel der postmenopausalen Frau kommen aber auch organische Veränderungen hinzu. Die Sarkopenie, also der Muskelabbau im Alter, wird durch Testosteronmangel weiter gefördert. Das Gleiche gilt auch für den Verlust von Knochenmasse. Osteoporose ist nicht nur eine Frauenkrankheit.[410]

Wie erwähnt stimuliert Testosteron die Erythropoese. Im Umkehrschluss heißt das: Testosteronmangel begünstigt eine Anämie und trägt zusätzlich zum Energieverlust bei. Für die Longevity-Medizin besonders wichtig: Beobachtungsstudien demonstrieren einen deutlichen Zusammenhang zwischen niedrigen Testosteronspiegeln und Mortalität bei älteren Männern[411]. Männer im unteren Viertel der Testosteronwerte zeigten ein um 30 % höheres Sterberisiko in einem fünf- bis zehnjährigen Beobachtungszeitraum. Insbesondere kardiovaskuläre und metabolische Todesursachen korrelieren mit niedrigen Testosteronwerten, da Testosteronmangel häufig mit abdominal betonter Adipositas, Insulinresistenz und Silent Inflammation einhergeht.[412] Umgekehrt gilt aber nicht: Je höher die Testosteronspiegel, umso besser. Eine Metaanalyse aus dem Jahr 2022 bestätigt im Gegenteil eine U-förmige Beziehung. Bei sehr hohen Testosteronspiegeln steigt die Sterblichkeit erneut. Die geringste Sterblichkeit findet sich bei Werten im oberen Normdrittel.[413]

Testosteronmangel? Diese Werte sind entscheidend

Für die Praxis bedeutet das: Zunächst einmal das Testosteron messen. Da die Testosteronsekretion einer ausgeprägten zirkadianen Rhythmik unterliegt, sollte die Messung am besten morgens zwischen 8:00 und 11:00 Uhr erfolgen. Der Normbereich für das Gesamttestosteron liegt üblicherweise zwischen 12 und 40 Nanomol pro Liter (nmol/l). Ein Testosteronmangel liegt vor, wenn bei zwei morgendlichen Messungen die Werte unter 12 nmol/l liegen. Werte unter 8 nmol/l sind eine eindeutige Indikation für eine Testosteron-Substitution (Hypogonadismus). Werte zwischen 8 und 12 nmol/l gelten als Graubereich. Hier spielt für die Entscheidung nicht selten die klinische Symptomatik eine Rolle.

Letztlich zeigt schon die große Spannweite, wie unterschiedlich die Normwerte von Testosteron bei Männern offensichtlich sind. Um seinen »persönlichen optimalen Testosteronwert« zu kennen, wäre es daher sicher sinnvoll, die Werte einmal zwischen dem 20. und 30. Lebensjahr bestimmen zu lassen, wenn die Testosteronproduktion auf ihrem Höhepunkt ist. Bei den jetzigen »Aging Males« wurde das kaum jemals gemacht. Aber die jüngere Generation von »Bio Hackern« sollte den Wert definitiv einmal bestimmen lassen.

Falls das Testosteron bestimmt wird, um eine eventuelle Substitutionstherapie einzuleiten, sollte auf jedenfalls auch der PSA-Wert gemessen werden, um ein Prostatakarzinom auszuschließen. Auch für das Monitoring einer Testosterontherapie gehört dieser Wert zwingend dazu. Ein starker PSA-Anstieg (mehr als 0,4 ng/ml pro Jahr) wäre ein Grund zur Abklärung durch einen Urologen.

Die Anwendung in der Praxis

Als Spritze

Für die TRT stehen verschiedene Präparate zur Verfügung. In oraler Form wird Testosteron sehr schlecht resorbiert. Zur Anwendung kommen daher intramuskuläre Präparate wie das Testosteron-Enantat, das in einer Dosierung von 250 mg alle zwei bis drei Wochen gespritzt wird. Es gibt auch ein Ultralangdepot (Testosteron-Undecanoat, Nebido), das etwa drei Monate lang hält.

Als Gel

Für die transdermale Anwendung stehen verschiedene Testosterongele zur Verfügung, die täglich auf die Haut aufgetragen werden. Ich persönlich bevorzuge die Gele. Hier hat man zwar weniger gleichmäßige Serumspiegel als bei den intramuskulären Depotpräparaten. Aber die körpereigene Testosteronproduktion zeichnet sich ja ebenfalls nicht durch gleichmäßige Spiegel, sondern durch eine ausgeprägte zirkadiane Rhythmik aus. Ein wichtiger Hinweis bei der transdermalen Gabe betrifft die Gefahr der Partnerexposition bei Haut-zu-Haut-Kontakt. Die Partnerin könnte dabei zum Beispiel während des Verkehrs nicht unerhebliche Mengen von Testosteron über die Haut in den eigenen Organismus aufnehmen.

Als Monitoring unter einer TRT empfehlen sich im ersten Jahr vierteljährliche Laborkontrollen, bei denen neben dem Testosteron auch das PSA sowie eventuell auch die Leberwerte, Hämoglobin und das Lipidprofil mitbestimmt werden sollten.

Die meisten Männer berichten unter einer Testosterontherapie über eine deutliche Besserung ihres psychischen und physischen Wohlbefindens. Zwei häufige Missverständnisse in diesem Zusammenhang verdienen besondere Aufmerksamkeit

Fertilität

Manche älteren Männer mit Kinderwunsch hegen die Hoffnung, durch eine Testosterontherapie die Fertilität zu steigern. Dieses Vorgehen ist jedoch kontraproduktiv. Eine exogene Zufuhr von Testosteron führt über negative Feedback-Mechanismen im Hypothalamus-Hypophysen-System zu einer Hemmung der LH-Sekretion. (Das luteinisierende Hormon regt die Produktion von Testosteron an.) In der Folge wird die körpereigene Spermienproduktion deutlich reduziert. Testosteron steigert also nicht die Fertilität, sondern vermindert sie.

Erektionsfähigkeit
Testosteron wirkt sich nachhaltig positiv auf die Libido aus. Viele ältere Männer leiden aber nicht so sehr an einem Verlust von sexuellem Verlangen, als vielmehr an der Unfähigkeit, eine Erektion zu erreichen oder aufrechtzuerhalten. Bei erektiler Dysfunktion ist Testosteron nur bedingt wirksam. Tragisch kann es dann werden, wenn das sexuelle Verlangen steigt, aber die Möglichkeit, dieses in die Tat umzusetzen, nicht gegeben ist. Hier muss dann gegebenenfalls ein Phosphodiesterasehemmer (z. B. Viagra) zusätzlich gegeben werden.

Ein Lebensstil für mehr Testosteron

Im Gegensatz zu Frauen, die postmenopausal so gut wie keine Möglichkeit haben, die körpereigene Produktion von Geschlechtshormonen wieder anzukurbeln, gibt es für Männer durchaus Optionen, die Testosteronspiegel durch Lifestyle-Maßnahmen zu erhöhen.

Ganz am Anfang steht die Vermeidung von Übergewicht. Im Fettgewebe, vor allem im abdominalen Fett, findet sich ein Enzym namens Fettgewebe-Aromatase. Dies hat die Möglichkeit, Testosteron in das chemisch sehr ähnliche Östrogen zu verwandeln. Ältere übergewichtige Männer haben damit das Problem, dass das wenige Testosteron, das sie noch produzieren, umgehend zu großen Teilen zu Östrogen metabolisiert wird. Man sieht das dann auch häufig an einer gewissen Feminisierung ihrer Figur. Umgekehrt bedeutet Vermeidung von Übergewicht: Die Aromatisierung von Testosteron zu Östrogen wird minimiert.

Ein weiterer natürlicher Testosteron-Booster ist Sport, insbesondere Krafttraining. Zahlreiche Studien zeigen nicht nur kurzfristige Testosteronanstiege nach intensiven Workouts, sondern dauerhaft erhöhte Basalspiegel bei trainierten im Vergleich zu untrainierten Männern[414]. Nicht zuletzt senkt regelmäßiger Sport auch den Körperfettanteil – das reduziert die beschriebene Umwandlung von Testosteron in Östrogen.

Supplemente und Phytopräparate

Abschließend stellt sich noch die Frage nach Supplementen und Phytopräparaten. Zum einen wirkt sich Zink positiv aus. Der Mikronährstoff ist nämlich nicht nur essenziell für die Testosteronsynthese. Er ist auch ein natürlicher Hemmer der Fettgewebe-Aromatase. Das Nahrungsmittel mit der höchsten Zinkkonzentration sind übrigens Austern. Casanova wusste also durchaus, was er tat, wenn er vor seinen Liebesabenteuern schnell noch ein gutes Dutzend der Schalentiere verputzte.

Bei den Phytopräparaten gibt es einiges auf den Markt. Für Bockshornklee zeigen einige kleinere Studien eine positive Wirkung auf die Testosteronspiegel. Gleiches gilt für das vorwiegend aus Indien importierte Ashwagandha. Maca kommt dagegen aus Südamerika und wird zumeist als »Potenzwunder der Inkas« angepriesen. Häufig zeichnen sich diese Präparate aber eher durch ein phantasievolles Marketing als durch eine gute Studienlage aus. Gleichwohl – der Placeboeffekt schlägt natürlich auch hier durch. Bevor es an eine klassische TRT geht, sind solche pflanzlichen Präparate durchaus eine Option.

Testosteron bei Frauen

Auch Frauen benötigen Testosteron für zahlreiche lebenswichtige Körperfunktionen, obwohl die Konzentrationen im Vergleich zu Männern deutlich niedriger sind. Hauptproduktionsstätten sind die Eierstöcke und Nebennieren, die das sogenannte »dritte Geschlechtshormon« der Frau synthetisieren. Gelegentlich sogar in zu hoher Konzentration. Insbesondere bei jungen Mädchen können die Testosteronspiegel allzu sehr über die Normwerte hinausgehen. Die sichtbaren Folgen: eine ungeliebte Akne mit fettiger Haut und Pickeln. Die Therapie besteht häufig in der Gabe einer »antiandrogenen Pille«, welche die Testosteronspiegel absenkt und eine glatte Haut verleiht.

Im höheren Lebensalter sind Androgene vor allem für die Regulation des sexuellen Verlangens verantwortlich – ähnlich wie bei Männern. Libidomangel ist bei älteren Frauen nicht selten und nicht immer wird er durch die Substitution von Östrogen und Progesteron behoben. Die Lösung besteht in einem hormonellen Feintuning. Einige Jahre gab es in Deutschland ein Testosteronpflaster für Frauen (Intrinsa), das von der Konzentration her spezifisch auf den weiblichen Organismus zugeschnitten war. Leider ist dieses Präparat nicht mehr verfügbar. Will man bei Frauen direkt Testosteron ersetzen, muss man daher auf die für Männer konzipierten Testosteron-Gele zurückgreifen. Als Faustregel gilt hier: Frauen produzieren etwa ein Zehntel der Testosteronmenge von Männern. Entsprechend sollte auch die Substitution aussehen. So kann man etwa die Menge Gel einer Tagesdosis Testosterongels auf eine Insulinspritze aufziehen und diese in zehn Einheiten unterteilen, von denen man täglich eine auf die Haut aufträgt. Die Insulinspritze derweil im Kühlschrank aufbewahren. Aber Vorsicht: Nicht jeder Libidoverlust ist Ausdruck eines Testosteronmangels. Manchmal ist einfach auch der Partner langweilig geworden. Da wird es dann schon schwieriger, ein entsprechendes Rezept auszustellen.

Zum anderen können bei einer Überdosierung auch unerwünschte Nebenwirkungen auftreten. Fettige Haut und Haarausfall sind wenig beliebt, aber nach Absetzen bzw. Dosisreduktion zumeist rasch reversibel. Stimmveränderungen sind es dagegen nicht. (Vorsicht also bei Testosterontherapien, wenn die Patientin ihr Geld als Sopranistin bei der Städtischen Oper verdient.) Man muss aber auch nicht gleich zum Testosteron selbst greifen. Ein milder Androgen-Mangel bei Frauen lässt sich auch gut mit einer Substanz behandeln, die wir uns im nächsten Kapitel anschauen wollen: dem DHEA.

DHEA (Dehydroepiandrosteron)

DHEA ist ein von der Nebennierenrinde produziertes Hormon. Mengenmäßig ist es das Steroidhormon mit der höchsten Konzentration im menschlichen Körper. Im Wesentlichen fungiert es als ein Vorläuferhormon (Precursor), das in alle drei Geschlechtshormone – Östrogen, Progesteron, Testosteron – weiter verstoffwechselt werden kann.

DHEA zeigt altersabhängig einen kontinuierlichen Rückgang. Zwischen dem 30. und 70. Lebensjahr reduziert sich seine Konzentration um rund 80%. Aufgrund dieses deutlichen Nachlassens rückte DHEA frühzeitig in den Fokus der Longevity-Medizin. Mehrere Studien, darunter eine Metaanalyse aus dem Jahr 2020, belegten, dass niedrigere DHEA-Spiegel mit einer reduzierten Lebenserwartung assoziiert sind, während höhere Werte im oberen Normbereich mit einer längeren Lebenserwartung korrelieren.[415] In den 1990er-Jahren erlebte der Botenstoff daher vor allem in den USA einen Hype als vermeintlicher »Fountain of Youth«. Dass der Rummel um DHEA in den Vereinigten Staaten besonders ausgeprägt war, lag unter anderem daran, dass es dort als Nahrungsergänzungsmittel eingestuft wurde. Aus diesem Grund durften entsprechende Präparate rezeptfrei in Vitaminläden verkauft werden. In deutschsprachigen Ländern hingegen gilt DHEA seit jeher als Hormon und unterliegt damit der Rezeptpflicht.

Die Wirkungen von DHEA finden auf mehreren Ebenen statt:

- DHEA moduliert das Immunsystem. Es trägt zur Aktivierung und Stärkung der Körperabwehr bei, indem es Immunzellen stimuliert, entzündungshemmend wirkt und das Gleichgewicht mit dem Stresshormon Kortisol wiederherstellt.
- DHEA antagonisiert einige Effekte des Kortisols. Das brachte DHEA frühzeitig den Ruf eines »Anti-Stress-Hormons« ein. Vor allem bei chronisch erhöhten Kortisolspiegeln ist DHEA daher definitiv eine Option.
- DHEA hat offensichtlich eine Wirkung auf die Körperzusammensetzung. In einer bekannten Studie aus dem Jahr 2004 reduzierte die tägliche Einnahme von 50 mg DHEA das abdominale Fett um rund 10%, was auch die Insulinsensitivität verbesserte und damit das Risiko für metabolische Erkrankungen senkte.[416]
- Vor allem bei Frauen wird DHEA vorwiegend zu Androgenen weiter verstoffwechselt. Es ist daher eine geeignete Maßnahme, um die Libido zu steigern, ohne gleich auf Testosteron selbst zurückgreifen.

Die Anwendung in der Praxis

Gemessen wird DHEA in seiner Sulfatform (DHEAS) im Serum. DHEAS kann als eine Art Speicherform von DHEA angesehen werden, hat eine lange Halbwertszeit und unterliegt auch keinen nennenswerten zirkadianen Schwankungen. Der Zeitpunkt der Blutabnahme ist daher nicht von Bedeutung. Die Referenzwerte für junge Männer liegen durchschnittlich zwischen 200 und 500 Mikrogramm pro Deziliter (µg/dl), die für junge Frauen zwischen 80 und 350 µg/dl. Bei einer Substitution sollten diese Werte angestrebt werden.

Ein praktisches Vorgehen besteht in der Gabe von 50 mg täglich für Männer und 25 mg täglich für Frauen. Die Einnahme sollte am besten morgens erfolgen. Größere Nebenwirkungen sind nicht zu erwarten. Bei Frauen sind allerdings bei einer Überdosierung Androgenisierungserscheinungen (Haarausfall, vermehrte Körperbehaarung, fettige Haut) möglich. Diese sind zwar reversibel, wenn die DHEA-Spiegel wieder absinken, Tagesdosen von über 25 mg sollten jedoch vermieden werden. (Zu Stimmveränderungen kommt es nicht. Die Sopranistin darf also mitbehandelt werden.)

Kontrovers diskutiert wird die Frage, ob DHEA bei hormonabhängigen Tumoren verwendet werden kann. Da es sich um ein Vorläuferhormon handelt, dass sowohl die Östrogen- als auch die Testosteronspiegel leicht anheben kann, sind sich die Onkologen weitgehend einig, dass bei einem Brust- beziehungsweise Prostatakarzinom DHEA kontraindiziert ist.[417]

Fazit

Insgesamt lässt sich festhalten, dass die anfängliche Euphorie über DHEA ein wenig verflogen ist. Es ist sicherlich nicht das Anti-Aging-Wunderhormon, als das es in den 1990er-Jahren angepriesen wurde. Dennoch hat es als Baustein im Longevity-Konzept auch weiterhin seine Funktion – wenn nicht als Hauptakteur, so doch als Modulator beim Finetuning. Eine interessante neue Rolle könnte DHEA in Kombination mit anderen Longevity-Therapeutika spielen. Bei der aufsehenerregenden TRIIM-Studie (Seite 183) bildete DHEA neben Wachstumshormon und Melatonin eine der drei Hauptbestandteile des erfolgreichen »Longevity-Cocktails«.

Melatonin

Melatonin, lange als »Schlafhormon« bekannt, spielt in der Longevity-Medizin eine immer bedeutendere Rolle. Ausgeschüttet wird Melatonin von der Zirbeldrüse. Seine Hauptaufgabe ist die Steuerung des Tag-Nacht-Rhythmus. Darüber hinaus wirkt Melatonin als starkes Antioxidans, es beeinflusst die Mitochondrien, besitzt entzündungshemmende Eigenschaften und fördert die Autophagie.[418]

Mit dem Alter nimmt die nächtliche Melatoninproduktion deutlich ab. Während 20-Jährige Spitzenwerte von 60–80 Mikrogramm pro Milliliter (µg/ml) erreichen, sinkt der Peak bei 70- bis 80-Jährigen oft auf nur noch etwa 10 µg/ml ab. Dieser Rückgang des Melatoninsignals führt zu einer altersbedingten zirkadianen Dysregulation. Ältere Menschen schlafen häufig weniger, flacher und mit verschobenem Schlafrhythmus. Epidemiologische Studien verbinden schlechten Schlaf mit erhöhter Mortalität und einem höheren Risiko für metabolische, kardiovaskuläre Erkrankungen und Krebs. Da im Schlaf aktiv Abfallprodukte aus dem Gehirn abtransportiert werden, ist Schlafmangel insbesondere auch ein Risikofaktor für die Neurodegeneration. Mehrere Studien belegen: Melatoninmangel korreliert deutlich mit dem Demenzrisiko.[419]

Die Anwendung in der Praxis

Normalerweise gilt: Hormone soll man messen, bevor man einen Mangel gezielt substituiert. Bei Melatonin gerät dieses Prinzip an seine Grenzen. Das Hormon wird nachts, im Dunkeln, ausgeschüttet. In einem Forschungslabor lässt sich so etwas unter Studienbedingungen überprüfen, indem man Probanden bereits abends vor dem Einschlafen einen venösen Zugang legt. In der Arztpraxis ist die nächtliche Einbestellung von Patienten schwierig. Und schon das Anknipsen des Lichtschalters im Labor lässt den Melatoninspiegel sinken. Eine Alternative ist die Messung von Melatonin im 24-Stunden-Sammelurin. In der Praxis hat sich aber auch das nicht durchgesetzt.

Für die Therapie ist dies aber auch deshalb nicht von großer Bedeutung, weil es bei Melatonin – im Gegensatz zu den meisten anderen Hormonen – kaum ein Risiko der Überdosierung gibt. Und für die Indikationsstellung gilt: Jede Form von Schlaflosigkeit kann risikolos zunächst einmal versuchsweise durch eine Melatoningabe behandelt werden. Im Gegensatz zu klassischen Schlafmedikamenten wie etwa Benzodiazepinen kommt es bei Melatonin weder zu einer Gewöhnung noch zu einer Abhängigkeit, noch zum gefürchteten Hangover. Bei Schlaflosigkeit lohnt also definitiv ein Therapieversuch mit Melatonin auch ohne vorherige Messung.

Dosis

Melatonin weist eine recht kurze Halbwertszeit auf. Die übliche Dosierung von 3–5 mg hilft somit gegebenenfalls beim Einschlafen, aber nicht beim Durchschlafen, da das Melatonin in der zweiten Nachhilfe Hälfte bereits größtenteils abgebaut ist. Eine Lösung bieten Präparate mit verzögerter Wirkstofffreisetzung. Solche Retardtabletten sind mit 2 mg Melatonin recht niedrig dosiert, sodass der Effekt eher moderat ausfällt. In der Off-Label-Anwendung bei älteren Patienten mit ausgeprägten Schlafstörungen ist es durchaus sinnvoll, deutlich höhere Dosierung von 5 oder gar 10 mg zu versuchen. Wie gesagt: Toxische Melatoninspiegel und nennenswerte Nebenwirkungen sind bisher nicht beschrieben.[420]

Schlafhygiene

Als integrative Maßnahme sollte man alles vermeiden, was die Melatoninspiegel weiter absenkt. Das sind vor allem das berüchtigte »blaue Licht«, das unsere Monitore ausstrahlen und das dem Gehirn signalisiert: Tageslicht! Melatoninsekretion runterfahren! Wie eine optimale Schlafhygiene aussieht, wird ausführlich im Kapitel »Schlaf« (Seite 142) beschrieben. Einen guten synergistischen Effekt hat häufig auch die Einnahme von Magnesium. Das hilft der muskulären Entspannung und kann abends zusammen mit Melatonin eingenommen werden. Technologische Hilfsmittel wie Sleep Tracker (z.B. Oura Ring) können ebenfalls dazu beitragen, unsere Chronobiologie zu analysieren und zu optimieren. Eine KI gestützte Auswertung des Schlafprotokolls kann dann gegebenenfalls dabei helfen, Melatonin besser zu dosieren und personalisiert zu verwenden.

Fazit

Insgesamt ist Melatonin in der Longevity-Medizin ein Therapeutikum von der Art »Low Risk, High Benefit«. Es ist eine Art Nachtschutzfaktor für unsere Zellen. Das Hormon steigert nicht nur die Lebensqualität durch besseren Schlaf, sondern unterstützt den Organismus auch bei vielfältigen Reparaturarbeiten. Und die werden bekanntlich im Alter immer wichtiger.

Wachstumshormon (Human Growth Hormone, HGH)

Das Wachstumshormon hat in der relativ kurzen Geschichte der Longevity-Medizin eine bemerkenswert wechselhafte Karriere hinter sich. Zu Beginn der Anti-Aging-Bewegung, in den 1990er-Jahren, galt es als »Anti-Aging-Königshormon«. Später legten einige Tierstudien und auch epidemiologische Humanstudien nahe, dass eher niedrige Wachstumshormonspiegel mit einer längeren Lebensdauer verknüpft sind. In den letzten Jahren wiederum hat insbesondere die sogenannte TRIIM-Studie dazu beigetragen, HGH zu einer der interessanten Substanzen im Bereich der Langlebigkeitsmedizin zu machen.

Ausgeschüttet wird das Wachstumshormon von der Hirnanhangsdrüse. Wie der Name bereits sagt, ist es vor allem für das Wachstum während der Kindheit und Jugend verantwortlich. Danach sinken die HGH-Spiegel deutlich ab: von circa 300 Nanogramm pro Milliliter (ng/ml) in der Pubertät auf circa 50–100 ng/ml bei einem 80-Jährigen. Gleichwohl hat das Wachstumshormon auch im Erwachsenenalter eigenständige Effekte, etwa auf die Körperzusammensetzung, das Immunsystem und die Gewichtsregulation. Der Effekt wird dabei meist nicht von HGH selbst ausgelöst, sondern von einem in der Leber gebildeten Metaboliten, dem IGF-1 (Insulin-like Growth Faktor 1).

In den 1990er-Jahren war der amerikanische Arzt Denis Rudman einer der ersten, der das Wachstumshormon bei älteren Männern einsetzte. Die Studiengruppe war mit neun Personen klein und eine Placebo-Vergleichsgruppe fehlte. Gleichwohl wurde die Studie hochrangig publiziert und konnte auch recht spektakuläre Ergebnisse aufweisen. Durchweg berichteten die Senioren über eine Zunahme an Muskelmasse, eine etwas verminderte Fettmasse und eine generell bessere Stimmung. Ob Letztere ein eigenständiger Effekt war oder eher die Freude über die verbesserte Körperzusammensetzung, ist bis heute umstritten.[421]

Der anabole Effekt auf die Muskulatur ist durchaus nichts, was Rudman in seiner Studie als Erster entdeckt hätte. Lange bevor HGH eine Karriere im Longevity-Bereich machte, war das Hormon bereits sehr populär unter Bodybuildern. Kraftsportler unterstützen ihr Training bekanntermaßen gerne auch pharmakologisch. Neben Testosteron und seinen Derivaten war HGH dabei immer schon eine äußerst beliebte Substanz. Das wurde allerdings nicht unbedingt in medizinischen Fachzeitschriften publiziert. Gleichwohl waren auf den frühen Kongressen der American Academy of Anti Aging Medicine (A4M) prominente HGH-Nutzer wie Arnold Schwarzenegger oder Sylvester Stallone gern gesehene Gäste.

Die Wende: Niedrige IGF-1-Spiegel und Lebensverlängerung

Anfang der 2000er-Jahre gab es dann eine bemerkenswerte Trendwende. Eine ganze Reihe von Tierstudien zeigten, dass nicht hohe, sondern im Gegenteil niedrige IGF-1-Spiegel mit einer längeren Lebenserwartung einhergehen. So lebten etwa GH-defiziente Mäuse 40–50 % länger als der Wildtyp.[422] Auch bei Fadenwürmern und Taufliegen – beliebten Tiermodellen in der Longevity-Forschung – ist die Down-Regulation des IGF-1-Signalwegs ein gesicherter Weg zur Lebensverlängerung.[423] Diese Befunde stellten die frühe Hypothese von HGH als Anti-Aging-Mittel infrage. Entsprechendes kann auch jeder Hundebesitzer bestätigen. Hier gilt die Faustregel: Je größer der Hund, desto geringer die Lebenserwartung.

Eine bemerkenswerte epidemiologische Beobachtung ergänzt das Bild. In abgelegenen Regionen Ecuadors lebt eine kleine Gruppe von Menschen, die am sogenannten Laron-Syndrom leiden. Aufgrund eines genetischen Defekts sind diese Personen nicht in der Lage, HGH in IGF-1 umzuwandeln. Als Konsequenz zeigt sich bei den Betroffenen durchweg Kleinwuchs. Sie weisen aber noch eine weitere Besonderheit auf: Die Ecuadorianer erkranken weder an Diabetes mellitus noch an Krebs.[424] Damit bleiben ihnen schon einmal zwei der vier wichtigsten Alterskrankheiten erspart (die anderen zwei sind kardiovaskuläre und neurodegenerative Erkrankungen). Hatte man also auf das völlig falsche Pferd gesetzte? Bestand der Weg zur Langlebigkeit in der Absenkung von Wachstumshormon?

Die TRIIM-Studie als jüngster Wendepunkt

Inzwischen hat sich das Blatt bereits wieder gewendet. Grund ist die so genannte TRIIM-Studie, die in der Longevity-Welt für viel Aufmerksamkeit gesorgt hat. TRIIM steht für »Thymus Regeneration, Immunorestoration and Insulin Mitigation«, auf Deutsch: Thymusregeneration, Immunwiederherstellung und Insulinmilderung. Konzipiert wurde die Untersuchung von dem kalifornischen Immunologen Gregory Fahy. Das Ziel bestand darin, die Thymusdrüse, also jenes Organ, das für das Immunsystem eine Schlüsselrolle spielt, sich aber auch sehr frühzeitig zurückbildet, wieder zu stimulieren und damit auch das biologische Alter zu senken. Beides gelang – nachweisbar, mit einem epigenetischen Test, der vor und nach der Studie eingesetzt wurde.[425] Der Schlüssel zu dem Verjüngungseffekt lag in der Kombination von drei unterschiedlichen Wirkstoffen: Wachstumshormon, DHEA und Metformin (Seite 186). Insbesondere die Kombination mit Metformin erscheint sinnvoll. Zum einen besitzt dieses Medikament eigenständige Anti-Aging-Effekte. Zum anderen wirkt Metformin als bewährtes Anti-Diabetikum dem diabetogenen Effekt von HGH entgegen.

Die Anwendung in der Praxis

Neben der Kombination mit anderen Wirkstoffen ist bei HGH – wie bei vielen anderen Hormonen – offensichtlich der richtige Wirkstoffspiegel entscheidend. Gemessen wird, wie gesagt, nicht das HGH selbst, sondern sein Metabolit IGF-1. Die optimalen Werte liegen offenbar bei etwa 140 ng/ml. Das entspricht etwa den Durchschnitt eines gesunden 40- bis 50-Jährigen. Werte unter 80 ng/ml sind assoziiert mit einer höheren Sterblichkeit, insbesondere durch Sarkopenie und Frailty. Werte über 200 ng/ml bergen dagegen latente Risiken. Dazu gehört nicht nur die diabetogene Wirkung, sondern auch eine potenzielle Stimulation präneoplastischen Zellen und damit ein erhöhtes Krebsrisiko.[426]

Für den direkten Hormonersatz stehen rekombinierte GH-Präparate zur Verfügung. Diese werden subkutan mit einem entsprechenden Pen gespritzt, ähnlich wie Insulin bei Diabetikern. Die empfohlene Tagesdosis liegt bei 0,5–1,0 IE pro Tag. Häufig werden auch Schemata verwendet, bei denen HGH nur dreimal pro Woche injiziert wird.

Ein Lebensstil für mehr HGH-Sekretion

Die gute Nachricht: Die HGH-Spiegel lassen sich auch ohne die – im Übrigen nicht unbedingt preiswerte – Injektion anheben. Eine Reihe von Lifestylemaßnahmen sind ebenfalls wirksam.

HGH wird vor allem in der ersten Tiefschlafphase ausgeschüttet. Ein gesunder Schlaf mit ausreichend Slow-Wave-Sleep ist daher eine entscheidende Voraussetzung für eine normale HGH-Produktion. Schlafmangel oder zu späte Schlafenszeiten hingegen reduzieren die nächtliche GH-Sekretion deutlich.

Intervallfasten wirkt sich ebenfalls positiv aus, vor allem dann, wenn man auf das Abendessen verzichtet. Das Dinner Cancelling führt zu einer leichten nächtlichen Unterzuckerung. Die wiederum ist ein Reiz für die Hirnanhangsdrüse, vermehrt HGH zu sezernieren.

Krafttraining, insbesondere in Form von HIIT (High Intensity Intermittent Training), ist ebenfalls ein HGH-Booster. Die GH-Spiegel können während und nach solchen Trainingseinheiten um mehr als das 5-Fache ansteigen.[427] Und schließlich sind auch Saunagänge beziehungsweise Kältetherapie (Eisbaden) als hormetische Stimulation wirksam.

Wer mit Supplementen nachhelfen will, kann auf sogenannte GH-Sekretagoga zurückgreifen. Insbesondere die Aminosäuren Arginin und Ornithin gelten als wirksame Substanzen, wenn es um eine vermehrte GH-Produktion geht. Als Kombinationspräparat ist das Duo sowohl im Bodybuilder- wie auch im Longevity-Bereich beliebt.

Fazit

Meine persönliche Präferenz geht also eindeutig dahin, die eigene HGH-Sekretion durch Lebensstilmaßnahmen zu steigern, statt das Hormon von extern zuzuführen. Das vermeidet eine mit Risiken behaftete Überdosierung. Preiswerter ist es auch auf jeden Fall.

Schilddrüsenhormone

Schilddrüsenhormone spielen eine zentrale Rolle im Energiestoffwechsel und beeinflussen nahezu alle Organsysteme. Sie regeln den Grundumsatz, den Sauerstoffverbrauch, die Wärmeproduktion und steuern lebenswichtige Funktionen wie Herzfrequenz oder Verdauung. In Deutschland sind Funktionsstörungen der Schilddrüse – allen voran Hashimoto-Thyreoiditis und differenzierte Schilddrüsenknoten – weit verbreitet, Frauen sind dabei deutlich häufiger betroffen als Männer.

Altersspezifische Veränderungen der Schilddrüse

Für die Langlebigkeitsmedizin spielen Schilddrüsenhormone keine solch dominante Rolle wie die zuvor besprochenen Botenstoffe. Gleichwohl zeigt sich im Alter tendenziell ein leichter Rückgang der aktiven Hormone Trijodthyronin (T3) und freies Thyroxin (fT4) sowie eine moderate Erhöhung des basalen TSH-Spiegels. Das Thyreoidea-stimulierende Hormon (auch Thyreotropin genannt), das von der Hirnanhangsdrüse ausgeschüttet wird, steuert die hormonelle Aktivität der Schilddrüse und gilt als wichtigster Laborwert zur Beurteilung der Drüsenfunktion. Bei manchen Longevity-Medizinern hat das zu der Empfehlung geführt, auch hier entsprechend zu substituieren, um die Schilddrüsenhormone wieder auf ein »jugendliches Niveau« zu bringen. Neue Studien wecken Zweifel daran, dass dieses Vorgehen sinnvoll ist. In einer Reihe von Bevölkerungsstudien wurden hoch normale TSH-Werte als ein Marker für gesundes Altern identifiziert. So fand eine prospektive Studie von Jansen et al. (2013), dass ältere Personen mit niedrigem fT4 und hochnormalem TSH im Mittel 3,7 Jahre länger lebten als solche mit hohem fT4 und niedrigem TSH.[428] Die altersphysiologische milde Hypothyroxinämie wird inzwischen eher als eine mögliche Anpassung interpretiert, die den Metabolismus drosselt und so den zellulären Verschleiß mindert.

Schilddrüsenwerte und ihre Bedeutung

Während man bei jüngeren Patienten auch milde Formen von Hypothyreose konsequent behandelt (bei Patientinnen mit Kinderwunsch gilt zum Beispiel die Devise: »Einen TSH von 1,0 um jeden Preis«), sieht man erhöhte TSH-Werte im Alter eher als Ausdruck einer adaptiven Reaktion denn als Zeichen eines therapiebedürftigen Mangels. Konkret bedeutet das: Im mittleren Erwachsenenalter (40–65 Jahre) strebt die Medizin TSH-Werte zwischen 1,0 und 2,5 mikro-internationale Einheiten pro Liter (µ IU/l) und ein fT4 im oberen Drittel des Normbereiches an. Diese Einstellung gewährleistet in der Regel eine gute Leistungsfähigkeit und ein normales Metabolismus-Niveau.

Im höheren Lebensalter (> 65 Jahre) können TSH-Werte bis circa 4 oder 6 µ IU/l und fT4 im unteren Normbereich toleriert werden, solange keine klinischen Symptome einer Hypothyreose (Müdigkeit, Muskelschwäche, depressive Verstimmung) vorliegen. Eher als eine Hypo- wirkt sich im Alter eine Hyperthyreose negativ aus (TSH < 1,0 µ IU/l). Sie geht mit einem erhöhten Risiko vor allem von kardiovaskulären Erkrankungen wie Vorhofflimmern, Angina pectoris und Myokardhypertrophie einher.[429] Eine solche Hyperthyreose kann auch iatrogen entstehen, wenn im Alter versucht wird, die Schilddrüsenhormone allzu ambitioniert auf ein jugendliches Niveau anzuheben.

Was man bei Messungen im Longevity-Bereich ebenfalls berücksichtigen sollte: Jegliche Art von kalorischer Restriktion (die vor allem zu Anti-Aging-Zwecken häufig genutzt wird) senkt die Spiegel von fT4 und fT3 moderat ab. Zirkadiane Rhythmen sind für die Beurteilung von Schilddrüsenhormonen nicht von großer Bedeutung, wohl aber gilt es, Lebensstilmaßnahmen, wie zum Beispiel eine gerade durchgeführte Fastenmaßnahme, zu erfragen.

Fazit

Nicht jede altersgemäße Veränderung von Hormonspiegeln ist kritisch zu bewerten. Das gilt insbesondere für die Schilddrüse. Die ist so etwas wie der Gashebel des Lebens. Als solche sollte sie dauerhaft weder auf Vollgas (Hyperthyreose) noch auf Leerlauf (Hypothyreose) eingestellt werden, sondern auf ein Niveau, das eine auf den individuellen Organismus abgestimmte Stoffwechselaktivität gewährleistet. Und im hohen Alter kann man dann durchaus auch ein wenig den Fuß vom Gas nehmen.

Geroprotektoren: Medikamente gegen das Altern

Wirkstoffe, die das Altern auf Zellebene bremsen, sind ein Hoffnungsträger.

Die Longevity Medizin beruht im Wesentlichen auf drei Säulen: Lebensstil, Supplementen und Hormonen. Eine große Hoffnung besteht jedoch darin, das Altern künftig auch medikamentös behandeln zu können. So arbeiten mehrere Pharmaunternehmen und Biotech-Firmen intensiv an der Entwicklung sogenannter Senolytika – Substanzen, die gezielt seneszente Zellen, oft auch »Zombie-Zellen« genannt, beseitigen sollen. Bislang gibt es jedoch noch kein zugelassenes Präparat. Das hat nicht nur damit zu tun, dass die Zulassung neuer Medikamente aufwändig, teuer und langwierig ist, sondern es liegt vor allem daran, dass Gesundheitsbehörden wie die amerikanische FDA oder die europäische EMA »Altern« nicht als Krankheit anerkennen. Dieser Umstand macht es schwierig, entsprechende Studien durchzuführen, Indikationen zu definieren, Zulassungen zu erwirken und Finanzierungen zu sichern.

Gleichwohl gibt es heute bereits Medikamente, die gezielt zu Anti-Aging-Zwecken eingesetzt werden. Es handelt sich dabei jedoch durchweg um sogenannte »Repurposed Drugs«, also um Präparate, die bereits mit anderen Zulassungen auf dem Markt sind, aber nun gezielt als Longevity-Medikamente eingesetzt werden. Im Wesentlichen geht es dabei um drei Präparate: Metformin, Rapamycin und GLP-1-Analoga.

Metformin

Metformin hat eine ungewöhnliche Geschichte, die bis ins Mittelalter zurückreicht. Der Wirkstoff stammt indirekt von einer alten Heilpflanze ab: dem Französischen Flieder (Galega officinalis), auch Geißraute genannt. Im 17. und 18. Jahrhundert empfahlen Kräuterbücher Galega gegen Symptome, die wir heute dem Diabetes zuordnen, wie etwa übermäßigen Durst und vermehrten Harndrang. Aus dem Wirkprinzip der Pflanze wurden später chemische Verbindungen entwickelt – die sogenannten Biguanide, zu denen auch das Metformin gehört.

In Europa ist Metformin seit den 1960er-Jahren als Antidiabetikum zugelassen. Seitdem hat sich das Mittel zum globalen Superstar der Diabetestherapie entwickelt. Es ist heute weltweit das am häufigsten verschriebene Medikament gegen Typ-2-Diabetes, mit über 60 Jahren klinischer Anwendung. Metformin senkt den Blutzucker vor allem durch die Hemmung der Glukoseproduktion in der Leber, zudem verbessert es die Insulinsensitivität.

Metformin als Altersbremse

Früh fiel auf, dass Diabetiker unter Metformin seltener an Herz-Kreislauf-Erkrankungen und bestimmten Krebsformen litten. Solche Beobachtungen waren es, die um 2014 herum die provokante Frage aufwarfen: Leben Menschen mit Diabetes, die Metformin einnehmen, womöglich sogar länger als gesunde Vergleichspersonen? Tatsächlich fand eine vielbeachtete retrospektive Studie in Großbritannien diese Vermutung bestätigt – zumindest in statistischer Auswertung. Diabetiker unter Metformin-Monotherapie hatten eine um etwa 15 % längere mediane Überlebenszeit als stoffwechselgesunde Menschen.[430]

Die Frage stellt sich, auf welchen Wirkmechanismen diese lebensverlängernde Wirkung von Metformin beruht. Offensichtlich treffen hier mehrere Faktoren zusammen.

Senkung des Blutzuckers: Chronisch erhöhte Blutzuckerwerte führen zu »Verzuckerung« (Glykierung) von Eiweißen und Schädigung an Gefäßwänden. Diese Hallmark of Aging begünstigt die Entstehung von Arteriosklerose, Herzinfarkt und Schlaganfall. Metformin reduziert diese Schädigungen signifikant.

AMPK-Aktivierung: Metformin ist offensichtlich ein Schlüsselfaktor für den zellulären Energiesensor AMPK (AMP-aktivierte Proteinkinase). Es hemmt in den Mitochondrien gezielt diesen Komplex der Atmungskette. Die Folge: Der Zellmotor läuft im Sparmodus, es entsteht vorübergehend ein leichtes Energiedefizit. Indem Metformin der Zelle einen Energiemangel vortäuscht, löst es ähnliche Reaktionen aus wie das Fasten. Tatsächlich kann man Metformin als ein pharmakologisches CR-Mimetikum bezeichnen.

Veränderung der Genaktivität: Daneben besitzt Metformin noch weitere Fähigkeiten. Studien zeigen epigenetische Effekte. Metformin erhöhte zum Beispiel die Aktivität des Enzyms TET2, das an der Demethylierung von DNA beteiligt ist. Außerdem fördert das Mittel einen Anstieg von NAD^+ im Zellinneren, was wiederum das Langlebigkeitsenzym Sirtuin 1 aktiviert. Sirtuine wirken also als epigenetische Regulatoren der Zelle, indem sie die Genexpression so modifizieren, dass Stressabwehr und Reparatur begünstig werden.[431]

Und noch ein weiterer Wirkmechanismus ist bemerkenswert: Er betrifft die Mitochondrien. Obwohl Metformin die mitochondriale Zellatmung drosselt, scheint dieser milde Stoffwechselstress langfristig mitoprotektiv zu wirken. Durch die zeitweise reduzierte ATP-Produktion kommt es zu einer Art Hormesis-Effekt: Die Zelle reagiert mit Anpassung, bildet letztendlich sogar mehr Mitochondrien und baut defekte Zellkraftwerke ab. Auch auf die Darmflora nimmt Metformin Einfluss. Es verschiebt die Zusammensetzung der Mikrobiota und fördert die Freisetzung von GLP-1 im Darm, also jenes Hormons, das Sättigung und Insulinsekretion beeinflusst.[432]

Das Longevity-Potenzial von Metformin

Metformin erweist sich damit als wahres Multitalent, das zentrale Mechanismen des Alterns verbessert. Die Hypothese »Metformin als Lebensverlängerer« stützt sich aber nicht nur auf diese Grundlagenforschung, sondern auch auf ein vielschichtiges Geflecht aus Laborversuchen, Tierstudien, epidemiologischen Daten und ersten klinischen Tests. Einen Meilenstein bildet dabei die geplante TAME-Studie (Targeting Aging with Metformin). In dieser groß angelegten, multizentrischen Untersuchung in den USA wird Metformin erstmals gezielt auf seine Fähigkeit geprüft, Alterungsprozesse in einer gesunden älteren Bevölkerung zu verlangsamen. Über 3000 Probanden im Alter von 65–79 Jahren erhalten dabei Metformin in einer Standarddosis von 1500 mg oder Placebo. Über mehrere Jahre hinweg wird beobachtet, ob das Präparat die Häufigkeit von Alterskrankheiten wie beispielsweise Herzinfarkt, Schlaganfall, Krebs und Demenz hinauszögert. Initiiert wurde die Studie bereits 2015 von der FDA – und sie ist insofern revolutionär, als hier erstmals »Altern« selbst als Zielgröße einer Arzneimittelstudie definiert wird.[433]

Bei aller Euphorie über Metformin als Anti-Aging-Therapeutikum mehren sich inzwischen auch Hinweise auf mögliche Nachteile. Leistungssportler und ambitionierte Freizeitsportler berichten, dass sie unter Metformin nicht mehr ihre gewohnten Spitzenleistungen erzielen. Studien bestätigen diesen Effekt: Bei intensivem Kraft- und Ausdauertraining scheint das Mittel die Trainingseffekte teilweise abzuschwächen.[434] Für den normalen Sportler ist dies sicherlich nicht von großer Bedeutung. Für hoch aktive Menschen allerdings durchaus. Und gerade im Longevity-Bereich finden sich viele Personen, die sehr intensiv trainieren.

Metformin in der Longevity-Praxis

Abgesehen davon gilt Metformin in der klinischen Praxis als gut verträglich. Schwerwiegende Nebenwirkungen sind selten. Eine seltene Ausnahme bildet die Laktatazidose, eine Übersäuerung des Blutes durch Milchsäure. Sie tritt vor allen Dingen bei Risikopatienten mit schwerer Niereninsuffizienz auf. Daher sollten vor der Verordnung die Nierenwerte, insbesondere Kreatinin, überprüft werden. Im Longevity-Kontext werden in der Regel geringere Dosierungen eingesetzt als in der Diabetologie: statt der dort üblichen 2000 mg meist 500–1500 mg täglich.

Hauptsächlich auftretende Nebenwirkungen sind zumeist ein gastrointestinales Unwohlsein. Dies ist üblicherweise dosisabhängig. Bei der Metformin-Therapie hat es sich daher bewährt, zunächst mit niedrigeren Dosierungen von 500 mg täglich zu beginnen und diese dann allmählich zu steigern.

Derzeit wird auch über mögliche Synergien zwischen Metformin und Rapamycin diskutiert: Während Metformin vor allem den Energiesensor AMPK aktiviert, hemmt Rapamycin den Stoffwechselschalter mTOR. Gemeinsam könnten beide Substanzen die nährstoffabhängigen Signalwege noch wirksamer modulieren.

Fazit

Metformin hat das Potenzial, zur ersten Polypille gegen das Altern zu werden. Darüber hinaus relativiert der Wirkstoff die Kritik, Longevity sei ein Projekt für Privilegierte. Da das Mittel seit Jahrzehnten patentfrei ist, ist es mit Kosten von weniger als 20 Cent pro Tablette ausgesprochen billig.

Rapamycin

Die Geschichte von Rapamycin liest sich wie ein Abenteuer aus der Südsee. Ende der 1960er-Jahre durchstreifte eine kanadische Expedition die abgelegene pazifische Osterinsel (Rapa Nui) auf der Suche nach neuen Mikroorganismen. In einer Handvoll Bodenproben entdeckten die Forscher ein Bakterium (Streptomyces hygroscopicus), das einen hochwirksamen Stoff produzierte. Zu Ehren der Osterinsel nannte man die Substanz Rapamycin.

Zunächst als potentes Antipilzmittel beschrieben, zeigte es bald eine weitere, sensationelle Eigenschaft: Die Substanz unterdrückt das Immunsystem. In den 1970er- und 1980er-Jahren wurde Rapamycin daher als Immunsuppressivum entwickelt, insbesondere um Abstoßungsreaktionen nach Organtransplantation zu verhindern. 1999 erhielt Rapamycin – auch als Sirolimus bekannt – die FDA-Zulassung zur Verhinderung von Transplantationsabstoßung, was bis heute eine seiner Hauptanwendungen ist.

Vom Zufallsfund zum Schlüssel der Altersforschung

Parallel zur klinischen Entwicklung entdeckte die Grundlagenforschung das molekulare Geheimnis der Wirkung von Rapamycin. 1994 gelang es Wissenschaftlern, Rapamycin in der Zelle, sozusagen bei der Arbeit zuzuschauen. Die Forscher isolierten das Protein, an das Rapamycin bindet, und fanden einen völlig neuen Signalweg, den sie »Target of Rapamycin« (TOR) nannten. Dieser erwies sich in vielen Organismen als zentraler Nährstoffsensor, der Wachstum und Stoffwechsel je nach Verfügbarkeit der Nahrung steuert. Rapamycin entpuppte sich somit als Schlüssel zu einem evolutionär konservierten Altersregulator: mTOR (mechanistic Target of Rapamycin), wie das Protein heute heißt.

In den Folgejahren hagelte es Entdeckungen. Überaktive mTOR-Signale wurden mit Krebs, Diabetes und neurodegenerativen Erkrankungen in Verbindung gebracht. Und – besonders relevant für unser Thema – die Hemmung von mTOR verlängerte in Modellorganismen die Lebensspanne.[435] Bereits 2009 zeigte eine bahnbrechende Studie, dass Rapamycin als erstes Medikament überhaupt die Lebensdauer von Mäusen signifikant verlängern kann, selbst wenn es erst im fortgeschrittenen Alter verabreicht wird – auf Menschenjahre umgerechnet mit 60 Jahren.[436]

Eine der spektakulärsten Studien ist das »Dog Aging Project« unter Leitung des amerikanischen Biogerontologen Matt Kaeberlein. Im Rahmen dieser Untersuchung werden rund 5000 Haushunde über einen Zeitraum von zehn Jahren mit Rapamycin behandelt, um die Wirkung auf Alterung und Gesundheit zu untersuchen.[437] Zwischenzeitlich stand die Finanzierung des Projekts auf der Kippe. Hauptsorge: Die Hundebesitzer geben das Rapamycin gar nicht ihren Fellnasen, sondern schlucken es selbst. Die Sorge konnte inzwischen ausgeräumt werden und die weitere Finanzierung scheint gesichert.

Der Schalter zwischen Wachstum und Wartung

Die Wirkweise von Rapamycin lässt sich in einem Satz zusammenfassen: Rapamycin imitiert Nahrungsknappheit auf Zellebene.

Doch was heißt das genau? Hier kommt der bereits erwähnte mTOR-Komplex ins Spiel.

mTOR ist eine Art Master-Kinase, also ein Enzym, das nicht nur einen einzelnen Schalter betätigt, sondern eine ganze Schaltzentrale steuert. Bei ausreichenden Nährstoff- und Energiesignalen stellt mTOR in der Zelle alle Systeme auf Wachstum: Eiweißproduktion hochfahren, Zellteilung anregen, Reserven aufbauen. Kurz gesagt: mTOR fördert den anabolen Modus.

In jungen Jahren und in Zeiten des Überflusses ist das wünschenswert. Im Alter aber kann chronisch aktives mTOR zur Last werden. Die Zelle vergisst, sich zu reparieren, weil sie auf Wachstum gepolt ist. Genau hier setzt Rapamycin an. Rapamycin bindet in der Zelle an ein Protein namens FKBP 12 und dieser Komplex hemmt gezielt mTORC1, den wichtigsten der beiden mTOR-Komplexe.

Mit Rapamycin wird also das Nährstoffradar der Zelle künstlich auf Knappheit gestellt, selbst wenn Nahrung vorhanden ist. Die Folge: Die Zelle schaltet in den katabolen Wartungsmodus. Anstatt neue Proteine im Überfluss herzustellen, investiert sie Energie in Autophagie und Reparatur von Zellschäden. Es ist, als würde man einen Schalter von Wachstum auf Wartung umlegen – ein Zustand, der erwiesenermaßen mit Langlebigkeit verbunden ist.

Von Mäusen zu Menschen: die erste Studie

Klinische Daten zum Menschen sind bislang begrenzt. Die 2023 veröffentlichte PEARL-Studie war die erste placebokontrollierte Anti-Aging-Studie mit Rapamycin an gesunden älteren Menschen. In dieser einjährigen Untersuchung erhielten über 150 Probanden im Alter von 50–85 Jahren entweder einmal wöchentlich 5 mg Rapamycin oder ein Placebo. Man untersuchte primär die Sicherheit und Veränderungen von Biomarkern des Alters. Die gute Nachricht: Die Therapie erwies sich als sicher und gut verträglich; schwerwiegende Nebenwirkungen traten nicht häufiger auf als unter Placebo. Bei den Biomarkern sahen die Forscher moderate Verbesserungen. Einige epigenetische Altersuhren zeigten ein geringeres biologisches Alter, die körperliche Leistungsfähigkeit blieb stabiler als in der Placebogruppe.[438]

Dosierung und Anwendung

Es besteht inzwischen ein breiter präklinischer Konsens, dass die Hemmung des mTOR-Signalwegs eine der vielversprechendsten Interventionen zur Lebensverlängerung in der Biologie darstellt. Allerdings gilt dies nur unter der Voraussetzung, dass Dosierung, Zeitfenster und genetischer Kontext sorgfältig beachtet werden.[439]

Trotz beeindruckender experimenteller Ergebnisse bleibt Rapamycin, der klassische mTOR-Inhibitor, vielen Ärzten und Patienten suspekt. Seine Hauptindikation ist ja die Immunsuppression. Ein dauerhaft geschwächtes Immunsystem entspricht jedoch nicht den Erwartungen an ein Longevity-Medikament. Dennoch gilt es zu differenzieren.

In der Transplantations-Medizin wird Rapamycin täglich in einer Dosis von 2–5 mg eingesetzt, oft in Kombination mit anderen Immunsuppressiva. In der Longevity-Medizin bevorzugt man andere Darreichungsformen. Hier setzt man vor allen Dingen auf eine intermittierende Gabe – zum Beispiel 5–10 mg Rapamycin einmal pro Woche statt der täglichen Dosis. Der Grund: Man will mTOR nur vorübergehend hemmen, um Reparaturprozesse anzustoßen, aber nicht dauerhaft, um Nebenwirkungen zu minimieren.[440]

Tatsächlich hat sich in Umfragen und Fallberichten herausgestellt, dass viele Off-Label-Anwender Rapamycin wöchentlich oder alle zwei Wochen nehmen, dazwischen also »Erholungspausen« lassen. Das lässt dem Immunsystem Zeit, sich zu regenerieren, und reduziert Risiken. Im Internet existiert eine Reihe von Chat-Gruppen, in denen sich die Mitglieder intensiv über die gesunde optimale Dosierung und das beste Timing (einmal oder zweimal wöchentlich, einmal monatlich) austauschen.

Mögliche Nebenwirkungen

Auch bei intermittierenden Protokollen sind die Nebenwirkungen nicht selten. Dazu gehören Mundschleimhautgeschwüre, verzögerte Wundheilung und Infektanfälligkeit, ferner erhöhte Blutfette sowie eine geringere Glukoseintoleranz. Für den kalifornischen Tech-Unternehmer Bryan Johnson (siehe S. 203), den wohl bekanntesten Longevity-Biohacker, waren diese Nebenwirkungen Grund genug, seine persönliche Rapamycin-Einnahme zu beenden. Andere Longevity-Influencer wie der US-Arzt und Bestsellerautor Peter Attia nehmen das Mittel aus Überzeugung weiter.

Auf jeden Fall gilt: Eine Off-Label-Anwendung sollte stets unter ärztlicher Kontrolle erfolgen. Regelmäßige Blutbildkontrollen sind ratsam, um frühzeitig Abweichungen bei weißen Blutkörperchen (Infektabwehr) oder roten Blutzellen (Anämien) zu erkennen. Auch die Leber- und Nierenwerte sollten überwacht werden. Bei Frauen im gebärfähigen Alter ist Verhütung Pflicht, denn bislang liegen keine Daten vor, wie sich das Mittel auf eine Schwangerschaft auswirkt. Insgesamt erfordert Rapamycin eine sorgfältigere Begleitung als zum Beispiel Metformin.

Fazit

Derzeit arbeitet eine ganze Reihe von Pharmafirmen und BioTechs an sogenannten Rapaloga – also an Substanzen, die wie Rapamycin wirken, aber weniger Nebenwirkungen aufweisen. Dies könnte eine der großen Zukunftsperspektiven der Substanz sein.[441]

Zusammenfassend lässt sich sagen, dass Rapamycin gute Chancen hat, als »Penicillin der Geroprotektoren« in die Geschichte einzugehen: als bahnbrechende, aber verbesserungswürdige Erstinnovation einer neuen Klasse von Substanzen, die gezielt Alterungsprozesse modulieren.

GLP-1-Analoga

Ursprünglich als Diabetesmedikamente entwickelt, haben die Mittel inzwischen auch eine Indikation für die Behandlung von Adipositas. Das machte sie in den letzten Jahren zu den Superstars auf dem Pharmamarkt. Social Media und Hollywoodprominenz entdeckten die Abnehmspritzen; die produzierenden Firmen wie Novo Nordisk oder Eli Lilly verdienen Milliarden.

Eine entscheidende Frage ist, ob GLP-1-Analoga auch zu den Longevity-Medikamenten zählen. Wirken sie lebensverlängernd? Bei der entsprechenden Zielgruppe tun sie das auf jeden Fall. Bekannt ist, dass Adipositas und Typ-2-Diabetes zu den entscheidenden, lebensverkürzenden Risikofaktoren gehören. Eine Gewichtsreduktion von 15 % und mehr, wie sie mit diesen Medikamenten erreicht wird, verringert somit nicht nur das Gewicht, sie verlängert auch die Lebensspanne.

Das wurde inzwischen auch durch mehrere Studien belegt. Die aufsehenerregendste war die 2023 veröffentlichte SELECT-Studie. Hier wurde die Substanz Semaglutid (Wegovy) erstmals gezielt bei nicht diabetischen übergewichtigen Patienten mit vorangegangener Herzerkrankung eingesetzt, um zu sehen, ob der Gewichtsverlust auch kardiovaskuläre Vorteile bringt. Und in der Tat: Eine wöchentliche Dosis von 2,4 mg Semaglutid führte über fünf Jahre hinweg zu einer 20-prozentigen Reduktion von Herzinfarkten, Schlaganfällen und Herz-Kreislauf-Erkrankungen gegenüber Placebo.[442]

GLP-1 Analoga sind also definitiv präventiv medizinisch wirksame Medikamente. Derzeit besteht die offizielle Zulassung von Semaglutid für einen BMI > 30 oder einen BMI > 27, wenn bereits gewichtsassoziierte Erkrankungen vorliegen. Da gibt es dann doch noch einen Graubereich. Die Diskussion, ob GLP-1-Analoga sich auch als Therapie für moderat Übergewichtige eignen oder gar als Prophylaxe, um einen gesunden BMI zu halten, wird in Zukunft eher noch intensiver werden.

Wirkung auf Alterungsprozesse

Die Effekte gehen aber noch deutlich über die kardiovaskuläre Prävention hinaus. Im Longevity-Bereich interessiert vor allem die Fragestellung: Wie wirkt sich eine Substanz auf die Hallmarks of Aging (Seite 18) aus? Ganz oben auf der Liste dieser Alterungsbeschleuniger stehen Silent Inflammations, also chronisch niederschwellige Entzündungsprozesse. Einer der wichtigsten Anheizer für diesen Schwelbrand ist wiederum das Fettgewebe, insbesondere das viszerale Fett. GLP-1-Analoga reduzieren gezielt dieses stoffwechselaktive Bauchfett. Mehr noch: Eine Behandlung mit Semaglutid senkt nicht nur den Langzeitblutzuckerwert HbA1c als Marker für Glykierung, sondern auch das hochsensitive C-reaktive Protein, einen Marker für chronische Entzündungsprozesse.[443] Dieses Ergebnis unterstreicht, dass die entzündungshemmende Wirkung von Semaglutid sogar über den Gewichtsverlust hinausgeht.

Der Bereich der Abnehmspritzen entwickelt sich im Übrigen durchaus dynamisch. Neue Substanzen kommen auf dem Markt. Multi-Agonisten wie Tirzepatid (GLP-1 und G-IP) zeigen bereits, dass sie noch wirksamer sind als die erste Generation von Medikamenten aus dieser Wirkstoffklasse.[444] Orale Darreichungsformen stehen kurz vor der Markteinführung.

Bei allen Erfolgen ziehen die GLP-1-Analoga auch Kritik auf sich. Ein verbreiteter Einwand lautet: Die Medizin setzt auf Medikamente, wo eigentlich Ernährung und Bewegung das Problem lösen sollten. Erforderliche Lebensstiländerungen unterbleiben, nach dem Motto »Die Spritze wird schon richten«. Das zweite Argument sind die Kosten: GLP-1 Analoga sind nicht billig. Der Preis für die Behandlung liegt bei 200–300 Euro pro Monat. Im Longevity-Bereich, also off-label, müssen diese Kosten von den Patienten selbst getragen werden, was wiederum die Furcht vor einer medizinischen Zweiklassengesellschaft schürt.

Ich nehme diese Kritik durchaus ernst. Für mich spielt dabei der Faktor Coaching eine wichtige Rolle. Unterbleiben bei einer Medikation tatsächlich die notwendigen Umstellungen im Lebensstil – als vor allem mehr körperliche Aktivität und ein gesünderes Essverhalten? Oder wirkt es im Gegenteil sogar eher motivierend, wenn ein Übergewichtiger sieht, dass sich dank pharmakologischer Unterstützung endlich einmal auf der Waage etwas tut? Und was die Kosten angeht: Wir werden uns wohl – nicht nur bei den Abnehmspritzen – langfristig von der Vollkaskomentalität verabschieden müssen, wonach alles, was mit Gesundheit zu tun hat, von den Krankenkassen übernommen werden muss. Vor allem im Bereich der Prävention gilt das schon heute nicht mehr.

Wenn auf der anderen Seite der breite Einsatz von GLP-1-Analoga dazu führt, dass die seit Jahren grassierende Adipositaspandemie endlich gestoppt wird, könnte das nicht nur Langlebigkeit fördern, sondern auch das gesamte Gesundheitssystem entlasten.

Fazit

Obwohl Semaglutid günstige Effekte auf Blutzucker, Gewicht und Entzündungsmarker zeigt, handelt es sich nicht um eine universelle Anti-Aging-Therapie. Für schlanke und metabolisch gesunde Menschen dürfte der Nutzen eher gering sein. Eine Frage bleibt allerdings: Sollten GLP-1-Analoga präventiv auch schon bei moderatem Übergewicht eingesetzt werden, um gar nicht erst Folgeerkrankungen entstehen zu lassen? In meiner Praxis entscheide ich mich – in Absprache mit den Patienten – häufig für diesen Weg, nach dem Grundsatz: Lieber frühzeitig das Normalgewicht zurückgewinnen, als später krank zu werden.

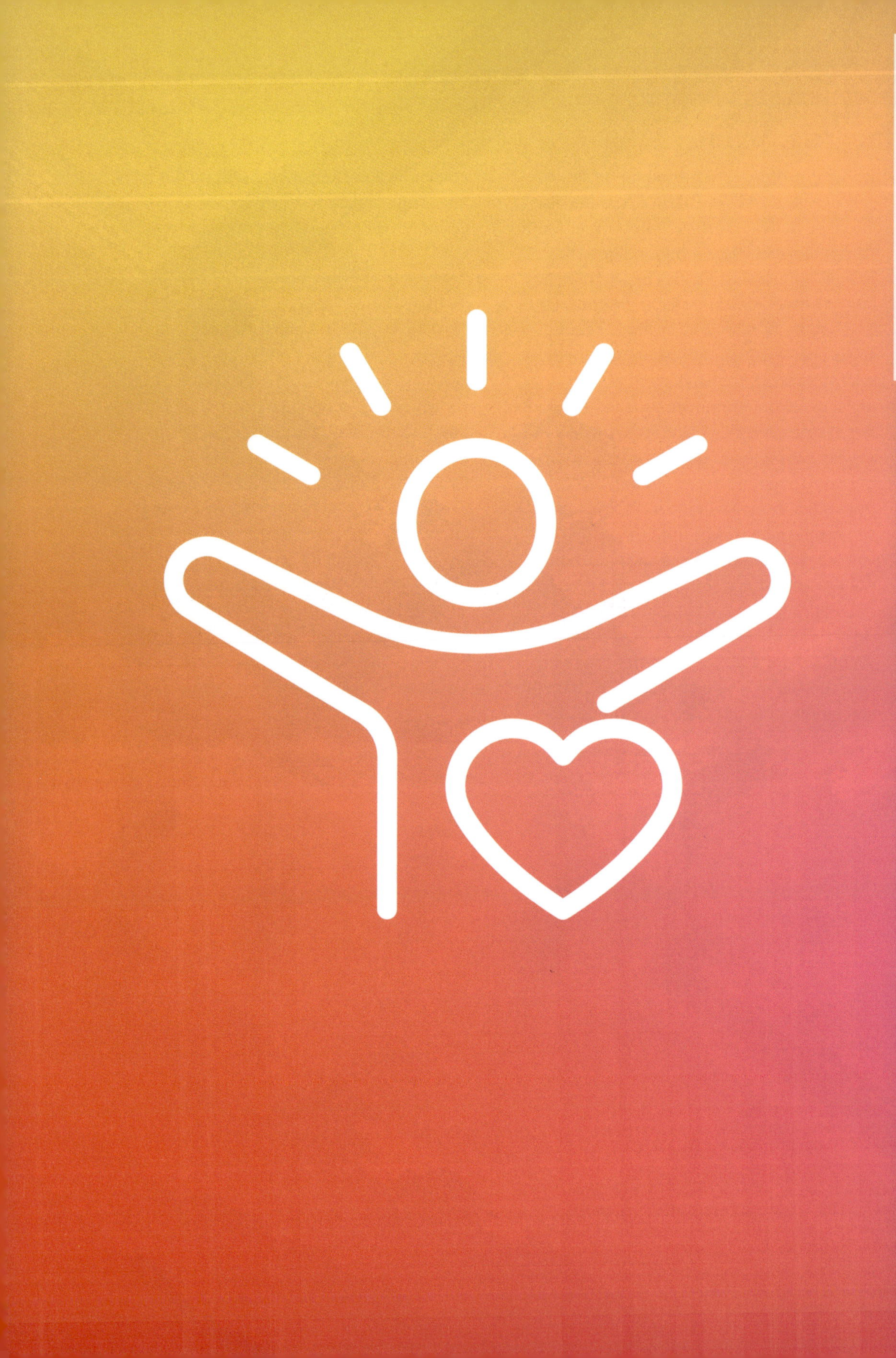

Longevity 2.0

Zukunftsstrategien für ein langes Leben

Longevity und künstliche Intelligenz in der Medizin

Die Analyse von großen Datenmengen erlaubt schon bald personalisierte Therapien.

» Kaum ein Menschheitstraum ist so alt wie der vom langen, gesunden Leben. Doch auf dem Weg dorthin stehen wir heute vor einem regelrechten Informationsdschungel: Unmengen an medizinischen Daten, Studien, Therapien und Lebensstil-Tipps wachsen nahezu unkontrolliert in alle Richtungen. Wie soll man da den Überblick behalten? Genau hier kommt die künstliche Intelligenz (KI) ins Spiel – als moderner Pfadfinder und Navigator in diesem Longevity-Dickicht. KI kann Muster erkennen, komplexe Daten in Sekundenschnelle durchforsten und Zusammenhänge aufdecken, die selbst Experten verborgen blieben.

Stellen Sie sich vor, Sie könnten mit dem Smartphone ein auffälliges Muttermal fotografieren und in wenigen Augenblicken erfahren, ob es harmlos ist oder ob sich dahinter Hautkrebs verbergen könnte. Was nach Science-Fiction klingt, ist heute bereits Realität: KI-Systeme analysieren Hautbilder und geben eine erste Diagnose ab. In Studien hat sich gezeigt, dass solche KI in der Erkennung von Hautkrebs teils genauso präzise oder sogar präziser arbeitet als erfahrene Dermatologen. Im Jahr 2017 etwa trainierten Stanford-Forscher ein neuronales Netzwerk mit über 120 000 Hautbildern, um zwischen gutartigen und bösartigen Hautläsionen zu unterscheiden. Das Ergebnis: Der Algorithmus erreichte eine Trefferquote auf Augenhöhe mit 21 erfahrenen Hautärzten.[445] Es deutet vieles darauf hin, dass KI als Hautarzt-Assistent die Vorsorge revolutionieren kann.

Auch in der Radiologie – der Welt der Röntgen-, CT- und MRT-Bilder – zeigt sich ein ähnliches Bild: KI als assistierender »Co-Radiologe« ist auf dem Vormarsch. Radiologische Aufnahmen haben eine gewaltige Informationsfülle: winzige Rundherde in der Lunge oder Haarrisse im Knochen können entscheidend sein, doch sie zu entdecken erfordert höchste Konzentration. Eine KI kann mit Abertausenden solcher Bilder trainiert werden und lernt, selbst feinste Auffälligkeiten zu erkennen. So hat ein Algorithmus von Google in einem Test Lungentumoren auf CT-Aufnahmen mit höherer Sensitivität und weniger Fehlalarmen identifiziert als erfahrene Radiologen.[446] Und in einer aktuellen Studie mit über 80 000 Patientinnen in Schweden entdeckte eine KI-gestützte Analyse von Mammographie-Aufnahmen rund 20 % mehr Brusttumore als die übliche Doppelbefundung durch zwei Ärzte – bei gleicher Genauigkeit und fast halbiertem Arbeitsaufwand.[447] Diese Ergebnisse sind beeindruckend: Ein digitaler Assistent könnte die Radiologen entlasten und zugleich dafür sorgen, dass kein verdächtiger Schatten mehr übersehen wird. Gerade vor dem Hintergrund, dass in vielen Ländern Radiologen Mangelware sind, ist das ein wichtiger Aspekt. Die KI wird hier zum kollegialen Zweitgutachter, der rund um die Uhr verfügbar ist und nie müde wird.

Im Kampf gegen Krebs – ob Brustkrebs, Lungenkrebs oder andere Tumorarten – wird KI inzwischen zu einem immer wichtigeren Werkzeug, sowohl in der Diagnostik als auch bei Therapieentscheidungen. Bereits in der Pathologie kommen KI-Algorithmen zum Einsatz: Sie durchforsten digitalisierte Gewebeschnitte nach winzigen Tumorzellnestern. Ein KI-System von Google (Spitzname »LYNA«) erkannte beispielsweise metastatische Krebszellen in Lymphknoten mit einer Präzision, die selbst die geübter Pathologen übertraf. Auch auf radiologischen Bildern identifiziert KI Lungenrundherde oder kleinste Brusttumore oft früher und zuverlässiger als das menschliche Auge. Doch die Fähigkeiten der KI enden nicht bei der Diagnose. In der modernen Onkologie geht es darum, für jeden Patienten die bestmögliche, maßgeschneiderte Therapie zu finden – ein Puzzlespiel aus Tumorbiologie, Patientengeschichte und unzähligen aktuellen Studienergebnissen. KI kann hier als eine Art Hochleistungs-Rechner dienen, der all diese Informationen zusammenführt. So gibt es KI-Systeme, die anhand der genetischen Signatur eines Tumors und anderer Patientendaten vorhersagen, welcher Therapieweg am erfolgversprechendsten ist. Bei Lungenkrebs etwa lässt sich mittels KI abschätzen, ob ein Patient auf eine Immuntherapie ansprechen wird oder ob vielleicht eine bestimmte Chemotherapie-Kombination wirksamer wäre. In der Strahlentherapie wiederum optimieren Algorithmen in Minuten den Behandlungsplan: Sie berechnen die ideale Verteilung der Strahlendosis, um den Tumor maximal zu schädigen und gleichzeitig das umliegende gesunde Gewebe bestmöglich zu schonen. Was früher stundenlange manuelle Planung erforderte, gelingt mit KI-Unterstützung deutlich schneller – und teils sogar präziser, weil die Software mehr Variationsmöglichkeiten durchspielen kann, als es ein Mensch je könnte. Der Onkologe der Zukunft hat also womöglich einen KI-Coach an seiner Seite, der aus Millionen vergleichbarer Fälle gelernt hat und ihm hilft, die bestmögliche Entscheidung für seinen individuellen Patienten zu treffen.

Auch im Forschungslabor ist KI zum unentbehrlichen Helfer geworden, besonders in den sogenannten Omics-Wissenschaften – jenen Bereichen, die riesige biologische Datensätze generieren (Genomik, Epigenomik, Proteomik, Mikrobiomik, Metabolomik). Stellen Sie sich das menschliche Genom wie einen Text mit drei Milliarden Buchstaben vor. Darin nach bedeutsamen »Tippfehlern« (Mutationen) zu suchen, die etwa für eine Krankheit oder für Langlebigkeit verantwortlich sind, gleicht der sprichwörtlichen Suche nach der Nadel im Heuhaufen. KI kann diese Aufgabe bewältigen, indem sie Muster in den genetischen Daten erkennt, die einem Menschen entgehen würden. So gibt es Lernalgorithmen, die in der Lage sind, aus dem vollständigen Genom eines Patienten die paar verdächtigen Genvarianten herauszufiltern, die möglicherweise eine seltene Erkrankung verursachen – etwas, wofür ein Arzt manuell Jahre benötigen würde. Und ähnlich verhält es sich mit anderen »Omics«-Daten: Die Epigenomik etwa analysiert chemische Markierungen auf der DNA, die wie Schalter Gene an oder abschalten. Das epigenetische Muster unserer Zellen verändert sich im Laufe des Lebens und enthält wertvolle Informationen über das biologische Alter und Krankheitsrisiken. KI-Systeme können aus solchen Methylierungsmustern erstaunlich präzise das biologische Alter einer Person vorhersagen, als würden sie eine innere Uhr ablesen – man spricht von epigenetischen Uhren, die bereits jetzt auf KI-Analysen beruhen.

In der Proteomik, der Wissenschaft von allen Eiweißen eines Organismus, hat KI vor Kurzem einen Meilenstein erreicht: Eine von Google DeepMind entwickelte KI namens AlphaFold sagte die 3D-Strukturen von 98 % aller menschlichen Proteine mit hoher Genauigkeit voraus.[448] Diese Leistung galt lange als nahezu unlösbares Rätsel der Biologie – vergleichbar damit, alle Faltvarianten eines komplizierten Origami-Kunstwerks im Voraus zu kennen. Nun aber können Forscher am Computer die Form eines Proteins bestimmen, was für das Verständnis von Krankheiten und die Entwicklung neuer Medikamente revolutionär ist. Ebenso wird in der Mikrobiomik KI eingesetzt, um in den Milliarden von Darmbakterien-Mustern Schlüsse zu ziehen: So lassen sich etwa durch Machine-Learning-Modelle bestimmte Mikrobiom-Zusammensetzungen identifizieren, die mit einem erhöhten Risiko für Darmkrebs oder Diabetes einhergehen. Und in der Metabolomik – der Analyse aller Stoffwechselmoleküle – filtert KI aus Tausenden von Messwerten jene Muster heraus, die vielleicht frühzeitig auf eine Erkrankung hindeuten. Überall dort also, wo die Datenmengen gigantisch sind und Zusammenhänge komplex, dient KI als ein mächtiges Vergrößerungsglas und zugleich als Übersetzer, der aus dem Datenrauschen sinnvolle Melodien herauszieht.

Nicht zuletzt hilft KI dabei, die schiere Flut von medizinischem Wissen zu bewältigen. Medizinisches Wissen explodiert förmlich: Schätzungen zufolge verdoppelt sich die Menge an medizinischen Informationen inzwischen alle paar Monate. Prognosen gingen um 2020 davon aus, dass sich das Wissen alle 73 Tage verdoppelt! Für Ärztinnen und Ärzte ist es unmöglich, mit dieser Flut von Fachartikeln, Studien und neuen Erkenntnissen Schritt zu halten. Hier fungiert KI als Wissensvermittler und Filter zugleich. Ein KI-System kann in Sekundenbruchteilen Tausende Publikationen durchsuchen, aktuelle Leitlinien extrahieren und sogar aus unstrukturierten Texten in Patientenakten relevante Fakten herausziehen. Stellen wir uns eine Onkologin vor, die für einen komplexen Krebspatienten die besten Therapiemöglichkeiten abwägen muss. Sie könnte eine KI konsultieren, die alle jemals dokumentierten Fälle mit ähnlichem Tumorprofil analysiert hat – inklusive Genomdaten, vorheriger Therapieverläufe und Behandlungserfolgen. Die KI präsentiert ihr dann die wahrscheinlich erfolgversprechendsten Behandlungsoptionen, gestützt auf eine Auswertung riesiger Datenmengen, die kein Mensch allein je bewältigen könnte.

Auch im Klinikalltag übernimmt KI zunehmend Routineaufgaben der Datenaufbereitung: Sie alarmiert beispielsweise Ärzte, wenn die Vitaldaten eines Intensivpatienten ein Muster zeigen, das typischerweise einer beginnenden Sepsis vorausgeht – wertvolle Stunden, bevor es ein Mensch bemerken würde. Oder sie durchforstet elektronische Krankenakten und findet jene Patienten, die für ein bestimmtes Vorsorgeprogramm in Frage kommen, obwohl der behandelnde Arzt daran vielleicht gar nicht gedacht hat. In all diesen Fällen trennt die KI sozusagen die Spreu vom Weizen: Sie filtert das Wesentliche aus dem unüberschaubaren Datenmeer heraus und liefert es dem Arzt oder Forscher, damit dieser informierte Entscheidungen treffen kann. Natürlich kann KI den Menschen nicht ersetzen – am Ende sind es Ärzte aus Fleisch und Blut, die ethische Abwägungen treffen, Empathie zeigen und den Patienten ganzheitlich betrachten. Doch als »zweites Gehirn« im Hintergrund erweist sich KI schon heute als unschätzbar wertvoll.

KI hilft uns also schon in der Gegenwart, den Longevity-Dschungel zu durchdringen und dem uralten Traum eines längeren, gesünderen Lebens Schritt für Schritt näherzukommen.

Wenn wir den Blick nach vorn richten, sehen wir eine Fülle von aufkommenden Technologien, die das Potenzial haben, das Altern weiter hinauszuzögern – oder es irgendwann vielleicht ganz zu überwinden. Viele dieser Ansätze klingen heute noch futuristisch, doch die rasante Entwicklung der letzten Jahre zeigt, dass sogenannte Science-Fiction manchmal schneller Realität wird als gedacht.

Eine Schlüsselrolle dürfte die Gentechnik spielen. Mit präzisen Werkzeugen wie CRISPR/Cas9 können Wissenschaftler bereits heute punktgenau Gene an- und ausschalten. In Zukunft ließe sich damit womöglich gezielt in die molekularen Schaltkreise des Alterns eingreifen. Stellen Sie sich vor, es gäbe ein Gen, das den Alterungsprozess der Zellen beschleunigt – eine Gentherapie könnte dieses Gen in Ihrem Körper deaktivieren oder abmildern. Tatsächlich laufen erste Experimente in diese Richtung. Einige Forscher arbeiten beispielsweise daran, die Telomerase – ein Enzym, das die Telomere wieder verlängert – in alternden Zellen zu aktivieren, um die innere Uhr der Zelle zurückzustellen. Eine Biotech-Pionierin in den USA hat sogar einen Selbstversuch mit einer experimentellen Telomerase-Gentherapie unternommen. Auch wenn solche Ansätze noch nicht spruchreif sind, zeigen sie doch, wohin die Reise gehen könnte: in eine Ära, in der wir die DNA nicht mehr passiv altern lassen, sondern aktiv umprogrammieren.

Parallel dazu macht die regenerative Medizin enorme Fortschritte. Es ist nicht abwegig, dass wir in einigen Jahrzehnten verschlissene Organe einfach gegen laborgezüchtete, junge Ersatzteile austauschen können. Heute schon werden körpereigene Stammzellen genutzt, um in der Petrischale Mini-Organe – sogenannte Organoide – wachsen zu lassen. Wissenschaftler arbeiten daran, komplexe Organe wie Herz, Leber oder Niere mithilfe von 3D-Druckern und Bioreaktoren nachzubilden, teils unter Verwendung der Zellen des Patienten, um Abstoßungsreaktionen zu vermeiden. Denkbar ist, dass ein 80-jähriger Mensch in Zukunft ein »Update« für seinen Körper bekommt: ein neues Herz aus dem 3D-Biodrucker, hergestellt mit seinen eigenen Zellen, und vielleicht eine verjüngte Lunge, gewachsen in einem Labor oder sogar in einem Tier als lebendem Inkubator. Was sich anhört wie ein Szenario aus einem Science-Fiction-Roman, könnte für viele ältere Menschen ein Segen sein – der Austausch defekter Teile nach dem Baukastenprinzip würde ein längeres Leben bei guter Gesundheit ermöglichen.

Eine andere futuristische Idee ist der Einsatz von winzigen Robotern im Körper, oft auch Nanobots genannt. Diese mikroskopischen Maschinen könnten eines Tages durch unsere Blutbahnen patrouillieren und dort Reparaturarbeiten verrichten: Ablagerungen in den Arterien entfernen, bevor sie gefährlich werden, Krebszellen aufspüren und zerstören oder beschädigte DNA-Sequenzen direkt korrigieren. Noch sind wir von solchen frei schwimmenden »Zellmechanikern« ein gutes Stück entfernt, aber die Grundlagen werden bereits gelegt. Forscher haben zum Beispiel Nanopartikel entwickelt, die gezielt Medikamente an Tumorzellen abliefern. Der nächste Schritt wären intelligentere Nanomaschinen, die eigenständig agieren. Man stelle sich vor, eine Injektion von Milliarden solcher Nanobots könnte alle altersbedingten Schäden in unserem Körper aufspüren und ausbessern – der Körper bliebe wie ein gut gewartetes Auto stets in Schuss.

Nicht zu vergessen ist die immer größer werdende Rechenpower und KI-Unterstützung, die uns in Zukunft eine noch personalisiertere Präventivmedizin erlauben wird. Das Konzept des »digitalen Zwillings« gewinnt an Aufmerksamkeit: Damit ist gemeint, für jeden Menschen ein virtuelles Abbild im Computer zu erstellen, das alle relevanten Gesundheitsdaten umfasst – vom Erbgut über Organfunktionen bis hin zum Lebensstil. An diesem digitalen Zwilling ließen sich Therapien zunächst virtuell testen, um zu sehen, wie der reale Körper vermutlich reagieren würde. So könnte man gefahrlos ausprobieren, welches Medikament oder welche Intervention den größten Nutzen bringt, bevor man sie am Menschen einsetzt. KI-Systeme könnten zudem in Echtzeit unsere Körperdaten überwachen – viele von uns tragen ja schon Smartwatches und andere Sensoren – und sofort Alarm schlagen, wenn sich ein problematischer Trend abzeichnet. Vielleicht wird der Arzt der Zukunft in erster Linie ein Dirigent sein, der orchestriert, welche High-Tech-Maßnahmen für welchen Patienten zum Einsatz kommen – von der Gentherapie über die Zelltherapie bis zur KI-gestützten Überwachung zu Hause.

Einige Visionäre gehen sogar noch weiter. Sie fragen: Was, wenn wir den biologischen Körper irgendwann ganz hinter uns lassen könnten – wie das Hochladen des Bewusstseins in einen Computer (Mind Uploading) geistern durch die Zukunftsdebatten –, um so in digitaler Form weiterzuleben, losgelöst von den Fesseln des Körpers.

Wahrscheinlicher als ein einzelner Befreiungsschlag ist jedoch, dass wir durch die Kombination verschiedener Technologien Schritt für Schritt vorankommen. Vielleicht wird die Generation unserer Kinder bereits einige Routine-»Anti-Aging«-Maßnahmen erleben: alle paar Jahre eine Zelltherapie, um ein wichtiges Organ wie die Thymusdrüse (zentral für das Immunsystem) zu verjüngen; gelegentliche Gentherapien, um schädliche Mutationen zu korrigieren oder Schutzgene zu aktivieren; dazu eine individuell abgestimmte Medikamentenkur, um den Stoffwechsel jugendlich zu halten. Anstatt also *den* Jungbrunnen zu suchen, könnten wir ein ganzes Arsenal von Interventionen haben – ein mehrstufiges Wartungsprogramm für den menschlichen Körper. Diese Herangehensweise wäre komplex, aber sie verteilte die Last auf viele Schultern: Keine einzelne Maßnahme müsste das Unmögliche leisten, sondern zusammen ergäbe sich der Effekt eines deutlich verlangsamten oder sogar zeitweise rückgängig gemachten Alterns.

So futuristisch vieles davon klingt, der Grundstein ist bereits gelegt. CRISPR-Baseneditoren können heute schon einzelne »Buchstaben« im Erbgut tauschen. Die erste in Laborkultur gezüchtete Luftröhre ist bereits erfolgreich in einen Patienten transplantiert worden. Und KI-Systeme wie AlphaFold haben die Biologie geradezu revolutioniert, indem sie uns zeigen, wie Proteine – die Nanomaschinen des Lebens – aufgebaut sind und funktionieren.[449] All dies nährt die Hoffnung, dass wir an der Schwelle zu einer neuen Ära stehen: einer Zeit, in der Altern von einem unvermeidlichen Schicksal zu einer *überschaubaren* Reihe von Vorgängen wird. Die Vision ist dabei weniger die eines märchenhaften »Unsterblichkeitselixiers«, sondern eher die einer kontinuierlichen medizinischen Betreuung unseres Körpers, die Verschleiß rechtzeitig erkennt und repariert.

Wir sehen: Künstliche Intelligenz und Longevity sind die beiden großen Zukunftsthemen unserer Zeit. Verschmelzen sie miteinander, ergeben sich ungeahnte Möglichkeiten.[450] «

Zu diesem Kapitel gibt es übrigens einen kleinen Fun Fact. Aufmerksame Leser haben vielleicht bemerkt, dass das Kapitel mit Anführungszeichen beginnt und der letzte Absatz auch damit endet. Der Grund: Nicht ich habe dieses Kapitel geschrieben, sondern eine Künstliche Intelligenz, und zwar von der ersten bis zur letzten Zeile, ohne dass ich irgendeine Korrektur vorgenommen habe.

Das Ergebnis hat auch mich verblüfft. Und ein wenig erschreckt. Ich schreibe seit über 30 Jahren Bücher und tue dies gern. Mein erster TRIAS-Ratgeber erschien 1997. Für ein Kapitel wie dieses braucht es – einschließlich Recherche und Niederschrift – normalerweise eine gute Woche Arbeit. Da ist es schon beeindruckend, wenn die Profi-Version von ChatGPT das nach 15 Minuten ausspuckt. Nachdrücklich stellt sich da die Frage, ob Sachbuchautor noch ein Beruf mit Zukunft ist. Das ist aber nicht das Thema dieses Buches. Hier geht es um gesunde Langlebigkeit. Und wenn KI uns dabei helfen kann, diese zu erreichen, dann sollten wir das weniger als Bedrohung sehen, sondern als das, was es ist: ein echter Fortschritt.

Bryan Johnsons radikales Longevity-Selbstexperiment

Der Selbstverjüngungs-Trip des US-Unternehmers hält wichtige Lektionen bereit.

Auf der Suche nach Langlebigkeit wagen sich nur wenige Menschen so weit vor wie Bryan Johnson. Der Unternehmer aus Los Angeles, der durch den Verkauf eines Tech-Start-ups Millionen verdiente, nutzt sein Vermögen für ein radikales Selbstexperiment namens »Blueprint« (engl. Blaupause). Der Plan des knapp 50-Jährigen: Er möchte nicht nur langsamer altern, sondern seinen Körper auf das biologische Niveau eines 18-Jährigen verjüngen. Im besten Fall möchte er sogar: nicht sterben. Um dieses Ziel zu erreichen, nutzt Johnson die klassischen Anti-Aging-Bausteine, die Sie in den vorherigen Kapiteln kennengelernt haben – allerdings mit einer Rigorosität, die neue Maßstäbe setzt. Betreut von einem Team aus 30 Ärzten und Experten, setzt der Amerikaner auf eine Kombination von extrem strukturierter Ernährung, Interfallfasten, gezielter Supplementation, evidenzbasierter Bewegung und experimentellen Therapien. Jeder Tag ist minutiös getaktet. Als Fixpunkte dienen drei pflanzliche Mahlzeiten, von denen die letzte bereits um 11 Uhr vormittags eingenommen wird und meist Gemüse, Nüsse, Beeren und Olivenöl umfasst. Die anschließende 18-stündige Essenspause fördert körpereigene Regenerationsprozesse. Bevor Johnson um 20:30 Uhr zu Bett geht, hat er im Lauf des Tages zwischen 60 und 100 verschiedene Nahrungsergänzungsmittel eingenommen, einschließlich einiger Arzneistoffe. Dazu zählen beispielsweise NAD^+-Vorläufer, Metformin, Resveratrol und Melatonin.

Johnson strebt an, bis 2030 die Alterung seiner Organe um 25 % zu reduzieren. Im Jahr 2021 mit Blueprint gestartet, ist er auf diesem Weg bereits ein gutes Stück vorangekommen. Manche seiner Organe haben sich bereits derart verjüngt, dass sie denen von Twens und Teenagern Konkurrenz machen:

- Sein Herz hat ein biologisches Alter von 37 Jahren.
- Seine Knochen sind biologisch etwa 28 Jahre alt.
- Seine Lunge weist ein jugendliches Alter von 18 Jahren auf.
- Sein Blutbild gleicht fast dem eines 18-Jährigen.

Was den Amerikaner von Esoterikern, Influencern und den meisten Biohackern unterscheidet, ist nicht nur die Radikalität, mit der er sein Ziel verfolgt. Auch in Sachen Methodik und öffentlicher Haltung geht Johnson neue Wege. Beispielsweise setzt der Anti-Aging-Pionier so weit wie möglich auf evidenzorientierte Methoden. Jede Gesundheitsentscheidung, die er trifft, basiert auf Blutwerten, Genanalysen, Bildgebung oder anderen klinischen Daten. Selbst die nächtlichen Erektionsintervalle werden aufgezeichnet. Vermutlich ist es keine Übertreibung, wenn Johnson sich als den »am meisten gemessenen Menschen der Geschichte« bezeichnet. Zudem ist der Verlauf seines Projekts im Internet für jeden Interessierten offen einsehbar. Daten, Therapien, Kosten, Fehler und Updates werden transparent dokumentiert.

Nicht zuletzt diese Haltung hat mich bewogen, Bryan Johnson in den Mittelpunkt des letzten Buchkapitels zu rücken. Für ein langfristig erfolgreiches Longevity-Vorhaben ist es wichtig, den Körper regelmäßig auf den Prüfstand zu stellen. Nur so lassen sich Fortschritte verstetigen und Rückschritte korrigieren. Durch kontinuierliches Messen – sei es Blutdruck, maximale Sauerstoffaufnahme [VO_2max] oder epigenetisches Alter – können wir gezielt eingreifen, um den Alterungsprozess zu verlangsamen. Gerade die Verbindung aus datenbasierter Präzision und systemischem Denken macht Johnsons Selbstversuch zu einer spannenden Fallstudie für alle, die sich intensiver mit dem Thema Langlebigkeit beschäftigen. Auf den folgenden Seiten lernen Sie die grundsätzlichen Prinzipien und die wichtigsten Details des Blueprints-Projekts kennen. Alle Angaben stammen von Johnsons Homepage.

Naheliegenderweise lässt sich dieses Experiment nicht 1:1 kopieren. Wer Beruf, Familie, Freunde oder auch nur Hobbys hat, bringt kaum die Zeit auf, sich 24/7 um die Selbstverjüngung zu kümmern. Außerdem: Wer hat schon ständig ein Ärzteteam an der Seite? Weil manche seiner Interventionen ein Expertenniveau an Diagnostik voraussetzen, empfiehlt Johnson Nachahmern eine medizinische Begleitung. Und schließlich: Wer besitzt die Selbstbeherrschung, seine Kalorienzufuhr täglich in ein streng getaktetes Sechs-Stunden-Fenster zu pressen? Trotz dieser Vorbehalte birgt das Blueprint-Protokoll wertvolle Impulse für die eigene Longevity-Blaupause. Dazu gehört beispielsweise die Anregung, datengestützte Interventionen über pauschale Diät- oder Supplement-Empfehlungen zu stellen. Einer der wichtigsten Ratschläge Johnsons lautet demnach auch: »Miss, bevor du etwas änderst.« Wichtig ist nicht zuletzt, einer gewissen Systematik zu folgen. Nachhaltige Gesundheit basiert auf den »Big Four«: ausreichendem und erholsamem Schlaf, einer überwiegend pflanzenbasierten Ernährung, regelmäßiger körperlicher Bewegung sowie dem bewussten Umgang mit Stress. Erst im nächsten Schritt folgt die Einnahme von Supplementen und Geroprotektiva oder die Nutzung von technologischen Tools wie etwa einer hyperbaren Sauerstofftherapie und der Rotlichttherapie.

Die Grundsätze von Blueprint

Bryan Johnsons Langlebigkeits-Protokoll umfasst eine Vielzahl von Einzelmaßnahmen. Diese schöpfen sowohl aus wissenschaftlichen Erkenntnissen als auch aus experimentellen Ansätzen. Das oberste Ziel besteht darin, jedes Organ des Körpers zu messen, seine Alterungsgeschwindigkeit zu verlangsamen und Alterungsschäden umzukehren. Wichtiger Hinweis: Johnson greift bei den Nahrungsergänzungsmitteln zu Dosierungen, die die gängigen Empfehlungen mitunter um ein Mehrfaches überschreiten. Wenn Sie, wie die meisten Menschen, kein medizinisches Team zur Seite haben, das täglich Dutzende von Blutwerten optimiert, sollten Sie sich deshalb an die gängigen Empfehlungen halten.

Schlaf

Der Nachtruhe weist Johnson oberste Priorität zu. »Hochwertige Erholung macht schwierige Dinge leicht und unmögliche Dinge machbar«, so sein Credo. Johnson geht um 20:30 Uhr ins Bett und erzielt nach eigenen Angaben eine Schlafqualität von 100%. Die Strategien, mit der er diesen Super-Schlummer erreicht, formuliert er auf seiner Homepage in Form von Empfehlungen an seine Leser.

Diese lauten:

- Gehen Sie möglichst regelmäßig zur selben Zeit ins Bett (± 30 Minuten).
- Gehen Sie innerhalb von ± 30 Minuten nach dem Aufwachen ans Tageslicht.
- Essen Sie früher am Tag und ab dem Nachmittag/Abend nur noch leichte Mahlzeiten.
- Etablieren Sie eine 30–60-minütige Abendroutine zur Entspannung.
- Halten Sie die Temperatur im Schlafzimmer zwischen 15 und 19 °C.
- Meiden Sie anregende Substanzen (z. B. Koffein) nach 12 Uhr.
- Dimmen Sie das Licht 1–2 Stunden vor dem Schlafengehen. Rotes Licht ist am besten (z. B. mit einer Lampe und einer roten Glühbirne).

Bewegung

Bryan Johnsons Trainingsplan umfasst Kraft- und Ausdauertraining in hochstandardisierten Routinen.

Er trainiert täglich:

- mindestens eine Stunde Bewegung, meist morgens
- je nach Tag: Widerstandstraining und/oder HIIT (High Intensity Intervall Training)
- Cardio-Einheiten, beispielsweise Radfahren, Laufen, Ausdauergeräte
- Dehnung und Yoga für mehr Beweglichkeit
- mindestens 10 000 Schritte täglich

Hautpflege

Als Johnson 2021 mit Blueprint begann, lag sein Hautalter vor allem aufgrund von ausgiebigen Sonnenbädern bei 64 Jahren. Mittlerweile hat sich das Alter seiner Körperhülle auf 37–42 Jahre verbessert. Johnsons tägliche Skin-Routine umfasst laut seiner Homepage unter anderem:

- Körperreiniger, Gesichtsreiniger, Feuchtigkeitscreme (Körper, Gesicht) inklusive Vitamin C und Retinol
- Sonnenschutz
- diverse Cremes – einige erwägenswerte Inhaltsstoffe: Niacinamid, Vitamin C, Hyaluronsäure und Tretinoin (ein verschreibungspflichtiges Medikament)
- keine direkte Sonneneinstrahlung, wenn der UV-Index hoch ist (10 bis 16 Uhr)
- täglich 20–30 g Kollagenpeptide. Am besten Peptide mit Vitamin C kombinieren.
- Nahrungsergänzungsmittel: Niacinamid (15 mg) und Hyaluronsäure (120 mg)
- Auf ärztliches Rezept: eine Mikrodosis Accutane (40 mg wöchentlich) für makellose Haut und Anti-Aging-Effekte. Alternativen sind rezeptfreie Retinole.

- Rotlichttherapie: tägliche 6-minütige Ganzkörpersitzung für Kollagenproduktion, Heilung und Gesundheit der Mitochondrien

Ernährung

Im Mittelpunkt von Bryan Johnsons Diät steht eine überwiegend pflanzenbasierte, kalorienmäßig exakt kontrollierte Ernährung mit optimierter Nährstoffdichte. An einem typischen Tag gibt es drei Hauptmahlzeiten. Der Großteil der Kalorien stammt aus Gemüse, Nüssen, Beeren, gesunden Ölen, Hülsenfrüchten und qualitativ hochwertigem Eiweiß (pflanzlich dominiert, gelegentlich Kollagenpeptide). Johnsons tägliche Energiezufuhr liegt meist bei etwa 2250 kcal. Tabu sind: Zucker, verarbeitete Lebensmittel, Alkohol, gesättigte Fette, Kaugummi, Maissirup mit hohem Fruktosegehalt, Aspartam, Sucralose, Milchprodukte, Nudeln, Brot, Rapsöl, Maisöl, Sojaöl und Transfette.

Supplemente und Arzneien

Bryan Johnson nimmt über den Tag verteilt ein großes Arsenal von Nahrungsergänzungsmitteln und etliche gezielt ausgewählte, rezeptpflichtige Pharmazeutika ein. Dieses Supplement-Regime wird regelmäßig angepasst. Auf seiner Liste finden sich aktuell unter anderem folgende Substanzen:

- NAD^+-Vorstufen: NR (450 mg) oder NMN (500 mg)
- Senolytika wie Fisetin
- Kollagenprotein (11 g)
- EPA/DHA/DPA (800 mg)
- Antioxidantien, Polyphenole (z. B. Quercetin, Resveratrol)
- Vitamin D3/K2
- Spermidin, Glycin, Zink, Calcium
- Acarbose (200 mg, blutzuckerstabilisierend)
- Tadalafil (2,5 mg, insbesondere für die Gefäßfunktion)
- Candesartan (8 mg, Blutdruckregulation)
- Lithium (geringe Dosierung)
- Melatonin und Magnesiumoxid für den Schlaf
- Vitamin C, verschiedene B-Vitamine
- Metformin (1000 mg)
- arales Minoxidil (3,75 mg pro Tag)

Experimentelle Anwendungen

Ergänzend setzt Johnson auf zellverjüngende Anwendungen wie hyperbare Sauerstofftherapie, Schallwellentherapie zur schnellen Regeneration und Eiswasserbäder.

Bryan Johnsons typischer Tag

Morgens: Ich wache gegen 5:00 Uhr natürlich auf – laute Wecker können sich negativ auf den Körper auswirken.

- Körperkompositionsmessung: Gewicht, Körperfett, Muskelmasse, Hydration, arterielle Steifigkeit
- Atemübung oder Meditation für 5 Minuten, um Körper und Geist auszurichten.
- Lichttherapie (10 000 LUX-Gerät) für 3–4 Minuten, da ich vor Sonnenaufgang wach bin.
- Haarpflege: Rezeptpflichtiges Haarserum auftragen, dann 1–2 Minuten die Kopfhaut mit einer Silikonbürste massieren (fördert die Durchblutung).
- Danach rote Lichttherapie-Kappe für 6 Minuten tragen (zur Haarwuchsförderung), während ich mit meiner Routine fortfahre.

5:25 Uhr: Getränk (ca. 250 ml) mit folgenden Zutaten:

- 11 g Kollagen-Protein
- 2,5 g Kreatin
- ½ TL Präbiotikum Galactooligosaccharide
- 1 TL Inulin

5:30 Uhr: 60–90 Minuten Training: Schwerpunkte: Balance, Flexibilität, Krafttraining und Ausdauer. Am Wochenende: Wandern, Pickleball, Radfahren, Klettern usw.

6:45 Uhr: Frühstück:
Blueprint-Longevity-Protein mit:
- Heidelbeer-Nuss-Mix
- 11 g Kollagenprotein
- 1 EL natives Olivenöl extra
- Blueprint-Kakao (6 g)
- viele weitere Supplemente

7:15 Uhr: Pflege-Routine:
- Gesichtsreinigung, Feuchtigkeitscreme + Vitamin C und Retinol
- 2- bis 3-mal pro Woche Peeling mit einem japanischen Waschlappen
- Sonnenschutz, wenn UV-Index hoch ist und ich rausgehe
- Dusche mit Reinigungsgel
- Haare waschen mit Kérastase Scalp Stimulant
- Kopfhaut 60 Sekunden mit weichen Silikonborsten massieren

7:45 Uhr: Start in den Tag:
- 10-minütiger Spaziergang im Freien
- Beginn der Arbeit – morgens bin ich am produktivsten.

9:00 Uhr: zweite Mahlzeit des Tages:
Super Veggie oder Blueprint Metabolic Protein

Zutaten:
- Schwarze Linsen: 45 g (trocken), ca. 150 g gekocht
- Brokkoli (Kopf + Stiel): 250 g (alternativ: Brokkolisprossen)
- Blumenkohl: 150 g
- Shiitake- oder Maitake-Pilze: 50 g
- Knoblauch: 1 Zehe
- Ingwerwurzel: 3 g
- Limette: 1 Stück
- Kreuzkümmel (gemahlen): 1 EL
- Apfelessig: 1 EL
- Hanfsamen: 1 EL
- Nach der Zubereitung: 1 EL natives Olivenöl extra darüberträufeln
- 1–4 EL fermentiertes Gemüse, z. B. Sauerkraut, Kimchi, Rote Bete etc.

9:30 Uhr: Fokusarbeit
Während der Arbeitszeit mache ich alle 30 Minuten ca. 5 Minuten leichte Bewegung, z. B. Gehen, Eigengewichtsübungen, Dehnen, leichte Hausarbeit oder Tanzen.

11:00 Uhr: letzte Mahlzeit des Tages
Beispiel: Gefüllte Süßkartoffel (ca. 500 kcal)
- Süßkartoffel, gekocht: 300 g
- Kichererbsen (gekocht): 45 g
- Traubentomaten: 12 Stück
- Avocado: ½ Frucht
- Radieschen: 4 Stück
- Koriander: ¼ Tasse
- Jalapeño: 1 große
- Limetten: 2 Stück (ganz)
- Zitrone: 1 Stück (ganz)
- Chilipulver: 1 TL
- 1 EL Olivenöl
- viele Supplemente

Tägliche Makronährstoffe (circa):
- Kalorien: 2250 (entspricht ca. 10 % Kalorienreduktion gegenüber dem empfohlenen Tagesbedarf)
- Protein: 130 g (~25 %)
- Kohlenhydrate: 206 g (~35 %)
- Fett: 101 g (~40 %)

11:30 Uhr: Arbeit
Wie zuvor mache ich alle 30 Minuten etwa 5 Minuten leichte Bewegung (Gehen, Dehnen, Übungen etc.).

Flüssigkeitszufuhr: Alle Getränke sind mineralisiert, d. h. entweder Tee, Wasser mit Elektrolyten, oder der Blueprint Longevity Mix am Morgen. Ziel: nachts nicht aufwachen müssen, um zur Toilette zu gehen. Ich stoppe die Flüssigkeitszufuhr um 16:00 Uhr.

19:30 Uhr

- 10-minütiger Spaziergang draußen
- Zeit mit Freunden und Familie
- Abendroutine zur Entspannung
- keine Nachrichten, sozialen Medien oder Bildschirme
- »Nacht-Modus« aktiviert

20:00 Uhr: Abendpflege Gesichtsreinigung, Feuchtigkeitscreme + Vitamin C und Retinol

20:30 Uhr: Im Bett Ich bin um 20:30 Uhr im Bett und schlafe innerhalb von 3 Minuten, nachdem mein Kopf das Kissen berührt.

So checkt Johnson seine Körperwerte

Bryan Johnson bestimmt sein biologisches Organalter mit einer Kombination moderner Messmethoden, die in der aktuellen Longevity-Forschung als Standard gelten.

Epigenetische Tests: Diese Verfahren messen die DNA-Methylierungsmuster, die sich altersabhängig verändern, und geben Aufschluss über das biologische Alter von Zellen in verschiedenen Organen.

Proteomik-basierte Bluttests: Hierbei werden organspezifische Proteine im Blutplasma quantitativ bestimmt. Forscher der Stanford University haben ein Verfahren entwickelt, das über die Messung bestimmter organspezifischer Proteine im Blut das biologische Alter von einzelnen Organen (z. B. Herz, Lunge, Leber, Gehirn) bestimmt.

Physiologische und funktionelle Tests: Dazu zählen Lungenfunktionstests, kardiale Untersuchungen, neurologische Assessments sowie Messungen der Muskelkraft, des Blutdrucks, der Herzfrequenzvariabilität (HRV), der Mikrobiomzusammensetzung, der Entzündungsmarker sowie weiterer Parameter, die den funktionellen Zustand der Organe widerspiegeln.

Longevity-Sprechstunde

Abschließend noch ein paar Anmerkungen für diejenigen, die aus den in diesem Buch vermittelten Informationen nicht nur ihr persönliches Longevity-Programm erstellen wollen, sondern die auch planen, andere in diesem Bereich zu coachen.

Zunächst einmal: Für den Aufbau einer Longevity-Sprechstunde gibt es keine Blaupause, die man einfach kopieren könnte. McDonald's-Filialen funktionieren überall auf der Welt nach demselben Schema. Für das Longevity-Coaching gilt das nicht. Wer hier tätig werden will, sollte zunächst einmal bei der »Ich-Analyse« beginnen: Welche Ausbildung habe ich? Welche besonderen Qualifikationen bringe ich mit? Wo liegen meine persönlichen Stärken? Ist das Longevity-Coaching mein zweites oder gar drittes Standbein oder möchte ich meine Existenz darauf aufbauen?

Machen wir es gleich konkret. Sind Sie zum Beispiel Arzt, haben Sie die Möglichkeit, rezeptpflichtige Medikamente zu verschreiben. Ohne ärztliche Approbation ist dies nicht möglich. Sehr wohl haben Sie dann aber die Möglichkeit, aus einer Vielzahl von Supplementen auszuwählen und auf Lebensstilmodifikation zu setzen. Longevity ist – wie wir gesehen haben – ein weites Feld. Gilt da Ihr besonderes Interesse der Ernährung, so ergeben sich viele Möglichkeiten der gezielten Beratung. Kommen Sie eher aus dem Bereich Sport und Bewegung, so gibt es auch hier viele Möglichkeiten, individuelle Trainingsprogramme zu erstellen und mit den Kunden – ich spreche hier ganz bewusst nicht von Patienten – umzusetzen. Stressreduktion, Psychoverfahren und mentales Coaching benötigen wiederum einen anderen Ansatz. Es gilt also zunächst einmal zu klären: »Wofür stehe ich?« Wer nicht authentisch ist, wird schnell entlarvt.

Anamnese ist wichtig

Dann geht es um den Kunden beziehungsweise um die zu betreuende Person. Da steht – wie auch allgemein in der Medizin – die Anamnese, also die Erhebung der Krankengeschichte, am Anfang. In der Arztpraxis wird das zumeist mit wenigen Sätzen abgehandelt. Im Longevity-Bereich sollten Sie sich dafür deutlich mehr Zeit nehmen. Wenn Sie nicht wissen, wen Sie vor sich haben, werden Sie auch nicht wirklich etwas ändern können.

Es gilt also zu erfragen:

- Die Familiengeschichte: Welche Erkrankungen kommen gehäuft vor? Wie alt sind Eltern und Großeltern geworden? Das gibt ggf. schon einmal Hinweise auf eine gezielte weiterführende genetische Diagnostik
- Die Eigenanamnese: Bestehen bereits Grunderkrankungen? Werden Medika-

mente oder/und Supplemente eingenommen? Wenn ja, welche? Wurden bereits Operationen durchgeführt? Werden medizinische Vorsorgeuntersuchungen regelmäßig wahrgenommen?
- Den persönlichen Lebensstil: Wie schaut die Ernährung aus? Wird hier eine besondere Ernährungsform präferiert? Gibt es Nahrungsmittelunverträglichkeiten? Besteht Übergewicht? Falls ja, wie ist der aktuelle BMI und der Bauchumfang? Wie hat sich das Gewicht in den letzten Jahren entwickelt? Wird Sport getrieben? Falls ja, welche Sportarten in welcher Häufigkeit? Wie ist das Schlafverhalten? Wie schaut das persönliche und soziale Umfeld aus? Gibt es hier eventuell Konflikte, die sich auf die Gesundheit auswirken können?

Es gibt für all diese Themen standardisierte Fragebögen. Diese erleichtern häufig die Arbeit und sparen Zeit. Dennoch halte ich es für sinnvoll, diese Fragen in einem persönlichen Gespräch miteinander durchzugehen. Das baut schon einmal eine persönliche Beziehung auf und erlaubt es, bei relevanten Punkten auch gezielt nachzufragen und in die Tiefe zu gehen.

Nachfragen lohnt sich

Nicht zuletzt ist es natürlich wichtig, das gegenwärtige Befinden abzufragen. Fühlt sich Ihr Coachee fit und gesund und möchte diesen Zustand möglichst lange erhalten? Oder gibt es bereits akute oder chronische Beschwerden? Manches wird dabei vom Gegenüber gelegentlich eher unspezifisch beschrieben, ist deshalb aber nicht von geringer Bedeutung. »Es geht alles nicht mehr so wie früher«, »Irgendwie bin ich ständig müde«, »Ach ja, das Altern …« gehören zu solchen typischen Aussagen. In der klassischen Arztpraxis geht man darüber meist geflissentlich hinweg. Wir dagegen behandeln Altern – da gilt es, auch solche Beschwerden ernst zu nehmen.

Manche Dinge werden auch nur ungerne von sich aus berichtet. Nicht zuletzt, weil sie noch immer ein wenig schambesetzt sind. Da hilft dann häufig eine gezielte Nachfrage des Therapeuten. Etwa: »Und wie schaut es mit dem Sexualleben aus?«

Diskret verschwiegen werden häufig auch andere Altersbeschwerden wie Harninkontinenz, von der viele ältere Frauen betroffen sind. Wird dies jedoch von Ihnen als Coach angesprochen, fällt die Antwort zumeist ehrlich aus. Und es wird auch freudig begrüßt, wenn man Möglichkeiten aufzeigt, diese lästige Problematik gezielt zu behandeln, zum Beispiel durch ein Beckenbodentraining.

Nach der ausführlichen Anamnese folgen die spezifischen Untersuchungen. Da bieten die Laboranalysen inzwischen vielfältige Möglichkeiten. Prinzipiell ist das erfreulich, man kann es allerdings auch übertreiben. Wer alles bestimmt, was mittlerweile auf diesem Gebiet angeboten wird, ist schnell einige tausend Euro los. Das kann sich nicht jeder leisten. Das ist auch nicht immer sinnvoll – außer vielleicht für das Bankkonto des Laborarztes.

Laboranalysen – differenziert vorgehen

Insofern würde ich zu einer Art »Longevity-Basislabor« raten, das dann gezielt durch spezielle Module erweitert werden kann.

Zum Basislabor sollten gehören:

- kleines Blutbild (Leukozyten, Erythrozyten, Hämoglobin, Thrombozyten)
- Leberwerte (GOT, GPT, Gamma-GT)
- Nierenwerte (Kreatinin)
- Lipide (Triglyceride, Gesamt-Cholesterin, HDL/LDL-Cholesterin)
- wichtigste Elektrolyte und Spurenelemente (Natrium, Kalzium, Kalium, Eisen, Zink, Selen, Magnesium)
- Schilddrüsenlabor (TSH, FT3, FT4, TOP-AK)
- Vitamin D3, als das Vitamin, bei dem in Deutschland am häufigsten ein Mangel besteht
- HbA1c als Marker für Glykierung
- Hochsensitives CRP als Marker für niederschwellige Entzündungen

All diese Laboranalysen sind relativ kostengünstig, da sie mehr oder weniger Routine sind. Im Rahmen gesonderter Module lassen sich dann – je nach Ausgangslage und Vorbefunden – weitere Spezialmodule bestimmen.

Hierzu gehört zum Beispiel:

- Hormonanalytik
- erweitertes Mikronährstoffprofil (am besten aus dem Vollblut)
- umfassender Vitaminstatus
- Aminosäurenprofil
- erweiterte Laborprofile bei Verdacht auf spezifische Organerkrankungen (Leber, Herz, Nieren)
- Tumormarker
- Mikrobiomdiagnostik

Hier ist gegebenenfalls es sinnvoll, sich mit einem örtlichen Labor oder auch mit einem Speziallabor zusammenzusetzen, um die entsprechenden Laborprofile auszuarbeiten.

Das Labor für den Hausgebrauch

Im Übrigen zeichnet sich auf diesem Gebiet eine Veränderung ab, welche die Laboranalytik in den kommenden Jahren nachhaltig verändern wird. Es kommen immer mehr kleine Analysegeräte auf den Markt, die bereits viele Laborwerte aus einem einzigen Tropfen Kapillarblut messen können und die Ergebnisse teilweise sofort ausdrucken. Noch lassen sich damit nicht alle relevanten Werte bestimmen. Die Leistungsfähigkeit dieser Geräte nimmt aber kontinuierlich zu. In Zukunft werden also Therapeuten durchaus die Möglichkeit haben, Laborwerte in den eigenen Räumen in Echtzeit bestimmen zu lassen.

Das gilt für einen Wert allerdings nicht: für die Bestimmung des biologischen Lebensalters mittels Epigenetiktest. Den halte ich für ein fundiertes Longevity-Coaching für unabdingbar. Die Frage, inwieweit das biologische vom chronologischen Lebensalter abweicht, ist für den Longevity-Bereich von entscheidender Bedeutung. Der Epigenetiktest ist dann auch im Verlauf ein wichtiger Marker, um zu sehen, ob die therapeutischen Bemühungen erfolgreich waren.

Zum Schluss noch ein weiterer wichtiger Aspekt. Wie wir gesehen haben, ist Longevity ein weites Feld. Nicht jeder kann da alles kompetent als Coach abdecken. Wer eine gute Ernährungsberatung macht, wird nicht unbedingt schon am nächsten Morgen um 7:00 Uhr mit Sportschuhen bei seinem Kunden vor der Haustür stehen, um ihn zum »Personal Training« abzuholen. Und wer in Sachen Sport gut unterwegs ist, der muss nicht unbedingt in Sachen Hormone große Kompetenz aufweisen.

Was ist die Lösung?

Ein gutes Netzwerk. Wer zum Beispiel selbst kein Arzt ist, der sollte definitiv die Kooperation mit einem Mediziner anstreben, der seinen Schwerpunkt im Bereich Prävention- und Longevity-Medizin hat. Dieser kann dann eventuell in seiner Praxis auch entsprechende ärztliche Untersuchungen durchführen oder auch einmal ein Rezept ausstellen.

Solche Ärzte findet man auf der Website der Gesellschaft für Prävention- und Anti-Aging Medizin (GSAAM, s. Empfehlungen Seite 235). Hier gibt es eine entsprechende Arztsuche aufgeteilt nach Regionen.

Man sollte sich auch genauer die Fitnessstudios der Umgebung anschauen, um zu wissen, wohin man seine Schützlinge schicken kann. Eine 60-Jährige mit Übergewicht fühlt sich nicht unbedingt in einem Fitnesscenter wohl, in dem sie sich mit 20-jährigen Pumpern um die Geräte streiten muss. Das Gesamtpaket muss also stimmen. Und das stimmt zumeist nur, wenn man ein gutes Team bzw. ein gutes Netzwerk hat.

Und noch ein allerletzter Punkt: Das Gebiet Longevity entwickelt sich sehr dynamisch. Nahezu täglich kommen neue Erkenntnisse hinzu. Regelmäßige Fort- und Weiterbildung ist daher ein Muss.

Das ist wichtig für unsere Kunden. Das ist aber auch wichtig für uns selbst. Denn möglichst lange bei möglichst guter Gesundheit zu leben – das ist ja nicht nur etwas, das wir anderen vermitteln wollen. Das wollen wir ja auch für uns selbst.

Danksagung

Mein erster Dank gilt meiner Frau Francinia, ihrer Geduld und der Nachsicht, mit der sie es toleriert, dass wieder einmal viele Wochenenden und fast ein gesamter Sommerurlaub in ein Buchprojekt geflossen sind.

Bernhard Hobelsberger, einem langjährigen Freund und Co-Autor vieler meiner Bücher, gebührt ebenfalls Dank dafür, dass er mich auch bei diesem Projekt tatkräftig unterstützt hat.

Dr. Yael Adler, ihrerseits eine absolute Erfolgsautorin, ist seit vielen Jahren eine geschätzte Kollegin, engagierte Mitarbeiterin in meiner Anti-Aging Gesellschaft (GSAAM) und stets kompetente Ansprechpartnerin in allen Ernährungs- und Longevity-Fragen.

Frau Magister Anita Frauwallner, Pionierin in Sachen Mikrobiom, Autorin, Gründerin und Geschäftsführerin der Firma Allergan, danke ich für die wertvollen Hinweise zum Mikrobiom-Kapitel.

Dr. Jan Seevogel, Experte und Ausbilder für Bio-Hacking, hat viel dazu beigetragen, meine ursprünglichen Vorbehalte gegen den Begriff »Coaching« abzubauen. Auch ihm verdanke ich wichtige Anregungen.

Herbert Galster, ein langjähriger Weggefährte, ist ein lebendes Beispiel dafür, dass man nicht unbedingt zur Generation der »Digital Natives« gehören muss, um ein absolut hochkarätiger Experte in Sachen Künstlicher Intelligenz zu sein. Ihm danke ich für immer neue Anregungen, wie sich in Zukunft die KI und Longevity miteinander verbinden lassen.

Nicht zuletzt gilt mein Dank Frau Uta Spieldiener, Programmleiterin der TRIAS-Ratgeberreihe, dass sie mir dieses anspruchsvolle Projekt anvertraut hat. Ich hoffe, das Ergebnis entspricht den Erwartungen.

Quellenangaben

1 Nir Barzilai; Interview-Ausschnitt zur Alternsforschung; www.youtube.com/watch?v=XN7rLbCBO1c

2 Sinclair, David: Das Ende des Alterns, 4. Auflage, DuMont Buchverlag Köln, S. 25

3 Grönke, Sebastian: Anti-Aging-Forscher testen Medikamente für ein längeres Leben – dabei gibt es schon ein einfaches Mittel. T3N Magazin. t3n.de/news/anti-aging-forscher-testen-medikamente-fuer-ein-laengeres-leben-dabei-gibt-es-schon-ein-einfaches-mittel-1624056/

4 Willcox BJ et al. Survival of the oldest old: The Saskatoon study of exceptional longevity. The Journal of Gerontology: Series A 2008, 63(10), 1177–1184

5 López-Otín C et al. The Hallmarks of Aging. Cell, 153(6), 2013, S. 1194–1217;
López-Otín C, Kroemer G. Hallmarks of aging: An expanding universe. Cell, 186(2), 2023, S. 243–278

6 Eisenberg T, Knauer H, Schauer T et al. Induction of autophagy by spermidine promotes longevity. Nature Cell Biology 2009, 11, 1305–1314

7 Longo VD, Mattson MP. Fasting: Molecular mechanisms and clinical applications. Cell Metabolism 2014, 19(2), 181–192

8 Harrison DE et al. Rapamycin fed late in life extends lifespan in genetically heterogeneous mice. Nature 2009, 460, 392–395;
Barzilai N et al. Metformin as a Tool to Target Aging. Cell Metabolism 2016, 23(6), 1060–1065

9 Gill D, Ocampo JM et al. Multi-omic rejuvenation of human cells by maturation phase transient reprogramming 2022. eLife, 11, e71624

10 Horvath S. DNA methylation age of human tissues and cell types. Genome Biology 2013, 14, R115

11 Fries JF. Aging, natural death, and the compression of morbidity. New England Journal of Medicine 1980, 303, 130–135;
Kennedy BK, van Deursen JM et al. Geroscience: Linking aging to chronic disease. Cell 2014, 159(4), 709–713

12 Stifter A et al. Altern und altersbezogene Erkrankungen – Welche klinische Relevanz haben Erkenntnisse aus der molekularen Alternsforschung? Zeitschrift für Gerontologie und Geriatrie 2022, link.springer.com/article/10.1007/s15013-022-4379-z

13 Ärzteblatt: Lebenserwartung: Menschen könnten in Zukunft bis zu 140 Jahre alt werden. Deutsches Ärzteblatt. www.aerzteblatt.de/news/lebenserwartung-menschen-koennten-in-zukunft-bis-zu-140-jahre-alt-werden-d6ef2d3a-469a-46ad-b17a-3123370ccc24

14 Kaplan M, Robson A, Lancet JB. The evolution of maximum human lifespan. Popul Dev Rev 2000, 26(3), 559–575

15 Scheidel W. Death on the Nile: Disease and famine in ancient Egypt. Ancient Society 2010, 40, 329–357

16 Hobbes, Thomas: Leviathan. (Artikel) Wikipedia. de.wikipedia.org/wiki/Leviathan_(Thomas_Hobbes)

17 Vaupel JW et al. Longevity and life expectancy in history: A review of statistical research. Population Studies 2019, 73(sup1), S1–S13

18 www.aerzteblatt.de/news/lebenserwartung-menschen-koennten-in-zukunft-bis-zu-140-jahre-alt-werden-d6ef2d3a-469a-46ad-b17a-3123370ccc24

19 Statistisches Bundesamt (Destatis): Lebenserwartung nach Periodensterbetafeln. www.destatis.de/DE/Themen/Gesellschaft-Umwelt/Bevoelkerung/Sterbefaelle-Lebenserwartung/sterbetafel.html

20 Max-Planck-Institut für Biologie des Alterns: Was ist Altern? www.age.mpg.de/was-ist-altern

21 Wikipedia: Inah Canabarro Lucas. de.wikipedia.org/wiki/Inah_Canabarro_Lucas

22 Arking R. The biology of aging: Observations and principles. Oxford University Press, 2017

23 López-Otín C, Kroemer G et al Hallmarks of aging: An expanding universe. Cell 2023, 186(2), 243–278

24 Universität Tübingen: DNA-Damage Repair Service Unit – Hintergrundinformationen; Medizinische Fakultät; www.medizin.uni-tuebingen.de/de/das-klinikum/einrichtungen/institute/biochemie/dna-damage-repair-service-unit-tuebingen/hintergrund-informationen

25 Universität Leipzig; Mehr als 330 Kilogramm: Das isst ein Deutscher pro Jahr; 07.01.2021; www.uni-leipzig.de/newsdetail/artikel/mehr-als-330-kilogramm-das-isst-ein-deutscher-pro-jahr-2021-01-07-1

26 Calder PC. Omega-3 fatty acids and inflammatory processes; Nutrients 2017, 9(9), 860

27 Liu RH. Health-promoting components of fruits and vegetables in the diet; Advances in Nutrition 2018, 9(1), 145–146

28 Ramirez-Sanchez I et al. Epigallocatechin gallate promotes longevity and healthspan in model organisms; Journal of Nutritional Biochemistry 2016, 33, 1–11

29 Christ A et al. Western diet triggers NLRP3-dependent innate immune reprogramming; Cell 2018, 172(1–2), 162–175

30 Fadnes LT et al. Estimating impact of food choices on life expectancy: A modeling study; PLOS Medicine 2022; 19(2): e1003889

31 www.spektrum.de/news/wie-die-ernaehrung-die-lebenserwartung-beeinflusst/1993408

32 Global Burden of Disease Study; Datenbank; Wikipedia-Eintrag: en.wikipedia.org/wiki/Global_Burden_of_Disease_Study

33 Eslam M et al. Nutrition and nonalcoholic fatty liver disease and metabolic syndrome; Nature Reviews Gastroenterology & Hepatology 2020, 17(12), 765–780

34 Bauer J et al. Evidence-based recommendations for optimal dietary protein intake in older people: a position paper from the PROT-AGE Study Group. Journal of the American Medical Directors Association 2013, 14(8), 542–559

35 www.zeitschrift-sportmedizin.de/pro-protein-proteine-und-ihre-bedeutung-in-der-ernaehrung/

36 www.bfr.bund.de/lebensmittelsicherheit/bewertung-der-stofflichen-risiken-von-lebensmitteln/bewertung-von-lebensmittelinhaltsstoffen/bewertung-anderer-stoffe-in-lebensmitteln/gesundheitliche-bewertung-von-aminosaeuren/

37 Simpson SJ, Raubenheimer D. The protein leverage hypothesis; Obesity Reviews 2005, 6(2), 133–142

38 Longo VD, Mattson MP. Fasting: Molecular mechanisms and clinical applications. Cell Metabolism 2014, 19(2), 181–192

39 Longo VD. Mutations in the yeast Saccharomyces cerevisiae that increase life span are related to oxidative stress. Proceedings of the National Academy of Sciences of the United States of America 1997, 94(6), 2530–2535

40 Longo VD. Iss dich jung. Goldmann Verlag 2018, S. 58

41 Longo VD, Mattson MP. Fasting: Molecular mechanisms and clinical applications. Cell Metabolism 2014, 19(2), 181–192

42 www.age.mpg.de/laesst-sich-das-altern-bremsen

43 Levine ME, Suarez JA et al. Low protein intake is associated with a major reduction in IGF-1, cancer, and overall mortality in the 65 and younger but not older population. Cell Metabolism 2014, 19(3), 407–417

44 Michalsen A. Mit Ernährung heilen. Insel Verlag 2023, Seite 86

45 Kenyon CJ. The genetics of ageing. Nature 2010, 464(7288), 504–512. doi.org/10.1038/nature08980

46 u. a. Kenyon CJ. The genetics of ageing. Nature 2010, 464(7288), 504–512. doi.org/10.1038/nature08980

47 www.dge.de/presse/meldungen/2021/high-protein-produkte-sind-ueberfluessig/

48 Attia P. Outlive. Wie wir länger und besser leben können, als wir denken. Ullstein Buchverlage 2024, S. 447

49 www.dge.de/presse/meldungen/2020/positionspapier-zur-proteinzufuhr-im-sport/

50 Raschka C et al. Sport und Ernährung. Wissenschaftlich basierte Empfehlungen, Tipps und Ernährungspläne für die Praxis. Thieme 2022

51 Attia P. Outlive. Wir wir länger und besser leben können, als wir denken. Ullstein Buchverlage 2024, S. 447

52 Leidy HJ, Clifton PM et al. The role of protein in weight loss and maintenance. The American Journal of Clinical Nutrition 2015, 101(6), 1320S–1329S;
Wycherley TP, Moran LJ et al. Effects of energy-restricted high-protein, low-fat compared with standard-protein, low-fat diets: A meta-analysis of randomized controlled trials. The American Journal of Clinical Nutrition 2012, 96(6), 1281–1298

53 Longo VD, Mattson MP. Fasting: Molecular mechanisms and clinical applications. Cell Metabolism 2014, 19(2), 181–192;
Levine ME, Suarez JA et al. Low protein intake is associated with a major reduction in IGF-1, cancer, and overall mortality in the 65 and younger but not older population. Cell Metabolism 2014, 19(3), 407–417

54 www.dge.de/gesunde-ernaehrung/faq/ausgewaehlte-fragen-und-antworten-zu-protein-und-unentbehrlichen-aminosaeuren/

55 Estruch R, Ros E, Salas-Salvadó J et al. Primary prevention of cardiovascular disease with a Mediterranean diet supplemented with extra-virgin olive oil or nuts. New England Journal of Medicine 2018, 378(25), e34

56 Schumann M, Rohn S, Brandt A. Effects of polyunsaturated fatty acids on visceral adipose tissue: A systematic review. Nutrients 2024, 16(1), 198. doi.org/10.3390/nu16010198

57 fddb.mobi/de/naturprodukt_olivenoel.html

58 www.dge.de/blog/2023/fett-in-der-ernaehrung-fakten-rund-um-die-bedeutung-von-fett-fuer-den-koerper/

59 www.chemieunterricht.de/dc2/fette/info-04.htm

60 adipositas-gesellschaft.de/ueber-adipositas/praevalenz/

61 Guh DP, Zhang W et al. The incidence of co-morbidities related to obesity and overweight: A systematic review and meta-analysis. BMC Public Health 2009, 9, 88. doi.org/10.1186/1471-2458-9-88

62 Bluher M. Are metabolically healthy obese individuals really healthy? European Journal of Endocrinology 2012, 166(6), 661–665. doi.org/10.1530/EJE-12-0140

63 Di Angelantonio E et al. Body-mass index and all-cause mortality: Individual-participant-data meta-analysis of 239 prospective studies in four continents 2016. The Lancet, 388(10046), 776–786

64 Yang J, Wang Y, Sun L et al. Visceral adiposity and insulin resistance: Mechanisms and clinical implications. Frontiers in Endocrinology 2023, 14, 1145678

65 Ross R, Dagnone D et al. Reduction in obesity and related comorbid conditions after diet-induced weight loss or exercise-induced weight loss in men: A randomized, controlled trial. Annals of Internal Medicine 2000, 133(2), 92–103. doi.org/10.7326/0003-4819-133-2-200007180-00008

66 Mai K, Siegfried E, von Schacky C, Rospleszcz S, Kuß O. Effects of unsaturated fatty acids and dietary patterns on body fat distribution in older adults: Results from the NutriAct trial. European Journal of Clinical Nutrition 2024, 78(3), 457–466

67 Hooper L, Martin N, Jimoh OF, Kirk C. Reduction in saturated fat intake for cardiovascular disease. Cochrane Database of Systematic Reviews 2020, 5, CD011737

68 Alhassan S, Bailey BA, Alpizar D. Cheese consumption and risk of cardiovascular disease: A meta-analysis. Nutrition & Metabolism 2020, 17, 52

69 Schwingshackl L, Hoffmann G, Lampousi AM. Olive oil in the prevention of cardiovascular disease: A meta-analysis. International Journal of Epidemiology 2014, 43(5), 1524–1537

70 www.nature.com/articles/s41467-021-22370-2

71 www.pharmazeutische-zeitung.de/pharm2-04-2004/

72 www.chemie.uni-wuerzburg.de/fileadmin/08020000/user_upload/makula/Omega-3-6-Fettsaeuren.pdf.pdf

73 www.der-privatarzt.de/artikel/fokus-naturmedizin-mikronahrstoffe-in-der-schwangerschaft-pag-01-22

74 deutsch.medscape.com/artikelansicht/4914777

75 Attia P. Outlive. Wie wir länger und besser leben können als wir denken. Ullstein Verlage 2023, S. 457

76 www.springermedizin.de/fruehgeburten/verwirrtheit/verwirrung-um-die-wirkung-von-omega-3-fettsaeuren/17248034

77 www.springermedizin.de/fruehgeburten/verwirrtheit/verwirrung-um-die-wirkung-von-omega-3-fettsaeuren/17248034

78 www.news.uzh.ch/de/articles/media/2025/omega-3-alterungsprozess.html

79 Longo VD. Iss dich jung. Goldmann Verlag 2018, Seite 137

80 www.br.de/br-fernsehen/sendungen/gesundheit/fischoel-omega3-kapseln-148.html

81 www.acefitness.org/fitness-certifications/ace-answers/exam-preparation-blog/3815/anthropometric-measurements-when-to-use-this-assessment/?srsltid=AfmBOooo8V0Ps9f5ESI-1OFmyWOTcKBE-AAyy_iFJ7mr05FD8vt13cESx

82 Flegal KM, Kit BK, Orpana H, Graubard BI. Association of all-cause mortality with overweight and obesity using standard body mass index categories: A systematic review and meta-analysis. JAMA 2013, 309(1), 71–82

83 Di Angelantonio E et al. Body-mass index and all-cause mortality: Individual-participant-data meta-analysis of 239 prospective studies in four continents 2016. The Lancet, 388(10046), 776–786

84 Whitlock G, Lewington S et al. Body-mass index and cause-specific mortality in 900,000 adults: collaborative analyses of 57 prospective studies. The Lancet 2009, 373(9669), 1083–1096

85 Wirth A, Wabitsch M, Hauner H. Clinical practice guideline: The prevention and treatment of obesity. Dtsch Arztebl Int 2014; 111: 705–13

86 Longland TM et al. Higher compared with lower dietary protein during an energy deficit combined with intense exercise promotes greater lean mass gain and fat mass loss: a randomized trial. The American Journal of Clinical Nutrition 2016, 103(3), 738–746

87 Oppert JM et al. Exercise training in the management of overweight and obesity in adults: Synthesis of the evidence and recommendations from the European Association for the Study of Obesity Physical Activity Working Group. Obes Rev. 2021 Jul;22 Suppl 4(Suppl 4):e13273

88 Deutsche Adipositas-Gesellschaft (DAG) e. V. S3-Leitlinie Adipositas – Prävention und Therapie. Version 5.0 Oktober 2024. Verfügbar unter: register.awmf.org/de/leitlinien/detail/050-001. Zugriff am 02.11.2025

89 Forman EM, Butryn ML et al. The Mind Your Health Project: A randomized controlled trial of an innovative behavioral treatment for obesity. Obesity 2016, 24(7), 1335–1342

90 Deutsche Adipositas-Gesellschaft (DAG) e. V. S3-Leitlinie Adipositas – Prävention und Therapie. Version 5.0 Oktober 2024. Verfügbar unter: register.awmf.org/de/leitlinien/detail/050-001. Zugriff am 02.11.2025

91 Wilding JPH et al. Once-weekly semaglutide in adults with overweight or obesity. The New England Journal of Medicine 2021, 384(11), 989–1002

92 Keweloh B, von Wolff M, Kruschitz R, Eichler K. GLP-1-Rezeptoragonisten und Lebensstilmodifikation in der Adipositastherapie: Synergistische Effekte? Die Diabetologie 2025, 6(1), 34–41

93 Davies MJ et al. Efficacy of liraglutide for weight loss among patients with type 2 diabetes: The SCALE Diabetes randomized clinical trial. JAMA 2015, 314(7), 687–699

94 Brix JM, Koliogiannis D, Ludvik B. Bariatric Surgery: Indications and Outcomes. Wiener Medizinische Wochenschrift 2023, 173(9–10), 201–209; Korczak J, Lee D, Morcos D. Bariatric surgery in patients with a BMI ‹ 35 kg/m2: Is it justified? Obesity Surgery 2012, 22(8), 1165–1172

95 Brix JM, Koliogiannis D, Ludvik B. Bariatric Surgery: Indications and Outcomes. Wiener Medizinische Wochenschrift 2023, 173(9–10), 201–209

96 Wilding JPH et al. Once-weekly semaglutide in adults with overweight or obesity. The New England Journal of Medicine 2021, 384(11), 989–1002

97 Davies, MJ et al. Management of obesity: a position statement from the Association of British Clinical Diabetologists; Diabetic Medicine 2015, 32(3), S. 315–332

98 Wilding JPH et al. Once-weekly semaglutide in adults with overweight or obesity. The New England Journal of Medicine 2021, 384(11), 989–1002

99 www.ernaehrung.de/lebensmittel/de/B501000/Broetchen.php

100 fddb.mobi/de/naturprodukt_reis_gekocht.html

101 Michalsen A. Mit Ernährung heilen. Insel Verlag 2023, S. 108

102 Gurven M, Kaplan H et al. Chronic disease-free life expectancy of Tsimane Amerindians in the Bolivian Amazon. The Lancet 2017, 389(10080), 1730–1739

103 Solon-Biet SM, McMahon AC et al. The ratio of macronutrients, not caloric intake, dictates cardiometabolic health, aging, and longevity in ad libitum-fed mice. Cell Metabolism 2014, 19(3), 418–430

104 Longo VD. Iss dich jung: Wissenschaftlich geprüftes Programm für ein langes Leben. Goldmann Verlag 2018.

105 www.aerzteblatt.de/archiv/kontroverse-ueber-nahrungsenergietraeger-kalorien-versus-kohlenhydrate-da59f7c4-3138-4b18-87f0-4739812630dc

106 Ludwig DS, Ebbeling CB. The carbohydrate-insulin model of obesity: Beyond »calories in, calories out«. JAMA Internal Medicine 2020, 180(8), 1091–1092

107 Schwab U, Lauritzen L, Tholstrup T. Dietary fiber and the prevention of chronic disease in adulthood: A position paper by the DGE and EFAD. European Journal of Nutrition 2025, 64(1), 147–170

108 www.thieme-connect.com/products/ejournals/pdf/10.1055/s-0033-1360025.pdf

109 Thanarajah SE, Rullmann M et al. Sugar and fat jointly potentiate reward by activating a central amygdala to hypothalamus circuit. Cell Metabolism 2023, 35(2), 316–331.e6

110 www.bmel-statistik.de/ernaehrung/versorgungsbilanzen/zucker-glukose

111 Rios-Leyvraz M, Montez JM. Health effects of non-sugar sweeteners: a systematic review and meta-analysis. BMJ 2022, 377, e069213; Toews I, Lohner S et al. Association between intake of non-sugar sweeteners and health outcomes: Systematic review and meta-analyses of randomised and non-randomised controlled trials and observational studies. BMJ 2019, 364, k4718

112 Rios-Leyvraz M, Montez JM. Health effects of non-sugar sweeteners: a systematic review and meta-analysis. BMJ 2022, 377, e069213

113 Suez J, Korem T et al. Artificial sweeteners induce glucose intolerance by altering the gut microbiota. Nature 2014, 514(7521), 181–186

114 Toews I, Lohner S et al. Association between intake of non-sugar sweeteners and health outcomes: Systematic review and meta-analyses of randomised and non-randomised controlled trials and observational studies. BMJ 2019, 364, k4718

115 www.bfr.bund.de/cm/343/suessungsmittel-mehrheit-der-studien-bestaetigt-keine-gesundheitsbeeintraechtigung-allerdings-ist-die-studienlage-unzureichend.pdf

116 Attia P. Outlive. Wie wir länger und besser leben können als wir denken. Ullstein Verlage 2023, S. 443

117 Inchauspé J. Der Glukose-Trick. Wilhelm Heyne Verlag 2022, Seite 69

118 Zhang X, Johnston CS, Little JP. Acute effects of dietary carbohydrate on endothelial function and oxidative stress: Evidence from continuous glucose monitoring. Nutrients 2019, 11(9), 2252

119 www.ddg.info/presse/2024/praediabetes-typ-2-diabetes-beginnt-jahre-vor-ausbruch-schleichend

120 www.diabetes-news.de/nachrichten/neue-daten-vorstufe-typ-2-diabetes-bei-normalgewichtigen

121 www.wissenschaft.de/allgemein/laenger-leben-mit-biosphere-2-diaet/

122 Gifford B. Jung bleiben! Wilhelm Heyne Verlag 2016, S. 267

123 Walford RL, Mock D, Verdery R, MacCallum T. Calorie restriction in biosphere 2: alterations in physiologic, hematologic, hormonal, and biochemical parameters in humans restricted for a 2-year period. J Gerontol A Biol Sci Med Sci. 2002 Jun;57(6):B211–24

124 Walford RL, Mock D, Verdery R, MacCallum T. Calorie restriction in biosphere 2: alterations in physiologic, hematologic, hormonal, and biochemical parameters in humans restricted for a 2-year period. J Gerontol A Biol Sci Med Sci. 2002 Jun;57(6):B211–24

125 www.tandfonline.com/doi/full/10.1080/07853890.2020.1770849#d1e298

126 natuerlich.thieme.de/therapieverfahren/ernaehrung/detail/weniger-ist-mehr-fasten-und-langlebigkeit-3465

127 natuerlich.thieme.de/therapieverfahren/ernaehrung/detail/weniger-ist-mehr-fasten-und-langlebigkeit-3465
Howitz KT et al. Small molecule activators of sirtuins extend Saccharomyces cerevisiae lifespan. Nature 2003, 425(6954), 191–196

128 Menniti G, Meshkat S et al. Mental health consequences of dietary restriction: increased depressive symptoms in biological men and populations with elevated BMI. BMJ Nutr Prev Health. 2025 Jun 3;8(1):e001167

129 Goldhamer AC, Lisle DJ, Sultana P, Anderson SH. Medically supervised water-only fasting in the treatment of hypertension. Journal of Manipulative and Physiological Therapeutics 2001, 24(5), 335–339

130 Moro T, Tinsley G et al. Effects of eight weeks of time-restricted feeding (16/8) on basal metabolism, maximal strength, body composition, inflammation, and cardiovascular risk factors in resistance-trained males. Journal of Translational Medicine 2016, 14(1), 290

131 Schübel R et al. Safety, health improvement and well-being during a 4 to 21-day fasting period in an observational study including 1422 subjects. PLOS ONE 2018, 14(1), e0209353

132 Wilhelmi de Toledo F, Grundler F, Bergouignan A, Drinda S, Michalsen A. Safety, health improvement and well-being during a 4 to 21-day fasting period in an observational study including 1422 subjects. PLOS ONE 2019, 14(1), e0209353

133 Ezpeleta M, Cienfuegos S, Mulas A, Lin S, Pavlou V, Varady KA. Effect of intermittent fasting on circulating inflammatory markers in obesity: A review of human trials. Frontiers in Nutrition 2023, 10, 1146924

134 Brandhorst S, Wei M, Hwang S, Leger K, Liao H, Longo VD. Fasting Mimicking Diet reduces biological age by 2.5 years, improves metabolic health and immune function: Results from a three-month randomized clinical trial. Nature Communications 2024, 15, 244

135 Ezpeleta M, Cienfuegos S, Lin S, Pavlou V, Gabel K, Varady KA. Efficacy and safety of prolonged water fasting: a narrative review of human trials. Nutr Rev. 2024 Apr 12;82(5):664–675

136 Ezpeleta M, Cienfuegos S, Lin S, Pavlou V, Gabel K, Varady KA. Efficacy and safety of prolonged water fasting: a narrative review of human trials. Nutr Rev. 2024 Apr 12;82(5):664–675

137 academic.oup.com/nutritionreviews/article/82/5/664/7209209?login=false99

138 Grundler F et al. Long-Term Fasting-Induced Ketosis in 1610 Subjects: Metabolic Regulation and Safety, Nutrients 2024, 16(12), 1849

139 buchinger-wilhelmi-shop.com/was-ist-ketose/?srsltid=AfmBOoocLtR1FemuUnaupQpxVN9KYAeuhq_t9ePY8v3bjQP-6fD3eZPn

140 aerztegesellschaft-heilfasten.de/weiterbildung/

141 Wilhelmi de Toledo F, Grundler F, Bergouignan A, Drinda S, Michalsen A. Safety, health improvement and well-being during a 4 to 21-day fasting period in an observational study including 1422 subjects. PLOS ONE 2019, 14(1), e0209353

142 Lilja S et al. Five Days Periodic Fasting Elevates Levels of Longevity Related Christensenella and Sirtuin Expression in Humans. International Journal of Molecular Sciences 2021;22(5):2331

143 Michalsen A. Mit Ernährung heilen. Insel Verlag 2023, S. 185

144 www.dge.de/gesunde-ernaehrung/diaeten-und-fasten/heilfasten/

145 Forslund, 2023

146 www.helmholtz.de/newsroom/artikel/was-bringt-intervallfasten/

147 www.dge.de/gesunde-ernaehrung/diaeten-und-fasten/intervallfasten/

148 Acosta-Rodríguez V, Rijo-Ferreira F et al. Circadian alignment of early onset caloric restriction promotes longevity in male C57BL/6J mice. Science 2022 May 6;376(6598):1192–1197

149 Xie Q, Zhang CK, Maguire SJ, et al. Rapamycin extends murine lifespan but has limited effects on aging. J Clin Invest. 2013;123(8):3272–3291

150 Chen Y et al. Time-restricted eating reveals a »younger« immune system and reshapes the intestinal microbiome in human, Redox Biology 2024, Volume 78, 103422, 2213–2317

151 Stekovic S et al. Alternate Day Fasting Improves Physiological and Molecular Markers of Aging in Healthy, Non-obese Humans. Cell Metab. 2019 Sep 3;30(3):462–476.e6

152 Trepanowski JF, Klempel MC et al. Effect of Alternate-Day Fasting on Weight Loss, Weight Maintenance, and Cardioprotection Among Adults with Obesity: A Randomized Clinical Trial. JAMA Intern Med. 2017;177(7):930–938

153 Michalsen A. Mit Ernährung heilen. Insel Verlag 2023, S. 252

154 www.prof-michalsen.de/intervallfasten/

155 rp-online.de/leben/gesundheit/ernaehrung/intervallfasten-so-funktioniert-der-diaet-trend_aid-48588147#2

156 www.tk.de/techniker/gesundheit-foerdern/gesunde-ernaehrung/uebergewicht-und-diaet/wie-viele-kalorien-pro-tag-2006758?tkcm=aaus

157 www.pharmazeutische-zeitung.de/so-effektiv-ist-scheinfasten-153632/

158 prolon-fasten.com/pages/wissenschaft-des-scheinfastens

159 Brandhorst S, Choi IY et al. A Periodic Diet that Mimics Fasting Promotes Multi-System Regeneration, Enhanced Cognitive Performance, and Healthspan. Cell Metab. 2015 Jul 7;22(1):86–99

160 Brandhorst S, Longo VD. Fasting mimicking diet and markers/risk factors for aging, diabetes, cancer, and cardiovascular disease. Nutrition Reviews 2025;83(3):234–255

161 Brandhorst S, Wei M et al. Fasting Mimicking Diet reduces biological age by 2.5 years, improves metabolic health and immune function: Results from a three-month randomized clinical trial. Nature Communications 2024, 15, 244

162 www.ejgm.co.uk/download/fasting-may-be-an-alternative-treatment-method-recommended-by-physicians-7541.pdf

163 www.netdoktor.de/abnehmen/diaet/nulldiaet/

164 Pietzner M, Langenberg C et al. Systematic changes in human plasma proteome and metabolome during 7 days of water-only fasting. Nature Metabolism 2024;6(3):310–322

165 www.bihealth.org/de/aktuell/neue-studie-zeigt-systematische-veraenderungen-des-koerpers-durch-fasten

166 Ezpeleta M, Cienfuegos S et al. Efficacy and safety of prolonged water fasting: a narrative review of human trials. Nutr Rev. 2024 Apr 12;82(5):664–675.

167 Ezpeleta M, Cienfuegos S et al. Efficacy and safety of prolonged water fasting: a narrative review of human trials. Nutr Rev. 2024 Apr 12;82(5):664–675

168 Jiang N et al. Five-day water-only fasting decreased metabolic-syndrome risk factors and increased anti-aging biomarkers without toxicity in a clinical trial of normal-weight individuals. Clinical and Translational Medicine 2021, 11(7), e482

169 salufast.com/blogs/news/1-dein-gesundheits-update?srsltid=AfmBOooBC_Jj9JpROn8KvOTpT-DoFfmzwNx4DvJNXUc8BIZDHcclrkD-R

170 nachrichten.idw-online.de/2024/03/01/neue-studie-zeigt-systematische-veraenderungen-des-koerpers-durch-fasten
Pietzner M, Langenberg C et al. Systematic changes in human plasma proteome and metabolome during 7 days of water-only fasting. Nature Metabolism. 2024;6(3):310–322

171 www.gesundheitsinformation.de/nahrungsergaenzungsmittel-koennen-sie-auch-schaden.html

172 www.lgl.bayern.de/lebensmittel/chemie/inhaltsstoffe/naehrstoffe/vitamind_informationen.htm

173 www.bfr.bund.de/cm/343/ausgewaehlte-fragen-und-antworten-zu-vitamin-d.pdf

174 Schöttker B, Haug U et al. Strong associations of 25-hydroxyvitamin D concentrations with all-cause, cardiovascular, cancer, and respiratory disease mortality in a large cohort study. Am J Clin Nutr. 2013 Apr;97(4):782–93

175 www.aerzteblatt.de/archiv/vitamin-d-mangel-erhoehtes-sterberisiko-93373a29-9fdf-4fb7-aa82-c6389df7adae

176 Sutherland JP, Zhou A, Hyppönen E. Vitamin D Deficiency Increases Mortality Risk in the UK Biobank : A Nonlinear Mendelian Randomization Study. Ann Intern Med. 2022 Nov;175(11):1552–1559

177 www.dkfz.de/aktuelles/pressemitteilungen/detail/verringerte-krebssterblichkeit-bei-taeglicher-vitamin-d-einnahme

178 Keum N, Lee DH, Greenwood DC, Manson JE, Giovannucci E. Vitamin D supplementation and total cancer incidence and mortality: a meta-analysis of randomized controlled trials. Ann Oncol. 2019 May 1;30(5):733–743

179 www.dge.de/wissenschaft/referenzwerte/vitamin-d/

180 www.endokrinologie.net/pressemitteilung/vitamin-d-grundversorgung.php

181 Pludowski P, Grant WB et al. Vitamin D Supplementation: A Review of the Evidence Arguing for a

Daily Dose of 2000 International Units (50 μg) of Vitamin D for Adults in the General Population. Nutrients. 2024 Jan 29;16(3):391

182 www.klartext-nahrungsergaenzung.de/wissen/lebensmittel/nahrungsergaenzungsmittel/vitamin-dversorgung-in-deutschland-80200

183 www.news.uzh.ch/de/articles/media/2025/omega-3-alterungsprozess.html
Bischoff-Ferrari HA et al. Individual and additive effects of vitamin D, omega-3 and exercise on DNA methylation clocks of biological aging in older adults from the DO-HEALTH trial. Nat Aging 5, 376–385 (2025).

184 www.sciencedaily.com/releases/2021/07/210722113004.htm

185 Wang T et al. Effect of omega-3 fatty acids on blood lipid levels: A meta-analysis of randomized controlled trials. Journal of the American Heart Association, 2023 Jun 6;12(11):e029512

186 Wei BZ, Li L, Dong CW, Tan CC; Alzheimer's Disease Neuroimaging Initiative; Xu W. The Relationship of Omega-3 Fatty Acids with Dementia and Cognitive Decline: Evidence from Prospective Cohort Studies of Supplementation, Dietary Intake, and Blood Markers. Am J Clin Nutr. 2023 Jun;117(6):1096–1109

187 Bischoff-Ferrari HA, Willett WC et al. Combined Vitamin D, Omega-3 Fatty Acids, and a Simple Home Exercise Program May Reduce Cancer Risk Among Active Adults Aged 70 and Older: A Randomized Clinical Trial. Front. Aging 2022, 3:852643

188 www.pharmazeutische-zeitung.de/push-ups-fuer-die-zellen-138697/seite/4/?cHash=761b34cb70a0f-4d99788b1a59c58f0cf

189 Massudi H, Grant R, Braidy N, Guest J, Farnsworth B, Guillemin GJ. Age-Associated Changes In Oxidative Stress and NAD+ Metabolism In Human Tissue. PLoS ONE 2012, 7(7): e42357

190 Sinclair DA, Guarente L. Small-molecule allosteric activators of sirtuins. Annual Review of Pharmacology and Toxicology 2013,53:289–307

191 Zhang H et al. NAD+ repletion improves mitochondrial and stem cell function and enhances life span in mice. Science. 2016 Jun 17;352(6292):1436–1443

192 Sinclair DA, Guarente L. Small-molecule allosteric activators of sirtuins. Annual Review of Pharmacology and Toxicology 2013,53:289–307

193 Yao Z, Gutierrez Rios P et al. Nicotinamide riboside restores cognition through an upregulation of Hippocampal mitochondrial function in Alzheimer's disease mouse model. Neurobiology of Aging 2017 Mar;53:79–91

194 Das A, Huang GX et al. Long-term administration of nicotinamide mononucleotide mitigates age-associated physiological decline in mice. Cell Metabolism 2018 Oct 2;27(4):1011–1020.e10

195 Freeberg KA, Udovich CC, Martens CR, Seals DR, Craighead DH. Dietary Supplementation With NAD+-Boosting Compounds in Humans: Current Knowledge and Future Directions. J Gerontol A Biol Sci Med Sci. 2023 Dec 1;78(12):2435–2448

196 Song J, Zhao J et al. Safety and Efficacy of Nicotinamide Mononucleotide Supplementation: A Systematic Review. Frontiers in Pharmacology 2023, 14: 1234567.

197 Yi C, Li X et al. Dose-dependent Effects of Nicotinamide Mononucleotide on NAD+ Biosynthesis and Metabolic Health in Humans: A Randomized, Double-Blind, Placebo-Controlled Trial. The Journal of Clinical Endocrinology & Metabolism 2023

198 Conze D, Brenner C, Kruger CL. Safety and Metabolism of Long-term Administration of NIAGEN (Nicotinamide Riboside Chloride) in a Randomized, Double-Blind, Placebo-Controlled Clinical Trial of Healthy Overweight Adults. Scientific Reports 2016, 9, 9772;
Dollerup OL, Christensen B et al. A Randomized Placebo-controlled Clinical Trial of Nicotinamide Riboside in Obese Men: Safety, Insulin-Sensitivity, and Lipid-Mobilization Effects. Cells 2018, 7(12), 227

199 Martens CR, Denman BA et al. Chronic nicotinamide riboside supplementation is well-tolerated and elevates NAD+ in healthy middle-aged and older adults. Nature Communications 2018, 9, 1286

200 Orr AL, Stevenson NL et al. Enhanced NAD+ Boost in Healthy Adults Following Extended High-Dose Nicotinamide Riboside Supplementation. Journal of Clinical Endocrinology & Metabolism 2024, in press.

201 www.mpg.de/10451743/lithium-alter

202 Lewitzka U, Haußmann R. Lithium – ein Update. InFo Neurologie. 2022;24(1):44–53;
Kerr F, Bjedov I, Sofola-Adesakin O. Molecular Mechanisms of Lithium Action: Switching the Light on Multiple Targets for Dementia Using Animal Models. Frontiers in Molecular Neuroscience 2018;11:297

203 www.mpg.de/10451743/lithium-alter

204 idw-online.de/de/news408654

205 Lewitzka U, Haußmann R. Lithium – ein Update. InFo Neurologie. 2022;24(1):44–53

206 Forlenza OV, Radanovic M, Talib LL, Gattaz WF. Clinical and biological effects of long-term lithium treatment in older adults with amnestic mild cog-

nitive impairment: randomised clinical trial. Br J Psychiatry 2019 Nov;215(5):668–674

207 Nunes PV, Viel TA, Buck HS, Forlenza OV, Gattaz WF. Lithium increases leukocyte telomere length in patients with bipolar disorder. Translational Psychiatry 2013, 3(2), e261

208 Aron LM, da Silva AMP et al. Lithium deficiency and the onset of Alzheimer's disease. Nature. 2025 Aug;645(8081):712–721

209 science.orf.at/stories/3226213/

210 www.fu-berlin.de/presse/informationen/fup/2013/fup_13_247/index.html

211 Sigrist C. Spermidine improves mitochondrial function in the aging brain. Neurobiology of Aging 2021, 98, 250–259

212 Eisenberg T, Abdellatif M et al. Cardioprotection and lifespan extension by the natural polyamine spermidine. Nature Medicine 2016 Dec;22(12):1428–1438

213 Wirth A, Wolf B et al. Novel aspects of age-protection by spermidine supplementation are associated with preserved telomere length. GeroScience 2021 Apr;43(2):673–690

214 www.sciencedirect.com/science/article/pii/S0002916522029306?via%3Dihub

215 Smollich, M, Schmidt A, Weber Y, Müller W. Pharmacokinetics and Bioavailability of Oral Spermidine Administration. Journal of Nutritional Biochemistry 2023, 120, 108452

216 www.wissenschaft.de/erde-umwelt/lebensverlaengernder-zucker/
Weimer S, Priebs J, Kuhlow D et al. D-Glucosamine supplementation extends life span of nematodes and of ageing mice. Nat Commun 2014, 5, 3563

217 www.deutsche-apotheker-zeitung.de/news/artikel/2019/05/20/studie-schuetzt-glucosamin-herz-und-gefaesse

218 Naeini SH, et al. Alpha-ketoglutarate as a potent regulator for lifespan and healthspan: Evidences and perspectives. Exp Gerontol. 2023 May;175:112154

219 Smollich M. Der Nährstoff-Kompass. Gräfe und Unzer Verlag 2025, Seite 51

220 www.bfarm.de/SharedDocs/Downloads/DE/Arzneimittel/Zulassung/ZulRelThemen/abgrenzung/Expertenkommission/stellungnahmen/2021-02.pdf?__blob=publicationFile

221 Vinceti M, Filippini T, Wise LA, Rothman KJ. Selenium for preventing cancer. Cochrane Database of Systematic Reviews 2018, 1(1), CD005195

222 Alehagen U, Aaseth J, Alexander J. Cardiovascular mortality and morbidity in relation to dietary selenium intake in a Swedish population. Biological Trace Element Research 2013, 155(1), 1–8

223 Opstad TB, Gustafsson T et al. Selenium and Coenzyme Q10 Intervention Prevents Telomere Attrition, with Association to Reduced Cardiovascular Mortality – Sub-Study of a Randomized, Double-Blind, Placebo-Controlled Trial. Nutrients 2022, 14(16), 3346

224 Mocchegiani E, Malavolta M et al. Selenium and aging: from the bench to the clinic. Molecular Aspects of Medicine 2006, 27(1–2), 1–24

225 www.umweltbundesamt.de/sites/default/files/medien/377/dokumente/selen.pdf

226 natum.de/wp-content/uploads/2019/07/selen_1.pdf

227 www.dge.de/gesunde-ernaehrung/faq/selen/

228 www.klartext-nahrungsergaenzung.de/wissen/lebensmittel/nahrungsergaenzungsmittel/selen-ein-guter-schutz-fuer-unseren-koerper-17732

229 www.aok.de/pk/magazin/ernaehrung/vitamine/selen-unverzichtbar-fuers-immunsystem/

230 www.dge.de/gesunde-ernaehrung/faq/selen/

231 www.efsa.europa.eu/en/efsajournal/pub/7704

232 www.klartext-nahrungsergaenzung.de/wissen/lebensmittel/nahrungsergaenzungsmittel/selen-ein-guter-schutz-fuer-unseren-koerper-17732

233 www.bfr.bund.de/veroeffentlichung/coenzym-q10-was-ist-ueber-gesundheitliche-risiken-bekannt-und-was-nicht/

234 www.verbraucherzentrale.de/wissen/lebensmittel/nahrungsergaenzungsmittel/coenzym-q10produkte-ist-ein-nutzen-wirklich-bewiesen-21067

235 www.verbraucherzentrale.de/wissen/lebensmittel/nahrungsergaenzungsmittel/coenzym-q10produkte-ist-ein-nutzen-wirklich-bewiesen-21067

236 www.der-privatarzt.de/artikel/cholesterinsenkung-mit-statinen-api-06-23

237 Alehagen, U, Johansson P, Björnstedt M, Dahlström U. Cardiovascular mortality and morbidity in relation to dietary selenium intake in a Swedish population. Biofactors 2013, 39(6), 635–641; Alehagen U, Aaseth J, Alexander J. Reduction of cardiovascular mortality 10 years after supplementation with selenium and coenzyme Q10 for four years: Follow-up results of a prospective randomized double-blind placebo-controlled trial in elderly citizens. Biological Trace Element Research 2015, 167(2), 346–354

238 Ishikawa M, Maeda T, Kameda K. Protective effects of resveratrol on mitochondrial function and oxidative stress in the eye lens. Experimental Eye Research 2015, 133, 70–77

239 Timmers S, Konings E et al. Calorie restriction-like effects of 30 days of resveratrol supplementation on energy metabolism and metabolic profile in obese humans. Cell Metabolism 2011, 14(5), 612–622

240 Berman AY, Motechin RA et al. The therapeutic potential of resveratrol: a review of clinical trials. NPJ Precision Oncology 2017, 1, 35

241 www.ernaehrungsmedizin.blog/2021/07/19/resveratrol-elixier-fuer-ein-gesundes-leben/
Faghihzadeh F, Adibi P, Kolahdooz F. Potential therapeutic effects of resveratrol on cognitive functions in mild cognitive impairment and Alzheimer's disease. Clinical Interventions in Aging 2014, 9, 1157–1165;
Ge JF, Tian H, Chen T, Hu J, Ding F, Dou ZJ, Hou KZ. Resveratrol attenuates hepatic steatosis and insulin resistance in high-fat diet-fed rats. European Journal of Pharmacology 2015, 764, 502–509

242 www.molgen.mpg.de/3676428/2016_09_26_Sauer_Resveratrol

243 www.vitalstoff-lexikon.de/Sekundaere-Pflanzenstoffe/Resveratrol/Definition-Synthese-Resorption-Transport-und-Verteilung

244 de.wikipedia.org/wiki/Resveratrol

245 www.bfr.bund.de/cm/343/efsa-opinion-on-the-safety-of-synthetic-resveratrol.pdf

246 Smollich M. Der Nährstoff-Kompass. Gräfe und Unzer Verlag 2025, Seite 150

247 sportaerztezeitung.com/rubriken/ernaehrung/1511/kreatin/

248 www.dgm.org/sites/default/files/2022-11/Kreatin_eine%20kurze%20%C3%9Cbersicht_%20 11_2022.pdf

249 Schilling BK, Stone MH, Utter AC., Kearney JT. Creatine supplementation and resistance exercise training in older adults. Journal of Nutrition 2003, Health & Aging, 7(6), 373–377

250 McMorris T, Mielcarz G, Harris RC, Swain JP, Howard A. Creatine supplementation and cognitive performance in elderly individuals. Psychopharmacology (Berl) 2007, 201(4), 537–547

251 Tarnopolsky MA. Creatine as a therapeutic strategy for myopathies. Neurotherapeutics 2007, 4(3), 387–398

252 Bender A, Beckers J et al. Creatine supplementation in Parkinson's disease: A double-blind, placebo-controlled trial. Neurobiology of Aging 2008, 29(9), 1404–1411

253 www.welt.de/sport/fitness/article254946118/Kreatin-Wenn-sich-diese-Ergebnisse-nur-ansatzweise-beim-Menschen-bestaetigen-waere-das-ein-Meilenstein.html

254 www.verbraucherzentrale.de/wissen/lebensmittel/nahrungsergaenzungsmittel/kreatin-nur-in-seltenen-faellen-hilfreich-8089

255 flexikon.doccheck.com/de/Kreatin

256 www.dshs-koeln.de/institut-fuer-biochemie/doping-substanzen/doping-lexikon/c/creatin/

257 Karger A. Mikrobiom und Altern: Wie Darmbewohner Gesundheit und Lebensdauer beeinflussen. Ernährungs Umschau 2022, 69(5), 82–91;
Sbierski-Kind J. Das Mikrobiom im Fokus der gesunden Langlebigkeit. Prävention und Gesundheitsförderung 2025, 20(2), 75–84

258 Hirschberger M. Dysbiose als Schlüsselfaktor des Alterns: Mikrobiom, Entzündung und Chronizität. Zeitschrift für Gerontologie und Geriatrie 2023, 56(9), 823–834

259 Max-Planck-Gesellschaft [MPG]. Wie die Psyche die Darmgesundheit beeinflusst. Max-PlanckForschung 2024, 3, 17–21. www.mpg.de/23467462/0917-wie-die-psyche-die-darmgesundheit-beeinflusst-152035-x

260 www.dge.de/presse/meldungen/2021/ernaehrung-und-mikrobiom-1/

261 Karger A. Mikrobiom und Altern: Wie Darmbewohner Gesundheit und Lebensdauer beeinflussen. Ernährungs Umschau 2022, 69(5), 82–91;
Sbierski-Kind J. Das Mikrobiom im Fokus der gesunden Langlebigkeit. Prävention und Gesundheitsförderung 2025, 20(2), 75–84

262 Sokol H et al. Faecalibacterium prausnitzii is an anti-inflammatory commensal bacterium identified by gut microbiota analysis of Crohn disease patients. Proceedings of the National Academy of Sciences of the United States of America 2008, 105(43), 16731–16736

263 Xu C, Zhu H et al. Gut microbiome signatures and centenarian health. Nature Aging 2023, 3, 578–591

264 www.derstandard.de/story/3000000262150/biologie-des-gesunden-alterns-eine-117-jaehrige-gibt-ihre-geheimnisse-preis

265 Johansen JE et al. The gut microbiome of centenarians: Diversity, resilience, and functionality in Japanese longevity. GeroScience 2023, 45(3), 833–850

266 Wilmanski T, Diener C et al. Gut microbiome pattern reflects healthy ageing and predicts survival in humans. Nature Metabolism 2021, 3, 274–286;
Bajaj JS, Betrapally NS et al. The microbiome and resilience in cirrhosis and aging. Nature Reviews Gastroenterology & Hepatology 2017, 14(1), 30–41

267 Claesson MJ et al. Gut microbiota composition correlates with diet and health in the elderly. Nature 2012, 488(7410), 178–184

268 Sbierski-Kind J. Das Mikrobiom im Fokus der gesunden Langlebigkeit. Prävention und Gesundheitsförderung 2025, 20(2), 75–84

269 Asnicar F et al. Microbiome connections with host metabolism and habitual diet from 1,098 deeply phenotyped individuals. Nature Medicine 2021, 27(2), 321–332. doi.org/10.1038/s41591-020-01183-8

270 Reynolds AN, Akerman AP, Mann J. Dietary fibre and whole grains in diabetes management: Systematic review and meta-analyses. PLoS Medicine 2019, 16(3), e1002982

271 Wastyk HC et al. Gut-microbiota-targeted diets modulate human immune status. Cell 2021, 184(16), 4137–4153.e14

272 Suez J et al. Post-Antibiotic Gut Mucosal Microbiome Reconstitution Is Impaired by Probiotics and Improved by Autologous FMT. Cell 2022, 174(6), 1406–1423.e16

273 Kim MS et al. Bifidobacterium longum and cognitive function: A randomized controlled trial in older adults. Frontiers in Aging Neuroscience 2023, 15, 123456

274 Clemente JC, Pehrsson EC et al. The microbiome of uncontacted Amerindians. Science Advances. 2015 Apr 16;1(7):e1500183

275 Cani PD. Gut microbiota and obesity: lessons from the microbiome. Brief Funct Genomics. 2019 Mar;18(2):113–121

276 Chassaing B, Koren O, Goodrich JK, et al. Dietary emulsifiers impact the mouse gut microbiota promoting colitis and metabolic syndrome. Nature. 2015;519(7541):92–96

277 Clarke SF et al. Exercise and associated dietary extremes impact on gut microbial diversity. Gut 2014, 63(12), 1913–1920. doi.org/10.1136/gutjnl-2013-306541

278 Vaanholt LM, Daan S, Schubert KA, Visser GH. Metabolic syndrome and the role of exercise in its aetiology—the interplay between muscle, fat tissue and the gut microbiota. Gerontology 2007, 53(5), 282–291

279 Scheiman J et al. Meta-omics analysis of elite athletes identifies a performance-enhancing microbe that functions via lactate metabolism. Nature Medicine 2019, 25(7)

280 Bailey, MT, Dowd SE, Galley JD, Hufnagle AR, Allen RG, Lyte M. Exposure to a Social Stressor Alters the Structure of the Intestinal Microbiota: Implications for Stressor-Induced Immunomodulation. Brain, Behavior, and Immunity 2011, 25(3), 397–407

281 Zarrinpar A, Chaix A, Yooseph S, Panda S. Diet and feeding pattern affect the diurnal dynamics of the gut microbiome. Cell Metabolism 2014, 20(6), 1006–1017

282 Schnohr P, O'Keefe JH, Marott JL, Lange P, Jensen GB. Jogging and mortality: jogging, mortality, and dose response in a prospective cohort study. Journal of the American College of Cardiology 2018, 71(4), 376–386

283 Zaccardi F, Yu R, Mielke GI et al. Association of changes in physical activity with risk of all-cause mortality among adults: a systematic review and meta-analysis. British Journal of Sports Medicine 2024. DOI: 10.1136/bjsports-2024–109122.

284 Schnohr P, O'Keefe JH, Marott JL, Lange P, Jensen GB. Jogging and mortality: jogging, mortality, and dose response in a prospective cohort study. Journal of the American College of Cardiology 2018, 71(4), 376–386

285 Lee H, Lee M, Kim Y, Kim H, Kim JH. Effects of exercise on vascular function and stiffness: a systematic review and meta-analysis. Journal of Clinical Hypertension 2020, 22(1), 2–10

286 Vanhees L, Hespel P Vanhoof J. Training-induced changes in heart rate and blood pressure. Sports Medicine 1992, 13(5), 365–380

287 www.lipid-liga.de/images/PDF/dgff%2004-2010%20presseinfo%20tag%20des%20cholesterins_sport%20erhoeht%20hdl_lang_mit%20interview.pdf

288 Umpierre D, Ribeiro PAB et al. Physical activity advice only or structured exercise training and association with HbA1c levels in type 2 diabetes: a systematic review and meta-analysis. JAMA 2011, 305(17), 1790–1799

289 Bellicha A, Tardieu M, Coudeyre E Pereira B. Effect of physical activity and exercise on body weight in overweight and obese adults: a systematic review and meta-analysis of randomized controlled trials. Obesity Reviews 2021, 22(10), e13227.

290 Lee DC, Pate RR, Lavie CJ, Sui X, Church TS, Blair SN. Leisure-time running reduces all-cause and cardiovascular mortality risk. Journal of the American College of Cardiology 2014, 64(5), 472–481

291 Sinclair D. Das Ende des Alterns. DuMont Buchverlag 2020, S. 154

292 Calabrese EJ. Hormesis: a fundamental concept in biology. Microb Cell. 2014 Apr 23;1(5):145–149

293 Werner CM, Laube G et al. Differential effects of endurance, interval, and resistance training on telomerase activity and telomere length in a randomized, controlled study. European Heart Journal 2018, 40(1), 34–44

294 www.fitnessmanagement.de/sport-schuetzt-zellen-im-koerper-vor-alterung/

295 Schafer MJ et al. Exercise Prevents Diet-Induced Cellular Senescence in Adipose Tissue. Diabetes 2016, 65(6), 1606–1615

296 Robinson, MM et al. Enhanced Protein Translation Underlies Improved Metabolic and Physical Adaptations to Different Exercise Training Modes in Young and Old Humans. Cell Metabolism 2017, 25(3), 581–592

297 www.destatis.de/DE/Presse/Pressemitteilungen/2024/08/PD24_317_23211.html?templateQueryString=St%C3%BCrze

298 Pedersen BK, Febbraio MA. Muscle as an endocrine organ: focus on muscle-derived interleukin-6. Physiological Reviews 2008, 88(4), 1379–1406

299 Severinsen MCK, Pedersen BK. Muscle-Organ Crosstalk: The Emerging Roles of Myokines. Endocr Rev. 2020 Aug 1;41(4):594–609

300 www.internisten-im-netz.de/aktuelle-meldungen/aktuell/altersbedingter-muskelabbau-wird-oft-unterschaetzt.html

301 www.aerzteblatt.de/archiv/diagnostik-und-therapie-der-sarkopenie-und-sarkopenen-adipositas-a6e94453-65f9-4949-9cbe-dbd1eb0145e3

302 www.memoryclinic.ch/fileadmin/user_upload/Publikationen/Publikation_Buess2013.pdf

303 www.dge.de/presse/meldungen/2011-2018/wieviel-protein-brauchen-wir/

304 www.springermedizin.at/muskelgesundheit-und-ernaehrung-im-alter/26068008

305 www.dge.de/gesunde-ernaehrung/gut-essen-und-trinken/dge-ernaehrungskreis/huelsenfruechte-und-nuesse/

306 www.rosenfluh.ch/arsmedici-2023-06/mittel-gegen-sarkopenie-training-und-ernaehrung-koennen-das-blatt-wenden

307 www.welt.de/gesundheit/article143301725/Sechs-Wochen-Training-und-die-Muskeln-bleiben-weg.html

308 Vigelsø A et al. Effects of immobilization and subsequent six weeks of aerobic training on muscle mass and strength in young and older men. Experimental Gerontology 2015, 63, 56–64

309 Fiatarone MA, Marks EC, Ryan ND, Meredith CN, Lipsitz LA, Evans WJ. High-intensity strength training in nonagenarians. Effects on skeletal muscle. JAMA 1990, 263(22), 3029–3034

310 www.bayerisches-aerzteblatt.de/fileadmin/aerzteblatt/ausgaben/2021/03/einzelpdf/BAB_3_2021_91_93.pdf

311 www.dshs-koeln.de/aktuelles/meldungen-pressemitteilungen/detail/meldung/dkv-report-2023-deutsche-lassen-ihre-gesundheit-sitzen/

312 www.dshs-koeln.de/aktuelles/meldungen-pressemitteilungen/detail/meldung/dkv-report-2023-deutsche-lassen-ihre-gesundheit-sitzen/

313 Kemmler W, Scharf M et al. High versus Moderate Intensity Running Exercise to Impact Cardiometabolic Risk Factors: The Randomized Controlled RUSH-Study. BioMed Research International 2014, Article ID 843095, 10 pages

314 Mandsager K, Harb S et al. Association of Cardiorespiratory Fitness With Long-term Mortality Among Adults Undergoing Exercise Treadmill Testing. JAMA 2018, 320(4), 389–397

315 runnersfinest.de/vo2max-erklaerung-und-verbesserung/

316 www.tour-magazin.de/profi-radsport/aktuelles/radsport-talente-2024-andrew-august-das-sauerstoff-wunder/

317 Colcombe SJ, Kramer AF. Fitness effects on the cognitive function of older adults: A meta-analytic study. Psychological Science 2003, 14(2), 125–130

318 Ludyga S, Gerber M, Kammermann N, Brand S. Coordinative exercise improves attentional performance and neuroplasticity in healthy humans—a review. International Journal of Environmental Research and Public Health 2020, 17(16), 5980

319 www.unibas.ch/de/Aktuell/News/Uni-Research/Wie-Sport-die-geistige-Fitness-foerdert-aktuelle-Empfehlungen.html

320 www.alzheimers.org.uk/about-dementia/managing-the-risk-of-dementia/reduce-your-risk-of-dementia/physical-activity

321 Hamer M, Chida Y. Physical activity and risk of neurodegenerative disease: a systematic review of prospective evidence. Psychological Medicine 2009, 39(1), 3–11

322 Sofi F, Valecchi D, Bacci D, Abbate R, Gensini GF, Casini A, Macchi C. Physical activity and risk of cognitive decline: a meta-analysis of prospective studies. Journal of Internal Medicine 2011, 269(1), 107–117

323 Zhang Y, Li X et al. Effects of aerobic exercise on cognitive function in patients with Alzheimer's disease: a systematic review and meta-analysis. Journal of Alzheimer's Disease 2022, 87(2), 745–758

324 www.br.de/radio/bayern1/spazieren-gehen-104.html

325 Erickson KI et al. Exercise training increases size of hippocampus and improves memory. Proceedings

of the National Academy of Sciences of the United States of America 2011, 108(7), 3017–3022

326 Singh B et al. Effectiveness of physical activity interventions for improving depression, anxiety and distress: an umbrella review and meta-analysis. British Journal of Sports Medicine 2023, 57(18), 1203–1210

327 Olegário RL, Nóbrega OT, Camargos EF. The newly discovered glymphatic system: the missing link between physical exercise and brain health? Frontiers in Integrative Neuroscience 2024, 18, 1349563

328 Xu W, Tan L, Wang H-F et al. Cardiorespiratory fitness and risk of dementia: A prospective study in the UK Biobank. Alzheimer's & Dementia 2023;19(7):2480–2493

329 Northey JM, Cherbuin N, Pumpa KL, Smee DJ, Rattray B. Exercise interventions for cognitive function in adults older than 50: a systematic review with meta-analysis. British Journal of Sports Medicine 2018, 52(3), 154–160

330 Suzuki A, Stern SA et al. Acute administration of L-Lactate enhances memory formation and neuroplasticity via the noradrenergic system in the mouse brain. PLoS ONE 2011, 6(11), e27836; Yang J, Ruchti E et al. Lactate promotes plasticity gene expression by potentiating NMDA signaling in neurons. Proceedings of the National Academy of Sciences of the United States of America 2014, 111(33), 12228–12233

331 www.germanjournalsportsmedicine.com/fileadmin/content/archiv2015/Heft_2/DZSM_2015-02_WEB_Bloch_zellulaere_Wirkmechanismen.pdf

332 www.germanjournalsportsmedicine.com/fileadmin/content/archiv2015/Heft_2/DZSM_2015-02_WEB_Bloch_zellulaere_Wirkmechanismen.pdf

333 Monteiro-Junior RS, Cevada T et al. Lactate and neuroplasticity: implications for physical exercise as a therapeutic tool in Parkinson's disease. Neurochemistry International 2015, 89, 42–52

334 Wens I, Dalgas U et al. High-intensity exercise in multiple sclerosis: Effects on lactate and neurotrophic factors. Multiple Sclerosis Journal 2017, 23(4), 588–593

335 Banach M, Bielecka-Dabrowa A et al. Association of step count and walking pace with mortality and cardiovascular risk: meta-analysis. European Journal of Preventive Cardiology 2023, 30(11), 1273–1281

336 Leproult R, Van Cauter E. Effect of 1 week of sleep restriction on testosterone levels in young healthy men. JAMA 2011, 305(21), 2173–2174

337 Martínez-Albert A, Sanchez-Gonzalez J et al. Sleep-dependent migration of T cells promotes immune defense. Science 2024, 384(6677), 41–47

338 Prather AA, Janicki-Deverts D, Hall MH, Cohen S. Behaviorally assessed sleep and susceptibility to the common cold. Sleep 2015, 38(9), 1353–1359

339 Lange T, Perras B, Fehm HL, Born J. Sleep enhances the human antibody response to hepatitis A vaccination. Psychosomatic Medicine 2003, 65(5), 831–835

340 Wang F, Zhang L et al. Meta-analysis on night shift work and risk of breast cancer. Asian Pacific Journal of Cancer Prevention 2011, 12, 2623–2627

341 sportaerztezeitung.com/rubriken/training/15716/schlaf/

342 Zanif T, Farshad AA et al. Effect of melatonin supplementation on DNA damage in shift workers: A double-blind, randomized, placebo-controlled study. Occupational and Environmental Medicine 2015, 72(11), 777–782

343 herzmedizin.de/fuer-patienten-und-interessierte/vorsorge/lebensstil/herzgesunder-schlaf.html und www.ai-online.info/images/ai-ausgabe/2004/11-2004/04_11_634-641.pdf

344 Potter GDM, Cade JE, Grant PJ, Hardie LJ. Sleep duration and body mass index: A prospective analysis. The American Journal of Clinical Nutrition 2017, 106(2), 486–491

345 Qian F. Wang L, Goldberg X, Lutsey PL, Redline S, Manson JE. Association of sleep quality and longevity in a large prospective cohort: Sex-specific effects in over 170,000 participants. Presented at World Congress of Cardiology, American College of Cardiology Annual Scientific Session, New Orleans, March 2023.

346 www.ukw.de/medien-kontakt/glossar/sympathikus/

347 www.aerzteblatt.de/news/sekundenschlaf-verursacht-mehr-toedliche-autounfaelle-als-alkohol-f041f117-4379-4579-be33-2a392da0d1ce

348 idw-online.de/de/news803929

349 Creswell JD, Martinez C et al. Association of nocturnal sleep duration with academic performance in college students: Prospective tracking using wearable devices. Proceedings of the National Academy of Sciences of the United States of America 2023, 120(7), e2300397120

350 Nissen C, Külzow N, Feige B. Nap sleep as a tool for memory enhancement: Experimental evidence from healthy humans. Sleep 2021, 44(8), zsab073

351 www.medical-tribune.de/medizin-und-forschung/artikel/zerebrale-muellabfuhr-braucht-schlaf

352 Sabia S, Fayosse A et al. Association of sleep duration in middle and old age with incidence of dementia. Nature Communications 2021, 12, 2289

353 schlaf.charite.de/fileadmin/user_upload/microsites/kompetenzzentren/schlaf/Regeln_f%C3%BCr_einen_guten_Schlaf.pdf

354 www.welt.de/gesundheit/article144484229/Schlafstoerungen-Warum-wir-nachts-nicht-mehr-zur-Ruhe-kommen.html

355 Hammerschlag AR et al. Genome-wide association analysis of insomnia complaints identifies risk genes and genetic overlap with psychiatric and metabolic traits. Nature Genetics 2017, 49(11), 1584–1592

356 www.tagesspiegel.de/gesellschaft/im-hotel-baue-ich-mir-mein-eigenes-bett-6888343.html

357 Hertenstein E et al. Insomnia and hyperarousal: A multi-faceted phenomenon. Nature and Science of Sleep 2015, 7, 159–179

358 www.schoen-klinik.de/bad-arolsen/pressebereich/pressemitteilung/6057

359 www.uniklinik-freiburg.de/presse/pressemitteilungen/detailansicht/4478-studie-zur-behandlung-chronischer-schlafstoerungen.html

360 www.neurologen-und-psychiater-im-netz.org/psychiatrie-psychosomatik-psychotherapie/ratgeber-archiv/artikel/schlafstoerungen-koennen-ursache-und-symptom-psychischer-erkrankungen-sein/

361 Ancoli-Israel S et al. Cognitive effects of treating obstructive sleep apnea in Alzheimer's disease: A randomized controlled study. Journal of the American Geriatrics Society 2008, 56(11), 2076–2081

362 IQWiG (Institut für Qualität und Wirtschaftlichkeit im Gesundheitswesen). (2021). Kognitive Verhaltenstherapie bei Schlafstörungen (Insomnie): Wirksamkeit und praktische Umsetzung. Gesundheitsinformation.de. www.iqwig.de/

363 Heidbreder A. Chronische Insomnie – alte, neue und zukünftige Therapieoptionen. InFo Neurologie. 2023;25(5):38–49

364 Kripke DF, Langer RD, Kline LE. Hypnotics' association with mortality or cancer: a matched cohort study. BMJ Open 2012, 2(1), e000850

365 Saper CB, Scammell TE, Lu J. Hypothalamic regulation of sleep and circadian rhythms. Nature 2005, 437(7063), 1257–1263

366 www.aerzteblatt.de/news/stress-im-beruf-haeufigste-ursache-fuer-schlafstoerungen-e6ea6876-d797-45aa-9172-c9f5aca79faf

367 Black DS, O'Reilly GA et al. Mindfulness meditation and improvement in sleep quality and daytime impairment among older adults with sleep disturbances: A randomized clinical trial. JAMA Internal Medicine 2015, 175(4), 494–501

368 Hölzel BK, Carmody J et al. Mindfulness practice leads to increases in regional brain gray matter density. Psychiatry Research: Neuroimaging 2010, 191(1), 36–43

369 Baas T, Horn R, Wagenknecht S. Stress und psychosoziale Belastungen in Deutschland: Ergebnisse der TK-Stressstudie 2021. Techniker Krankenkasse.

370 Swiss Life Deutschland & YouGov. (2024). Stress-Studie 2024: Angst vor Krieg und politischen Krisen größter Stressfaktor in Deutschland. Repräsentative Online-Umfrage, 17.–20.11.2023. www.swisslife.de/

371 Kivimäki M et al. Job strain as a risk factor for coronary heart disease: A collaborative meta-analysis of individual participant data. The Lancet 2015, 380(9852), 1491–1497

372 Epel ES, Blackburn EH et al. Accelerated telomere shortening in response to life stress. Proceedings of the National Academy of Sciences of the United States of America 2004, 101(49), 17312–17315

373 Marsland AL, Walsh C et al. The effects of acute psychological stress on circulating and stimulated inflammatory markers: A systematic review and meta-analysis. Brain, Behavior, and Immunity 2017, 64, 208–219

374 Zannas AS, Arloth J et al. Lifetime stress accelerates epigenetic aging in an urban, African American cohort: relevance of glucocorticoid signaling. Genome Biology 2018, 16(1), 266

375 Nielsen NR., Grønbaek M. Stress and cause-specific mortality: A prospective study. The European Journal of Clinical Nutrition 2008, 62(5), 639–646

376 z. B. Khoury B, Sharma M, Rush SE, Fournier C. Mindfulness-based stress reduction for healthy individuals: A meta-analysis. Journal of Psychosomatic Research 2015, 78(6), 519–528

377 Chiesa A, Serretti A. Mindfulness-based stress reduction for stress management in healthy people: A review and meta-analysis. Journal of Alternative and Complementary Medicine 2009, 15(5), 593–600

378 Hölzel BK, Carmody J, Vangel M, Congleton C, Yerramsetti SM, Gard T, Lazar SW. Mindfulness practice leads to increases in regional brain gray matter density. Psychiatry Research: Neuroimaging 2011, 191(1), 36–43

379 z. B. Lehrer P, Woolfolk RL, Sime WE. Progressive muscle relaxation, autogenic training, and meditation. In Lehrer P, Woolfolk RL, Sime WE (Eds.), Principles and Practice of Stress Management 2020, 4th ed., pp. 179–210.

380 Pascoe MC, Thompson DR, Jenkins ZM, Ski CF. Mindfulness mediates the physiological markers of stress: Systematic review and meta-analysis. Journal of Psychiatric Research 2017, 95, 156–178

381 Khoury B, Sharma M, Rush SE, Fournier C. Mindfulness-based stress reduction for healthy individuals: A meta-analysis. Journal of Psychosomatic Research 2015, 78(6), 519–528

382 Goyal M et al. Meditation programs for psychological stress and well-being: A systematic review and meta-analysis. JAMA Internal Medicine 2014, 174(3), 357–368

383 u. a. Klaperski S, Seelig H, Fuchs R. Sportaktivität, Stresserleben und Gesundheit: Querschnittsbefunde aus der bundesweiten Befragung »Gesundheit und Sport«. Zeitschrift für Sportpsychologie 2014, 21(1), 1–11

384 Robinson W. Yoga as an intervention for stress reduction: Current perspectives on evidence and mechanisms. Frontiers in Psychiatry 2023, 14, 1123456

385 Chowdhury R et al. Dietary patterns and perceived stress: a population-based study in adults. Public Health Nutrition 2024, 27(5), 1013–1022

386 Schaub A, Schlaepfer M, Holst B. Probiotische Ernährung und wahrgenommenes Stressempfinden: Ergebnisse einer randomisierten kontrollierten Studie. Nutrients 2022, 14(9), 1815

387 Boyle NB, Lawton C, Dye L. The effects of magnesium supplementation on subjective anxiety and stress – A systematic review. Nutrients 2021, 13(2), 467

388 Lopresti AL, Smith SJ, Metse AP, Drummond PD. A review of the clinical efficacy and safety of ashwagandha (Withania somnifera) for stress and anxiety. Journal of Herbal Medicine 2021, 25, 100411

389 Shannon S, Lewis N, Lee H, Hughes S. Cannabidiol in anxiety and sleep: A large case series. The Permanente Journal 2019, 23, 18–041

390 u. a. Madigan DJ, Kim LE, Kincaid B, Lavallee D. The efficacy of cognitive behavioural therapy for burnout: A systematic review and meta-analysis. Occupational Medicine 2023, 73(2), 93–103

391 www.apotheken-umschau.de/gesund-bleiben/psyche/herzratenvariabilitaet-stress-messen-gezielt-entspannen-848387.html

392 www.dshs-koeln.de/universitaere-weiterbildung/aktuelles-wissenswertes/blog-news/blog/herzratenvariabilitaet-was-ist-das-und-warum-ist-sie-wichtig-im-sport-und-gesundheitsmanagement/

393 www.primomedico.com/de/behandlung/hrv-analyse/

394 www.barmer.de/gesundheit-verstehen/sport/bewegung-und-fitness/herzfrequenzvariabilitaet-1296634

395 www.apotheken-umschau.de/gesund bleiben/psyche/herzratenvariabilitaet-stress-messen-gezielt-entspannen-848387.html

396 www.endokrinologie.net/pressemitteilung/dge-raet-von-hormon-selbsttests-ab.php

397 Buettner D, Skemp S. Blue Zones: Lessons from the world's longest lived. American Journal of Lifestyle Medicine 2016, 10(5), 318–321

398 Buettner D. The secrets of long life. National Geographic 2005, 208(5), 2–27

399 LuyM. Familienbande und Langlebigkeit: Empirische Erkenntnisse aus Sardinien und anderen Blue Zones. Zeitschrift für Gerontologie und Geriatrie 2025, 58(3), 201–212

400 Buettner D, Skemp S. Blue Zones: Lessons from the world's longest lived. American Journal of Lifestyle Medicine 2016, 10(5), 318–321

401 Heinrichs M, Baumgartner T et al. Social support and oxytocin interact to suppress cortisol and subjective responses to psychosocial stress. Biological Psychiatry 2003, 54(12), 1389–1398

402 Holt-Lunstad J, Smith TB et al. Loneliness and social isolation as risk factors for mortality: A meta-analytic review. Perspectives on Psychological Science 2015, 10(2), 227–237

403 Wang Q, Weiss Y et al. Social isolation and loneliness as risk factors for all-cause and disease-specific mortality: a meta-analysis. Nature Human Behaviour 2023, 7, 1301–1315

404 Rossouw JE, Anderson GL et al. Risks and benefits of estrogen plus progestin in healthy postmenopausal women: principal results from the Women's Health Initiative randomized controlled trial; Clinical Trial, JAMA, 2002 Jul 17;288(3):321–33

405 Lüders S, Schrader B et al. ELITE-Studie – Ernährung Lebensstil und individuelle Information zur Verhinderung von Schlaganfall, Demenz und Herzinfarkt – Studiendesign und kardiovaskuläre Aufnahmedate; DMW – Deutsche Medizinische Wochenschrift, Dezember 2018; 144(6)

406 Liu Y, Li C. Hormone Therapy and Biological Aging in Postmenopausal Women; JAMA Netw Open; 29th August 2024

407 Andréen L, Spigset O et al. Pharmacokinetics of progesterone and its metabolites allopregnanolone and pregnanolone after oral administration of low-dose progesterone; Maturitas 54 (2006); 238–244

408 Seifert-Klauss V, Prior JC. Progesterone and Bone: Actions Promoting Bone Health in Women; J Osteoporos 2010 Oct 31; 2010:845180

409 Burger HG, Hale GE, Dennerstein L, Robertson DM. Cycle and hormone changes during perimenopause: the key role of ovarian function; The Journal of The North American Menopause Society; Vol 15, No 4, pp.603–612

410 Singh P. Andropause: Current concepts: Indian J Endocrinol Metab. 2013 Dec;17(Suppl3):S621-S629

411 Muraleedharan V, Marsh H et al. Testosterone deficiency is associated with increased risk of mortality and testosterone replacement improves survival in men with type 2 diabetes; European Journal of Endocrinology; 2013;169;725–733

412 Morgenthaler A. Testosterone deficieny and cardiovascular mortality; Men's Health Boston, July 05 2014; Volume 17-Issue 1

413 Fantus RJ, Chang C, Platz EA et al. Serum Total Testosterone and Premature Mortality Among Men in the USA; Eur Urol Open Sci; 2021 Jun 7;29:89–92

414 D'Andrea S, Spaggiari G, Barbonetti A, Santi D. Endogenous transient doping: physical exercise acutely increases testosterone levels-results from a meta-analysis; J Endocrinol Invest 2020 Oct;43(10):1349–1371

415 Li Y, Ren J et al. A dose-response and meta-analysis of dehydroepiandrosterone (DHEA) supplementation on testosterone levels: perinatal prediction of randomized clinical trials. Experimental Gerontology 2020, 141, 111110

416 Villareal DT, Holloszy JO. Effect of DHEA on abdominal fat and insulin action in elderly women and men: a randomized controlled trial. JAMA 2004, 292(18), 2243–2248

417 Schwartz AG. Dehydroepiandrosterone, Cancer, and Aging. Aging and Disease 2022, 13(2), 423–432

418 Chitimus DM, Popescu MR et al. Melatonin's Impact on Antioxidative and Anti-Inflammatory Reprogramming in Homeostasis and Disease. Biomolecules 2020, 10(9), 1211

419 Zhang Z, Xue P et al. Melatonin: A potential nighttime guardian against Alzheimer's. Molecular Psychiatry 2025, 30(1), 237–250

420 Duffy JF, Wang W et al. High-dose melatonin increases sleep duration during nighttime and daytime sleep episodes in older adults. Journal of Pineal Research 2022, 73(1), e12801

421 Rudman D, Feller AG et al. Effects of human growth hormone in men over 60 years old. The New England Journal of Medicine 1990, 323(1), 1–6

422 Bartke A, Brown-Borg H. Life extension in the dwarf mouse. In Current Topics in Developmental Biology 2004, 63, 189–225

423 Holzenberger M. The GH/IGF-I axis and longevity. European Journal of Endocrinology 2004, 151(Suppl 1), S23–S27

424 Laron Z, Kauli R. IGF-I deficiency, longevity and cancer protection of patients with Laron syndrome. Mutation Research – Reviews in Mutation Research 2017, 772, 123–133

425 Fahy GM, Brooke RT et al. Reversal of epigenetic aging and immunosenescent trends in humans. Aging Cell 2019, 18(6), e13028

426 Fernández-Garza LE, Guillen-Silva F et al. Growth hormone and aging: a clinical review. Frontiers in Aging 2025, 6, 1549453

427 Raastad T, Bjøro T, Hallén J. Hormonal responses to high- and moderate-intensity strength exercise. European Journal of Applied Physiology 2000, 82(1–2), 45–53

428 Jansen T, de Jongh RT et al. Thyroid function and longevity in the elderly: a prospective cohort study. The Rotterdam Study. Journal of Clinical Endocrinology & Metabolism 2013, 98(7), 3340–3347

429 Samuels MH. Subclinical Hyperthyroidism and Cardiovascular Risk. Journal of Clinical Endocrinology & Metabolism 2021, 106(10), e3933–e3945

430 Bannister CA et al. Can people with type 2 diabetes live longer than those without? Diabetes Obes Metab 2014, 16(11), 1165–73

431 Zhang T et al. The Anti-Aging Mechanism of Metformin: From Molecular Insights to Clinical Applications. Molecules 2025, 30(4), 816

432 Kulkarni AS et al. Metformin regulates immunometabolism and improves immune response in the elderly. Cell Reports 2020, 33(5), 108407

433 Barzilai N et al. Metformin as a Tool to Target Aging. Cell Metabolism 2016, 23(6), 1060–1065

434 Walton RG et al. Metformin blunts muscle hypertrophy in response to resistance training in older adults. Aging Cell 2019, 18(6), e13039

435 Mannick JB et al. mTOR inhibition improves immune function in the elderly. Science Translational Medicine 2014, 6(268), 268ra179

436 Harrison DE et al. Rapamycin fed late in life extends lifespan in genetically heterogeneous mice. Nature 2009, 460 (7253), 392–395

437 Coleman AE, Creevy KE, et al. The Dog Aging Project Consortium. Test of Rapamycin in Aging Dogs (TRIAD): Study design and rationale for a prospective, parallel-group, double-masked, randomized, placebo-controlled, multicenter trial of rapamycin

in healthy middle-aged dogs from the Dog Aging Project. GeroScience 2025, 47(3), 2851–2877

438 Harinath G, Lee V et al. Influence of rapamycin on safety and healthspan metrics after one year: PEARL trial results. Aging 2025, 17(4)

439 Roark KM, Iffland PH. Rapamycin for longevity: the pros, the cons, and future perspectives. Frontiers in Aging 2025, 6:1628187

440 Kaeberlein M et al. Intermittent rapamycin administration: achieving life span extension while minimizing side effects. Aging Cell 2023, 22(6), e13826

441 Baporikar N et al. Selective mTORC1 inhibitors – a new wave in anti-aging therapeutics? Journal of Translational Medicine 2023, 21, 150

442 Lincoff AM et al. Semaglutide and cardiovascular outcomes in obesity without diabetes. New England Journal of Medicine 2023, 389(24), 2221–2232

443 Mosenzon O, Capehorn MS et al. Impact of semaglutide on high-sensitivity C-reactive protein: exploratory patient-level analyses of SUSTAIN and PIONEER randomized clinical trials. Cardiovascular Diabetology 2022, 21(1), 172

444 Aronne LJ et al. Tirzepatide as compared with semaglutide for the treatment of obesity. New England Journal of Medicine 2025, 392(19), 1883–1896

445 Esteva A, Kuprel B et al. Dermatologist-level classification of skin cancer with deep neural networks. Nature 2017, 542(7639), 115–118

446 Ardila D, Kiraly AP et al. End-to-end lung cancer screening with three-dimensional deep learning on low-dose chest computed tomography. Nature Medicine 2019, 25(6), 954–961

447 Lång K, Josefsson V et al. Artificial intelligence-supported screen reading versus standard double reading in the Mammography Screening with Artificial Intelligence trial (MASAI): a clinical safety analysis of a randomised, controlled, non-inferiority, single-blinded, screening accuracy study. The Lancet Oncology 2023, 24(8), 936–944

448 Tunyasuvunakool K et al. Highly accurate protein structure prediction for the human proteome. Nature 2021, 596(7873), 590–596.

449 Gonfiotti A et al. The first tissue-engineered airway transplantation: 5-year follow-up. The Lancet 2014, 382(9898), 993–1000.

450 Der hervorgehobene Textabschnitt des Kapitels »Longevity, künstliche Intelligenz (KI) und die Zukunft der Medizin« wurde im August 2025 mit Hilfe von ChatGPT 3 erstellt.

(Letzer Zugriff auf alle Websites: 24.11.2025)

Stichwortverzeichnis

A
Abnehmspritze 51, 192
Acetat 118
Acetoacetat 70
Acetonsäure 70
Achse
– Hypothalamus-Hypophysen-Nebennierenrinden- 155
– sympatho-adrenomedulläre 155
Actinobacteria 113
Adaptogene 162
Adenosin 151
Adenosintriphosphat (ATP) 20, 53, 109, 112
Adipositas 22, 49, 50, 51
– Fasten 68, 79
– Fette 42
– GLP-1-Analoga 191
– Kohlenhydrate 54
– Schlaf 145
– Sport 127
– Stress 158
– Testosteron 177
– Testosteronmangel 175
– Wasserfasten 84
Adrenalin 145, 151, 155
Adrenocorticotropes Hormon (ACTH) 155
Aktionspotenzial 135
Aktivität, körperliche 125, 161
Alpha-Diversität 114
Alphaketoglutarat (AKG) 103
– Bedarf 103
Alternate-Day-Fasting (ADF) 78
Alterung, epigenetische 158
Alzheimer
– Autophagie 22
– Dysbiose 23
– Kreatin 110
– Lithium 98
– NAD‹sup›+‹/sup› 95
– Omega-3-Fettsäuren 93
– Proteostase 20
– Schlafmangel 143
– seneszente Zellen 19
– Sport 136
Aminosäuren 29, 30, 32
AMP-aktivierte Proteinkinase (AMPK) 66, 68, 71, 128, 187
Androgene 175
Andropause 175
Antioxidantien 87, 120
Apoptose 20
Arbeitsorganisation 164
Artenvielfalt 116
Arteriosklerose
– Blutzucker 187
– Kohlenhydrate 54
– Omega-6-Fettsäuren 45
– Östrogene 170
– Stress 157
– Trimethylamin 119
Atemtechniken 161
Atemübungen 152
Atherosklerose 22, 62
Ausdauertraining 126, 128, 136, 140, 161
Autogenes Training 152, 160
Autophagie 66
– Alzheimer 22
– beeinträchtigte 22, 30, 32
– Fasten 68, 71
– Melatonin 180
– NAD‹sup›+‹/sup› 95
– Rapamycin 190
– Scheinfasten 82
– Spermidin 100
– Sport 128
– Supplemente 87
– Wasserfasten 85

B
Bacillota 113
Bacteroidetes 113
Bakterienarten 113, 122
Ballaststoffe 56, 118
Bauchfett 48, 192
Bauchumfang 48
Beta-Diversität 114
Beta-Hydroxybutyrat (BHB) 70
Bewegung 125, 161
Blueprint 203
Bluthochdruck
– Fasten 68, 79
– Fette 37, 43, 51
– Schlaf 145
– Sport 137
Blutzucker 53, 60
– erhöhter 54
– Fasten 70, 73
– Langzeit- 64, 73, 127, 192
Metformin 187
– Nüchtern- 63
– Sport 135
– stabiler 27, 55
– Stress 155
– Süßstoffe 61
– Tracking 61
Body-Mass-Index (BMI) 49
Body-Scan 161
Botenstoffe
– chemische 169
– entzündungsfördernde 43, 71, 126
Buchinger-Methode 72
Butyrat 118
B-Vitamine 162

C
Cholesterin
– Gesamt- 45
Coenzym Q10 106
– Bedarf 107
– Mangel 107
– Messung 107
Corticotropin Releasing Hormone (CRH) 155
C-reaktives Protein 116, 192

D
Darmflora
– Bestimmung 123
– gestörte 23
– gesunde 112, 117
– Vielfalt 121, 122
Darm-Hirn-Achse 112
Dehydroepiandrosteron (DHEA) 178
Demenz
– Autophagie 22
– Melatonin 180
– Omega-3-Fettsäuren 48, 93
– Schlaf 145, 147
– Sport 136
– Stress 158
– Vitamin D 91
DHEA 179
– Mangel 179
Diät
– 2-Tage 78
– fastenimitierende 81
– F. X. Mayr 73
– Heilfasten 72
– hypokalorische 65
– Low-carb 54
– Null-Kalorien 84
Dinner Cancelling 78
Diversität, mikrobielle 111
Docosahexaensäure (DHA) 45
Dopamin 13, 22, 151
Dysbiose 23, 111, 120
Dysfunktion, erektile 177
Dysregulation, zirkadiane 180

E

Eicosapentaensäure (EPA) 45
Einfachzucker 61
Eiweißverklumpungen 22
Energiehomöostase 20
Entspannungsverfahren 153
Entzündungen
– chronische 22, 43, 95, 103, 112, 117, 157
Epigenetik 19
Epigenom 128
Epigenomik 198
Erbgut
– Schäden 18, 95, 132, 144
Erektionsfähigkeit 177
Ernährung, mediterrane 37
Erythropoese 175
Estradiol 171
Evenness 116

F

Fasten
– Adipositas 68
– alternierendes 78
– Arten 68
– Autophagie 68, 71
– Bluthochdruck 70, 79
– Fasten 187
– Heilfasten 72
– intermittierendes 77, 121
– Krise 75
– Schein- 80
– therapeutisches 72
– Wasser- 84
Fastfood 26, 129
Fasting Mimicking Diet (FMD) 80
Fehlfunktion, mitochondriale 20
Fertilität 177
Fett
– viszerales 38, 43, 192
Fettleber, nichtalkoholische 27, 43, 60
Fettsäureketten 44
Fettsäuren
– einfach ungesättigte 45
– essenzielle 39
– gesättigte 44, 119
– kurzkettige 111, 118
– mehrfach ungesättigte 43, 45
– ungesättigte 37, 39
Fight-or-Flight-Modus 155
Firmicutes 113
Fructooligosaccharide (FOS) 118
Fruktose 61
F. X. Mayr-Diät 73

G

Galactooligosaccharide (GOS) 118
Genaktivität
– Metformin 187
Genom 95, 113
Geroprotektoren 186
Gesamtcholesterin 45
Gesundheitsspanne 17, 71, 72, 87, 98
GLP-1-Analoga 191
Glukosamin 101
– Bedarf 102
Glukose 53, 55, 61, 62, 130
– Belastungstest, oraler (oGTT) 63
– Messung 60, 61
– Toleranz, gestörte 63
Glykogen 42, 131, 135, 140
Glykolyse 53
Grundlagenausdauer 140

H

HbA1c 64, 73, 127, 192
HDL-Cholesterin 127
Heilfasten 72
Herzfrequenz, maximale 140
Herzfrequenzvariabilität (HRV) 163
Herzinfarkt
– Fette 38
– GLP-1-Analoga 192
– Metformin 187
– Omega-3-Fettsäuren 48
– Schlaf 145
– Spermidin 100
– Stress 158
Herz-Kreislauf-Erkrankungen 17, 42, 168
– Bauchfett 48
– Bewegung 139
– Fasten 81
– Fettsäuren 45
– Insulinresistenz 62
– Körperfett 43
– NAD⁺ 95
– Omega-3-Fettsäuren 26
– Omega-6-Fettsäuren 45
– Proteine 30
– Resveratrol 108
– Schlaf 145
– Selen 104
– Sport 127
– Stress 158
– Vitamin D 91
Herzmuskulatur 135
HIIT-Training 126
Histamin 151
Holobiont 112
HOMA-Index 63
Hormesis 128
Hormone 22, 169
– Androgene 175
– DHEA 178
– Ersatztherapie 170
– Ersatztherapie, kontinuierliche 173
– Melatonin 180
– Östrogene 170

– Progesteron 172
– Schilddrüsen- 184
– stimulierende 174
– Wachstumshormon 181
Hungerstress 66
Hyperthyreose 185
Hypoglykämie 55
Hypogonadismus, seneszenter 175
Hypothalamus 151
– -Hypophysen-Nebennierenrinden-Achse 155
– -Hypophysen-System 177
Hypothyreose 185

I
IGF-1-Signalweg 32, 82, 182
Immunmodulation 112
Immunprofil, ausgewogenes 112
Immunseneszenz 158
Immunsystem 23
Index, glykämischer 60, 78, 82, 162
Inflammaging 22, 95, 117, 158
Insomnie 145, 150
– chronische 149, 150
Instabilität, genomische 18
Insulin 54
– -like Growth Faktor 1 (IGF-1) 31, 32, 65, 82, 85, 182
– Resistenz 27, 43, 54, 55, 60, 61, 62, 79, 158
– Sensitivität 68, 108, 130, 187
– Sensitivität, DHEA 179
Insulinresistenz 175
Interleukin-6 43, 116, 130, 158
Intervallfasten 77, 121
– Wachstumshormon (GH) 183
Inulin 118, 124

K
Kalorienrestriktion 65
Ketone 70, 71
Ketose 70, 72, 75, 85
Kognitive Verhaltenstherapie (KVT) 163
Kohlenhydrate 53
– Fasten 68
– komplexe 55, 57
Kohlenhydrat-Insulin-Modell 55
Kommunikation, interzelluläre 22
Kondition 134
Körperfettanteil (KFA) 49
Körperkraft 129, 132
Kortisol 157
– DHEA 179
Krafttraining 126, 132, 136, 141
– Testosteron 177
– Wachstumshormon (GH) 184
Kreatin 109
– Bedarf 110
Kreuzblütler 26

L
Laktat 137, 138, 147
Langzeitgedächtnis 138, 146
Laron-Syndrom 182
LDL-Cholesterin 37, 45
Lebenserwartung
– durchschnittliche 16
– Fasten 65
– Glukosamin 102
– Mikrobiom 111
– Omega-3-Fettsäuren 93
– Resveratrol 108
– Schlaf 145
– Stress 167
– Vitamin D 91
Lebensspanne, maximale 17
Leistungsfähigkeit
– aerobe 134
– anaerobe 109
– kardiorespiratorische 134
– maximale 139
– muskuloskelettale 132
Leucin 29, 30, 32, 132
Lipide 27, 39, 42
Lithium 98

M
Magnesium 162
Mannschaftssport 125
Meditation 152, 160
Mehrfachzucker 55, 61
Melatonin 144, 151, 169, 180
Menopause 170, 173
Metabolic Switch 70, 81
Metabolische Dysfunktion-assoziierte Steatotische Lebererkrankung 27, 43, 60
Metformin 183, 186
Methoden
– 5:2-Methode 78
– 16:8-Methode 77
Methylierung 19
Mikrobiom 23, 111, 113
– Alter 117
– Antibiotika 122
– Centenarians 116
– Diversität 114, 121
– Geschlecht 117
– Herkunft 117
– Heterogenität 117
– Schlaf 122
– Sport 122
– Stress 122
– Umweltfaktoren 117
Mikrobiota 111, 113, 187
Mikronährstoffe 87, 162
Mikropausen 165
Mindfulness Based Stress Reduction (MBSR) 160
Mitochondrien 112
– Alphaketoglutarat 103
– Coenzym Q10 106
– Fehlfunktion 20
– Melatonin 180
– Metformin 187
– NAD⁺ 95
– Spermidin 100
– Sport 128
mTOR-Signalweg 32, 66, 71, 80, 128, 188, 189
Muskelfasern 131, 135
Muskelkraft 110, 132, 135
Muskelmasse 49, 131, 132
– Alphaketoglutarat 103
– Kreatin 110
– Wachstumshormon (GH) 182
Muskelproteinsynthese 132
Muskeltypen 135
Muskulatur, glatte 135
Myokine 122, 130

N
NAD⁺ 94
– Aufnahme 96
– Vorläufer 96
Nährstoffstatus 20
Nährstoffwahrnehmung, gestörte 20
Neurogenese 98, 99, 126, 137
Nicotinamid-Mononukleotid (NMN) 97
Nicotinamid-Ribosid (NR) 97
Nikotinamid-Adenin-Dinukleotid 94
Non-REM-Schlaf 144, 146
Noradrenalin 145, 151, 155
Nüchtern-Blutzuckerwert 63
Nüchtern-Insulinwert 63
Nulldiät 80, 84
– Adipositas 84

O
Omega-3-Fettsäuren 26, 45, 93, 162
– Bedarf 94
– Messung 94
Omega-3-Index 48
Omega-6-Fettsäuren 45
Östrogen 132, 152, 169, 170

P

Parasympathikus 145, 153, 157, 161, 163
Parkinson
– Autophagie 22
– Dysbiose 23
– Kreatin 110
– Proteostase 20
– Schlaf 145
Perimenopause 174
Pflanzenstoffe, sekundäre 31, 87, 120
Phytoöstrogene 172
Plaque 27
Präbiotika 118
Probiotika 120, 162
Progesteron 152, 169, 172
Progressive Muskelentspannung (PME) 152, 160
Propionat 118
Protein
– C-reaktives 116, 192
– Leverage-Effekt 30
Proteine 19, 29
– Bedarf 33, 131
– Fette 119
– Mangel 35
– Mikrobiom 119
– pflanzliche 31
– tierische 30
Proteobacteria 113
Proteostase 19
– Verlust 19
Psychobiotik 162

R

Radikale, freie 20, 65, 104, 106, 157
Rapamycin 32, 188, 189
Rauchen 27, 93, 158, 167
Reaktion, hormetische 128
Refeeding 73, 75
REM-Schlaf 146
Restless-Legs-Syndrom 149
Resveratrol 108
– Bedarf 109
Revolution, kardiovaskuläre 17

S

Sarkomere 135
Sarkopenie 131, 175, 183
Scheinfasten 80
Schilddrüsenhormone 184
Schlaf
– Apnoe 149
– Beschwerden 149
– Dauer 143
– gesunder 143
– Hygiene 148, 181
– Hypnotika 151
– Immunsystem 142
– Insomnie 145, 150, 181
– Mangel 143, 150, 180
– Qualität 147
– Stadien 146
– System, anatomisches 151
– Therapie 150
– Wachstumshormon (GH) 183
Schlaganfall
– Fette 38
– Glukosamin 102
– Metformin 187
– Spermidin 100
– Sport 127
– Vitamin D 91
Selen 104
– Bedarf 105
– Höchstmenge 106
– Mangel 104
– Messung 105
Seneszenz, zelluläre 9, 20, 87
Senolytika 186
Signalweg
– IGF-1 32
– mTOR 32, 66, 71, 80, 128, 188, 189
Silent Inflammation 175, 192
Sirtuinaktivierung 66, 68, 95, 108, 127, 187
Skelettmuskulatur 135
Spermidin 99
– Bedarf 101
Sport 126
Stammzellen 22, 82
Stärke, resistente 56, 119
Stress
– Antwort, langsame 155
– Antwort, schnelle 155
– Management, Arbeit 164
– Management, Familie 165
– oxidativer 26, 62, 68, 88, 95, 99, 104, 157
Stressoren 157, 160
Supercentenarian 8, 17
Supplemente 87, 186
– Alphaketoglutarat (AKG) 103
– Coenzym Q10) 106
– Glukosamin 101
– Kreatin 109
– Lithium 98
– NAD⁺ 94
– Omega-3-Fettsäuren 93
– Resveratrol 108
– Selen 104
– Spermidin 99
– Testosteron 177
– Vitamin D 89
– Wachstumshormon (GH) 184
Süßstoffe 61
Switch, metabolischer 70, 81
Sympathikus 145, 163
Syndrom
– klimakterisches 170
– Laron- 182
– metabolisches 62, 85, 158
– prämenstruelles (PMS) 174
– Restless-Legs- 149
System, glymphatisches 147

T

Tag-Nacht-Rhythmus 180
Taillen-Hüft-Quotient 49
Taillenumfang 48
Telomerase 127, 157, 200
Telomere
– Lithium 98
– Selen 105
– Spermidin 100
– Sport 127, 128
– Stress 157
– Verkürzung 9, 19, 157
– Verlängerung 128
Testosteron 132, 169, 175
– Frauen 178
– Mangel 175
– Normwerte 176
Tests, epigenetische 208
Thyreoidea-stimulierende Hormon (TSH) 184
Thyreotropin 184
Thyroxin, freies (fT4) 184
Tiefschlaf 144, 146
Training
– aerobes 126, 127, 129, 136, 140
– anaerobes 126
– Ausdauer 126, 128, 136, 140, 161
– autogenes 152, 160
– HIIT 126
– Kraft 126, 132, 136, 141
Transfette 47
Triglyceride 42, 44, 82
Trijodthyronin (T3) 184
Tumornekrosefaktor-alpha (TNF-α) 43, 116, 117
Typ-2-Diabetes 22, 27
– Abnehmspritze 52
– Bauchfett 48
– Fette 37, 42
– GLP-1-Analoga 192
– Kohlenhydrate 54
– Metformin 187
– Stress 158
T-Zellen 112, 142, 158

U
Überdruck-Atmungstherapie 150
Übergewicht, leichtes 51
Ubiquinon 106
Uhr, epigenetische 19, 93, 198

V
Veränderungen, epigenetische 19
Verfügbarkeit, biologische 30, 88
Verrucomicrobia 113
Vitamin B3 94
Vitamin D 89, 162
– Aufnahme 90
– Bedarf 91
– Mangel 90
– Messung 92
Vitamin K2 92
VO2max 134

W
Wachstumshormone (GH) 132
Wachstumshormon (GH) 169, 181
Wachsystem 151
Waist-to-Hip Ratio (WHR) 49
Wasserfasten 84
Wertigkeit, biologische 30, 36

Y
Yoga 152

Z
Zellen
– seneszente 19, 129, 186
– Zombi- 20, 186
Zelltod 20
Zweifachzucker 53, 61
Zyklen, anovulatorische 174
Zytokine 20, 38, 118, 121, 142, 158, 161

Empfehlungen von Prof. Dr. med. Bernd Kleine-Gunk

Stressmanagement

Der Burnout-Selbsttest der München Klinik prüft mit 21 Fragen das persönliche Burnout-Risiko und gibt Rückmeldung über gesundheitliche Belastung (www.muenchen-klinik.de/psyche-seele-psychische-erkrankungen/burnout/burnout-test).

Der Test der Oberberg Kliniken fragt nach körperlichen und psychischen Stresssymptomen in den letzten vier Wochen. Das Ergebnis hilft, einzuschätzen, ob und welche Symptome momentan besonders belasten (www.oberbergkliniken.de/krankheitsbilder/beschwerden-symptome-und-selbsttests/selbsttest-stress).

Der Selbsttest der Klinik Friedenweiler fragt ebenfalls nach Symptomen besonderer Stressbelastung und gibt eine direkte Einschätzung (www.klinik-friedenweiler.de/methoden/online-selbsttests/selbsttest-stresssymptome).

Fragebogen zur Stressmessung

Folgender Questionnaire aus dem Internetangebot der Uni Hamburg fragt typische Warnsignale ab:

www.uni-hamburg.de/campuscenter/beratung/beratungsangebote/psychologische-beratung/ressourcencafe/stress2nr3.pdf

Soziales Miteinander

Über www.nebenan.de lassen sich Nachbarschaftshilfen, Spaziergänge oder gemeinsame Mahlzeiten organisieren.

Meetup.com bietet Gruppen zu Themen von Wandern bis Fotografie, oft direkt in der eigenen Stadt.

Wer sich ehrenamtlich engagieren möchte, findet über www.vostel.de oder Freiwilligenagenturen in vielen Kommunen schnell passende Projekte – von Vorlesestunden im Seniorenheim bis zur Unterstützung bei Stadtteilfesten.

Bryan Johnson

blueprint.bryanjohnson.com/pages/blueprint-protocol

Deutsche Gesellschaft für Prävention und AntiAging Medizin e. V. (GSAAM)

Prävention- und Longevity-Medizin. Website mit Arztsuche, aufgeteilt nach Regionen: www.gsaam.de

(Letzer Zugriff auf alle Websites: 24.11.2025)

Bibliografische Information der Deutschen Nationalbibliothek:
Die Deutsche Nationalbibliothek verzeichnet diese Publikation in der Deutschen Nationalbibliografie; detaillierte bibliografische Daten sind im Internet über dnb.d-nb.de abrufbar.

Programmplanung: Uta Spieldiener
Projektmanagement: Manuela Hunfeld
Redaktion: Magdalena Kieser
Bildredaktion: Marie Crämer
Covergestaltung: © Thieme
Layout: CYCLUS · Visuelle Kommunikation, Stuttgart

Bildnachweis:
Autorenfoto:
Quelle: Prof. Dr. med. Bernd Kleine-Gunk
Inhalt:
Foodfotos: S. 6, 40/41 und 58/59: © A. Rogge & J. Jankovic/Thieme; S. 34: © M. Bergmann/Thieme
Adobe Stock: S. 4 © Vectuz/stock.adobe.com – edited and composed by Thieme; S. 14: © Clerk/stock.adobe.com – edited and composed by Thieme ; S. 24: © Mostsuchona/stock.adobe.com – edited and composed by Thieme; S. 194 © Vectuz/stock.adobe.com – edited and composed by Thieme
Zeichnungen: Christine Lackner, Ittlingen; Susi Schaaf, Bellheim

1. Auflage 2026

TRIAS Verlag in Georg Thieme Verlag KG
Oswald-Hesse-Straße 50, 70469 Stuttgart

Satz und Repro: Medienservice Frauchiger, Kumhausen
Druck: AZ Druck und Datentechnik GmbH, Kempten

Gedruckt auf chlorfrei gebleichtem Papier
Printed in Germany

ISBN 978-3-432-12143-7
eISBN (ePub) 978-3-432-12144-4

1 2 3 4 5 6

MIX
Papier | Fördert gute Waldnutzung
FSC www.fsc.org FSC® C008457

TRIAS, einer der führenden Ratgeberverlage im Bereich Gesundheit, gehört zur Thieme Gruppe, marktführender Anbieter medizinischer Fachinformationen und Services. Anspruch der Thieme Gruppe ist es, den im Gesundheitswesen tätigen Berufsgruppen sowie allen an Gesundheit Interessierten genau die Informationen und Angebote bereitzustellen, die sie in einer bestimmten Arbeitssituation oder Lebensphase benötigen. Durch die hohe Qualität und zielgruppenspezifische Relevanz der angebotenen Leistungen bereitet Thieme den Weg für eine bessere Medizin und mehr Gesundheit im Leben.

Thieme